临床免疫学新进展

赵海燕◎编著

U0217011

中国纺织出版社

图书在版编目（CIP）数据

临床免疫学新进展 / 赵海燕编著. —— 北京：中国
纺织出版社，2018.8
ISBN 978-7-5180-5263-9

Ⅰ.①临… Ⅱ.①赵… Ⅲ.①临床医学–免疫学
Ⅳ.①R392

中国版本图书馆CIP数据核字(2018)第172793号

策划编辑：樊雅莉　　责任印刷：　王艳丽

中国纺织出版社出版发行
地址：北京市朝阳区百子湾东里A407号楼　邮政编码：100124
销售电话：010-67004422　传真：010-87155801
http：//www.c-textilep.com
E-mail:faxing@c-textilep.com
中国纺织出版社天猫旗舰店
官方微博http://weibo.com/2119887771
北京云浩印刷有限责任公司印刷　　　各地新华书店经销
2018年8月第1版第1次印刷
开本：787×1092　1/16　印张：12
字数：280千字　定价：68.00元

凡购本书，如有缺页、倒页、脱页，由本社图书营销中心调换

《临床免疫学新进展》
编委会

编著 ◎ 赵海燕　淄博职业学院

将树勤　淄博职业学院

前　言

　　免疫学是近年来生命科学领域发最迅速的学科之一,随着生命科学的发展,免疫学渗透到生命科学的各个领域,成为生命科学及其相关学科不可缺少的部分,广泛渗透到基础医学、预防医学和临床医学的多个学科及专业,同时与人类的健康及疾病的防治,特别是一些重大的感染性疾病、自身免疫疾病和肿瘤等的致病、诊断、预防和治疗密切相关。

　　本书共十一章,首先是免疫学研究概述,随后章节重点突出免疫学研究国内外最新进展、成果及有关热点问题。本书概念准确、语言简明、由浅入深、循序渐进,可供从事临床免疫学工作的医务人员参考阅读使用。

　　本书内容力求全面、及时反映国内外免疫学研究的现状、前沿热点与发展动态。但免疫学发展极为迅速,本书无法涵盖本领域内各方面的进展,诸多不足之处,敬请批评指正。

编　者

目　录

第一章　免疫学研究概述

第一节　免疫学的重要研究方向和发展趋势

目前国际免疫学研究主要有三大方面，一是基础免疫学研究，二是临床免疫学研究和应用，三是免疫学技术的研发与应用。综合来看，基础免疫学研究主要包括以下十个方面：①免疫系统的形成机制、免疫器官与免疫细胞的组成以及不同种类免疫细胞和亚群的形成过程与相互之间的调控机制；②抗原的结构特性与免疫识别、免疫应答的关系与机制；③免疫细胞感受外界危险信号、识别抗原的物质结构基础；④天然免疫应答的细胞与分子机制；⑤获得性免疫应答的细胞与分子机制；⑥免疫耐受及免疫负向调控的方式与机制；⑦免疫效应分子的结构、功能与作用机制；⑧免疫细胞的功能调控及其信号转导机制；⑨免疫细胞的迁移触发、迁移过程与定居机制；⑩免疫记忆细胞形成及其分子机制。临床免疫学涉及的内容非常广泛，分支学科也很多，主要围绕着重大疾病，如感染性疾病、肿瘤、自身免疫性疾病、过敏性疾病以及器官移植排斥等的发生发展机制、诊断、病程的动态观察、预后分析、治疗和预防措施等开展应用性研究。具有挑战性的研究内容也很多，例如，肿瘤免疫逃逸机制与肿瘤防治新方法的设计以及如何提高肿瘤早期特异性免疫诊断，急性感染与免疫病理现象，慢性感染与免疫耐受现象（例如，机体为何不能有效识别、清除 HBV 感染而导致慢性乙型肝炎），器官移植排斥的预警与免疫药物以及免疫调节控制，自身免疫性疾病的诊断与治疗等。免疫学技术的发展与应用在促进基础免疫学理论研究的同时，也极大地推动了生命科学、生物技术及其产业化的发展，特别是疫苗、单克隆抗体、基因工程细胞因子、免疫抑制药物、免疫细胞治疗等的发展与应用，为生命科学和人类健康做出了巨大贡献，也催生了具有巨大市场效益的生物技术产业。

近 10 年来，免疫学研究的一个重要发展趋势是整合与细化。整合之处在于将免疫学理论和实践与其他生命科学与医学学科的技术及科学问题相交叉，创建新的基础免疫学理论和新型免疫学技术，并应用免疫学理论与方法去研究和解决生物医学领域中的重大难题，特别是各种组学技术的应用，使得系统生物学的理念融入免疫学，从而推动了系统免疫学的发展与应用；细化之处在于基础免疫学、临床免疫学、免疫学技术这三个方面的研究继续向纵深发展，使得人们对于免疫学的细胞、分子、基因网络的组成和动态调控以及作用机制的认识更加细致与深入。

目前，国际免疫学的发展趋势体现在如下几个方面。①基础免疫学研究更加深入和广泛，对免疫学的研究从原来的细胞水平深入到分子和基因水平，免疫学理论得到极大的丰富和完善，与此同时也产生了很多新的研究方向和热点，如免疫细胞的分化发育、功能调控及其信号机制，新型免疫细胞及其亚群的发现、其功能的调节作用，抗原识别、活化的分子结构基础，免疫特异性应答的细胞与分子机制,包括免疫效应细胞与效应分子杀伤靶细胞的机制、免疫调节(负性)的方式及其机制,自身免疫耐受的机制,免疫记忆细胞形成与分子机制,新型免疫分子的发现、其结构和功能等。②临床免疫学在临床的价值更为明显,免疫学几乎已经渗透到临床的每一个角落,采用免疫学技术和方法研究和治疗疾病越来越得到重视。目前,临床免疫学研究的热点包括应用基础免疫学的研究成果阐释肿瘤、感染、移植排斥、自身免疫性疾病等重要疾病的发生机制,特异性预防和治疗措施的建立,新型疫苗的研制、开发以及免疫相关生物制品的研制和应用等。③基础免疫学与临床免疫学的结合更加紧密,基础研究与应用研究并重且紧密结合,两者相辅相成,一方面,基础免疫学为众多免疫相关性疾病的发生机制和治疗的研究提供理论指导,如 HIV 疫苗研制、类风湿关节炎的靶向药物治疗等;另一方面,临床免疫学的实际问题为基础免疫学发展提出了新的需求,如 Tetramer-peptide 检测 CTL 技术的发展、人源化实验性动物模型的建立,以研究人类疾病的发病机制。④免疫学与其他多种医学与生命学科的交叉融合,极大地促进了免疫学和其他学科的发展,如免疫学和生物信息学、结构生物学的交叉在分子、原子水平研究免疫识别、免疫反应的发生机制,这些都有助于从基础免疫学的角度加深对经典免疫学理论的认识,这种交叉也带动了多种其他医学与生命学科的发展。免疫学的基础理论研究更加丰富,人们对免疫系统如何在复杂的内、外环境之中有序运作也有了更加深入的认识;在如肿瘤、自身免疫病、慢性感染等重大疾病的发病机制的阐释及治疗策略的革新等方面取得了长足进展;免疫学在生命科学中的重要意义日益彰显;与其他各生命学科的交叉、融合逐渐深入,研究的思路和视角更加系统和宏观。

第二节　我国免疫学研究的历史

　　由于近年来我国学者在国际免疫学领域著名杂志发表论文越来越多,受邀在国际免疫学学术交流会的大会报告越来越多以及在中国召开的多次国际免疫学会议的学术影响,我国免疫学基础研究受到了国际同行的高度关注。笔者 2008 年 4 月曾应 Nature Immunology 之邀撰写了"中国免疫学研究之历史、现状与未来"的述评,此述评的具体内容不再赘述,有一点需要强调的是,该述评首次将中国免疫学研究的历史也就是世界免疫学历史追溯到 1700 年前。过去国外学者将免疫学的开创归功于英国乡村医生 Edward Jenner(1749～1823 年)于 1798 年给一名男孩接种牛痘(国外绝大多数免疫学教科书如此记载),而我国免疫学学者往往自豪地讲免疫防治的经验始于中国唐宋年间的民间人痘接种(国内免疫学教科书记载)。其实,我国学者应该更自豪地讲,免疫防治的概念最早萌芽于我国东晋时代的医学家葛洪(281～341年),他在公元 303 年左右所著的《肘后备急方》中记载了有关医治"癫疯狗病"的方法,即描述了应用病犬的脑髓敷伤口以防治(可能的)狂犬病,所以世界免疫学的历史始于中国,而且是距今 1700 年前。

　　我国近代免疫学的研究工作起步并不太晚,涌现出很多优秀的免疫学家,而且也取得过多方面的免疫学实际应用研究成果。我国最早的免疫学研究可以追溯到 20 世纪 30 年代,刘思聪教授(1904～1983 年)于 1930～1942 年在北平协和医学院工作期间(1942 年之后执教于北京大学医学院),与世界著名的生物化学学科的奠基人吴宪教授(1893～1959年)合作,开创了我国免疫化学的研究,创造性地用化学定量方法研究抗原抗体的沉淀反应,纯化了抗体,在国外英文学术杂志发表了两篇有关免疫沉淀反应定量研究的论文;同样在协和医院工作的谢少文教授(1903～1995年)开创性地建立了立克次体的体外鸡胚培养扩增体系和立克次体病的免疫学检测方法,发展了灭活立克次体疫苗的制备体系。同时代在上海工作的两位著名免疫学家对于我国免疫学研究的开展也做出了重要贡献,上海第二医学院余㵑教授(1903～1988年)于1933年提出了过敏介导的风湿热发病学说,上海医学院林飞卿教授(1904～1998年)研究了细菌感染的免疫学应答反应。这4位前辈的工作奠定了我国免疫学研究的早期基础。前中国医学科学院院长顾方舟教授20世纪50年代从苏联留学回国后,于1960年和1962年先后研制成功脊髓灰质炎减毒活疫苗以及脊髓灰质炎减毒糖丸活疫苗,为我国消灭脊髓灰质炎做出了很大贡献。侯云德院士1962年从苏联留学回国后在中国医学科学院和中国预防医学科学院病毒学研究所从事病毒研究工作,于20世纪70年代开始了干扰素研究,并于20世纪80年代初发现和制备了重组cxlb型干扰素,1992年获得新药证书,完成了第一个由我国学者自行发现的、具有自主知识产权的免疫产品。1960年从苏联医学科学院风湿性疾病研究所进修回国的张乃峥教授在全国最先建立了风湿性疾病门诊,并在1979年在协和医院首次成立了"风湿病科",标志着我国集科研、教学与患者临床治疗一体化的临床免疫学及风湿病学科的开始。20世纪70年代在实验设备非常简陋的条件下,中国医学科学院肿瘤研究所张友会教授创建了有自己特色的巨噬细胞研究体系并受到国际同行的高度评价。该所的孙宗棠教授建立了火箭电泳法检测甲胎蛋白,应用于早期肝癌的检测;上海医学院(现复旦大学上海医学院)汤钊猷教授将通过甲胎蛋白筛查出来的早期肝癌患者进行及时手术,提出了"小肝癌"防治的概念,成为我国具有国际学术影响力的标志性医学成果。中国预防医学科学院病毒学研究所曾毅院士在EBV与鼻咽癌发生发展的关系以及肿瘤病毒的抗体反应的基础研究与临床应用方面(广西壮族自治区鼻咽癌高发现场的流行病调查、早期诊断与干预)做出了开创性工作。杨贵贞教授(1923～2014年)留学苏联归国后,在神经内分泌免疫调节以及中药免疫研究方面取得了一系列成果,并于20世纪80年代创办了对我国免疫学界发展极有影响的《中国免疫学杂志》。

1976年以后,我国的老一辈免疫学家们对于尽快恢复、提高我国的免疫学研究作出了积极的努力,谢少文教授和杨贵贞教授多次举办了免疫学新技术新理论学习班,培养了一批后来在我国各大研究机构和大学里对于推动我国免疫学研究发挥很大作用的免疫学骨干力量。第二军医大学叶天星教授(1915～1999年)于1979年3月编写出版了我国第一本全面系统介绍免疫学现代理论与方法的免疫学教科书《免疫学理论与实践》。天津医科大学郑武飞教授于1989年5月编写出版了我国第一部医学院校本科生《医学免疫学》教材(人民卫生出版社),北京医科大学龙振州教授于1992年召开了全国免疫学教学研讨会,并于1995年主编了全国医科院校《医学免疫学》统编教材。在20世纪八九十年代,很多杰出的免疫学家包括汪美先教授(1914～1993年)、赵修竹教授(1920～2003年)、朱锡华教授(1922～2008年)、卢景良教授(1930～2000年)、王亚辉教授(1929～1999年)、叶敏教授(1930～2005年)、孔宪涛教授(1932～2009年)、钱振超教授、崔正言教授、何球藻教授、马宝骊教授、葛锡锐教授、章谷生教授、郑振群教授、许贤豪教授、宗庭益教授等除了在各自的研究领域做出了重要贡献外,还积极创办了中国免疫学会多个专业分会/委员会以及地方免疫学会,创办了7份隶属于中国免疫学会的学术期刊,包括《中国免疫学杂志》,编写或参与编写了不同类型的免疫学教材和免疫学专著,对于免疫学现代理论与技术在我国的普及与教育作出了重要贡献。与此同时,一批杰出的中青年学者受国家公派留学欧美、澳大利亚、日本等国。陈慰峰院士(1935~2009年)1982年在澳大利亚墨尔本大学获得博士学位,回国后建立了胸腺T细胞分化发育实验室,为我国基础免疫学研究的开展起了重要的带头作用。巴德年院士1982年在日本北海道大学医学癌症研究所获得博士学位,回国后于1986年在国内开展了第一个细胞免疫治疗临床试验。沈倍奋院士、闻玉梅院士于20世纪80年代初留学英国,回国后分别在CD抗原的单抗与白血病免疫分型、HBV免疫学与乙肝疫苗研制等方面作出了开创性工作。董志伟教授从美国留学回来后推动了我国抗肿瘤单抗的制备与应用工作。同期从国外留学归来的中国医学科学院血液学研究所陈璋教授、军事医学科学院白炎研究员、武汉生物制品研究所史良如研究员、上海市中心血站赵桐茂研究员、第四军医大学崔运昌教授等均在单克隆抗体领域作出了杰出贡献。其中,我国第一个获得上市销售的单抗产品OKT3——注射用鼠源性抗人T淋巴细胞CD3抗原单抗由武汉生物制品研究所研制成功。此外,分别从美国、德国、澳大利亚留学归来的周光炎教授、龚非力教授、金伯泉教授在免疫遗传与免疫调节、HLA与移植耐受、CD免疫分子与单抗等领域都作出了杰出的贡献,并且各自主编了免疫学教科书,推动了国内免疫学教学工作的发展,培养了很多免疫学新生力量。随后,很多中青年免疫学工作者成长起来,成为当今我国免疫学研究的中坚力量,并在推动我国免疫学研究走向世界的过程中发挥了积极作用。

在中国免疫学走向世界的历程中,值得我们纪念和敬佩的是中国医学科学院基础医学研究所的吴安然教授(1922~2005年)。吴教授是1986年向国家科委提议成立"中国免疫学会筹委会"的主要专家(于1984年8月经中国科协国际部批准成立"国际免疫学会联合会中国委员会",于1988年10月获得国家科委批准正式成立中国免疫学会),吴教授作为我国首任国际免疫学会联盟(IUIS)执行委员,推动了中国免疫学会与IUIS的交流合作。

第三节　我国免疫学研究的未来展望

通过以上内容的介绍与分析,可以认为我国免疫学研究近年来进步很快、生长点很多、技术平台已经建立、研究队伍已经基本形成、研究方向逐步明确、研究目标进一步凝练,有理由相信我国的免疫学研究将在未来的10年或者20年内实现跨越式发展,达到国际先进水平。近年来,国内免疫学家以本土完成的研究工作在国际一流杂志包括在 *Cell*、*Naure*、*Science* 上陆续发表了多篇有影响力的论文,体现出了我国免疫学研究整体水平有了很大的飞跃,在某些研究领域已经开始有所影响并正在逐步形成特色和优势。

从2008年11月在西安召开的第六届全国免疫学大会的1000人参会规模、2010年在北京召开的第七届全国免疫学大会的1300人参会规模、2012年在重庆召开的第八届全国免疫学大会的1600人参会规模来看,中国免疫学会学术大会的影响力也正在提高和扩大。特别令人印象深刻的是,中国免疫学会学术大会各分会场学术报告的水平有非常大的提高,报告人员的研究内容很有创新性,参会人员讨论热烈,从一个侧面反映了中国免疫学界的学术氛围日益浓厚,这为我国免疫学研究的人才基础与创新性学术交流环境奠定了基础。

中国免疫学领域的研究队伍在日益壮大,特别是中国免疫学会会员数量截止到 2014 年 5 月已达 6159 人,排名仅次于美国免疫学会,是全球免疫学第二大会员国,说明了中国免疫学会在整个学界的纽带作用,也反映出我国免疫学研究具有强大的后劲。此外,中国免疫学会近年来着重于国际同行的交流与合作,例如,倡导和主办了中日韩免疫学研讨会、中德免疫学研讨会,参与美国免疫学年会期间的中国免疫学会分会场、冷泉港亚洲免疫学研讨会等的举办,扩大了国际影响力。2013 年夏天在意大利米兰召开的第 15 届国际免疫学联盟学术大会(IUIS Congress)上,中国在与柏林、莫斯科、希腊的竞争中成功胜出,申办到 2019 年在北京举办第 17 届国际免疫学联盟学术大会,相信中国免疫学家在未来会取得令国际学术界认可的更多的创新性工作,也充分相信中国免疫学会将成为有国际影响力的世界级学术团体。

从近年来国家自然科学基金免疫学重大项目、国家"973"计划、国家"863"项目、国家创新药物/传染性疾病两个重大专项的资助以及国家"211""985"工程对于某些免疫学重点实验室的支持来看,我国免疫学研究的国家资助体系正在显著加强,为免疫学实验室平台体系的建设与课题研究提供了保障;近年来大量海外免疫学家回国创办实验室或者与国内合作者共同创办免疫学研究中心或者共同申请基金项目以及国际免疫学学术会议的广泛交流,为我国免疫学研究的国际前沿化提供了技术与智力支撑。特别是一流海外免疫学家近期回国后,全职开展工作,例如,美国 Scripps 研究所韩家淮教授、美国新泽西州医科大学时玉舫教授、澳大利亚 WEHI 研究所吴励教授分别回到厦门大学、中国科学院上海健康研究所、清华大学医学院,为我国免疫学界增加了新的重要力量。这些软、硬件条件的改善与提高为我国免疫学研究的腾飞奠定了雄厚的基础。

但是,在充满希望和信心的同时,我们应该清醒地认识到与免疫学学科本身在整个医学与生命科学中的重要性相比,我国免疫学研究在国家科技创新体系甚至在医学与生命科学领域中的地位尚不够凸显,我们与发达国家免疫学研究水平相比尚存在较大的差距和不足。例如,虽然研究内容比较广泛,但是山多峰少、亮点不多,尚缺乏受到或者有可能受到国际同行认可的免疫学研究的独特性技术体系、突破性学术观点或者原创性免疫学学术思想;尚缺乏特色系统理论的积累以及能够冲击传统免疫学观点的挑战性工作,几乎没有开创性的能够让国际同行追踪的研究方向与新研究领域的工作,也几乎没有我国学者首先发现而令国际同行追随的"明星免疫分子"或者"明星免疫细胞";尚没有在国际免疫学领域受到国际同行公认的领军型的一流免疫学家能与美国国际一流免疫学家相比,即使与日本免疫学界相比,我国本土也还没有像发现调节性 T 细胞的 Shimon Sakaguchi(东京大学)、TLR/RIG-I 研究权威 Shizuo Akria(大阪大学)、率先克隆 IRF 和 IL-2 等细胞因子信号转导权威 Tada Taniguchi(东京大学)、11-6/gp130 的发现者 Tadamitsu Kishimoto(大阪大学)、AID 的发现者与 B 细胞抗体产生分子机制研究的权威 Tasuku Honjo(京都大学)等有国际影响力的免疫学家;还没有任何一项在大陆本土完成的研究工作能够写入国际认可的权威性免疫学教科书。此外,受到 IUIS 大会邀请做 Symposium 层次发言的我国学者极少、担任国外免疫学相关杂志编委的我国学者也很少;尚缺乏成熟的实验动物模型特别是独特性的疾病动物模型,条件性基因剔除小鼠模型制备体系也尚不完善。这些不足限制了我国免疫学研究的发展。

当然,我们应该坦然面对这些不足之处,迎难而上,以积极的心态去克服和弥补。可以想象,克服和弥补这些不足的过程就是发展与壮大我国免疫学研究的过程,这些不足与困难一旦被跨越,就是我国免疫学研究未来腾飞于世界免疫学领域之时。我们有理由相信,经过我国免疫学家一如既往地追求与探索,通过脚踏实地的积累与沉淀,进一步加强国际合作与交流,中国免疫学的发展必将为生物医学的发展直至人类文明进步提供强大动力并作出应有的贡献。

第二章 抗原提呈细胞与抗原提呈的研究进展

第一节 概述

抗原提呈细胞(antigen-presenting cell,APC)是指能摄取和在细胞内加工处理抗原,并将抗原信息提呈给 T 淋巴细胞的细胞。通常所指的抗原提呈细胞包括树突状细胞(dendritic cell,DC)、巨噬细胞(macrophage,Mψ)、B 淋巴细胞等能表达 MHCⅡ类分子的细胞,也将其称为专职性抗原提呈细胞(professional APC)。然而,机体的有核细胞均表达 MHC Ⅰ类分子,它们可将细胞内的蛋白质抗原(内源性抗原,endogenousanngen)加工处理成为抗原肽,并以抗原肽-MHC Ⅰ类分子复合物的形式将抗原信息提呈给 CD8$^+$ 的杀伤性 T 细胞(cytotoxic T cell,CTL),成为 CTL 杀伤的靶细胞。通常并不将该类有核细胞称为 APC,只称为靶细胞。但有人仍广义地定义 APC 为:能加工处理抗原并以抗原肽-MHC 分子复合物的形式提呈抗原信息的所有细胞。

除了专职性抗原提呈细胞之外,内皮细胞、成纤维细胞、上皮细胞及间皮细胞等也能加工、处理和提呈抗原,但其能力较弱,统称为非专职抗原提呈细胞。

在本章中,我们着重介绍两类专职性抗原提呈细胞——树突状细胞和巨噬细胞。

第二节 树突状细胞

1973 年,Steinman 和 Cohn 在小鼠脾脏中发现具有树枝状突起的独特形态的细胞,并将其命名为树突状细胞(dendritic cell,DC)。DC 是目前所知抗原提呈功能最强的 APC,最大的特点是能够刺激初始型 T 细胞(nalve T cell)活化和增殖,而 Mψ、B 细胞等仅能刺激已活化的 T 细胞或记忆性 T 细胞,因此,DC 是特异性免疫应答的始动者。随着对不同组织来源 DC 研究的深入,目前已知的 DC 的亚群包括存在于淋巴组织、血液和非淋巴组织的经典 DC(conventional DC,cDC)和分泌 Ⅰ型干扰素的浆细胞样 DC(plasmacytoid DC,pDC),分别具有不同的表型及功能。其中,经典 DC 的主要功能是诱导针对入侵抗原的特异性免疫应答并维持自身耐受,而 pDC 的主要功能则是针对微生物,特别是病毒感染产生大量的 Ⅰ型干扰素并激活相应的 T 细胞。由于 DC 在机体免疫系统中的重要作用,Steinman 先后于 2007 年荣获 Albert Lasker 奖,2011 年荣获诺贝尔生理和医学奖。

一、DC 的来源和分化

所有的 DC 都起源于骨髓中的多能造血干细胞(multipotent progenitor,MPP)。以往的研究表明,骨髓的髓系前体可以在 GM-CSF 存在的条件下产生巨噬细胞、粒细胞和 DC,而另外一些位于淋巴组织内的 DC,如胸腺内的 DC、小鼠脾脏与淋巴结内的某些 DC 亚群表达与淋巴细胞相关的表面标志,如 CD8α、CD4、CD2、BP1 和 CD25,从而将 DC 分为髓样 DC(myeloid DC)和淋巴样 DC(lymphoid DC)。而近年来的实验证明,放射线照射过的小鼠过继骨髓来源的髓系共同前体细胞(CMP)可以重建脾脏和胸腺中的 cDC 和 pDC,而骨髓来源的淋巴系共同前体细胞(CLP)在体内和体外实验中均可分化为 DC。尽管 CLP 更倾向于产生 CD8a+DC,它还具有产生所有脾脏和胸腺 DC 亚群的能力。进一步的实验表明,CMP 和 CLP 在 Flt3 的表达方面具有异质性,其 Flt3$^+$ 群可以产生所有的脾脏和胸腺内的 DC 亚群。这不仅表明 DC 可以是髓系或淋巴系来源,更说明 DC 的表型特征不足以说明其谱系来源。

目前,对于从 CMP 向 DC 的发育过程有一个相对清楚的了解。单核细胞,巨噬细胞以及 DC 的共同前体 DC(macrophage DC progenitor,MDP)Lin$^-$ CX3CR1* CD11b$^-$ CD115$^+$ c-Kit$^+$ CD135$^+$ 细胞来源于 CMP,但该前体细胞仅能产生 DC 和单核细胞,而不能产生粒细胞。由于 MDP 可以产生共同 DC 前体(common DC progeni-tor, CDP),Lin$^-$ CD115$^+$ Flt3$^+$ CD117^{low},该前体细胞可以产生经典 DC 和浆细胞 DC,但不能产生单核细胞。由此可见,DC 与单核细胞的分离,出现于 MDP 向 CDP 发育的过程中。骨髓中的 CDP 可以产生循环 DC 前体(circulating DC precursor, pre-DC)CD11Cint CD45 RAintCD43lnt SIRP-αim CD4-CD48-MHCⅡ-细胞。Pre-DC 通过血液分布至包括脾脏与淋巴结在内的淋巴器官以及包括肺脏、肾脏等实质性脏器在内的非淋巴器官中形成 DC。生理情况下也会有很多的 DC 在胸腺中产生。

关于单核细胞和 DC 的关系,从 DC 发现之初就一直是研究者关心的问题。DC 的产生依赖于 Flt3-L,因为 Flt3-L 缺陷小鼠严重缺乏 DC,而在 M-CSF 受体缺陷小鼠中找不到单核细胞,提示单核细胞的产生需要 M-CSF,由此可见在正常静息状态下,大多数 DC 的产生不依赖于单核细胞。但是,单核细胞在某些体外培养条件下或某些病理状态下,确实可以分化为 DC。最初的研究者发现,人外周血单核细胞在 GM-CSF 和 IL-4 存在的条件下,可以分化为具有 DC 典型形态特征及功能特征的细胞,称之为单核来源的 DC(Mo-DC)。随后,人们发现,在某些小鼠感染模型中,外周血单核细胞也可以分化为 CDllc+MHC 11+ Mo-DC。但与经典 DC 不同,这些单核细胞来源的 DC 表达 Gr-l/Ly6 C 单核细胞标记。亦有研究表明,肠道中 CD103-CX3 CRl+DC 由骨髓 Ly6 chi 单核细胞分化而来,受 GM-CSF 调控。2010 年,Ralph M.Steinman 实验室对微生物刺激引起的单核细胞向 DC 的分化进行了系统的研究。结果发现,LPS 或表达 LPS 的细菌可以在体内诱导单核细胞分化为 DC-SIGN/CD209 cx.+Mo-DC,与以前报道不同的是,这些 Mo-DC 不表达单核细胞标志 Gr-l/Ly6 C 和 CD115/c-fms,但 TLR4 与 CD14 的表达上调,具有 DC 的典型形态特征,并能够迁移至 T 细胞区,具有很强的抗原摄取和提呈功能,包括交叉提呈革兰阴性细菌。

不同的细胞因子在 DC 的分化发育中发挥着不同的作用。以往的研究表明,Flt3-L 在 DC 的定向分化过程中至关重要。缺乏 Flt3 或者 Flt3 L 的小鼠,MDP、CDP 以及组织中的 cDC 和 pDC 数目明显减少。GM-CSF 是小鼠和人从造血前体细胞或单核细胞培养类似于小鼠脾脏 cDC 的关键细胞因子,也是目前用于临床治疗的 DC 制备的最重要细胞因子。TGF-β1 为小鼠和人 LC 分化所必需。有趣的是,M-CSF 通常被认为与巨噬细胞的分化发育密切相关。但在

M-CSF 受体缺陷小鼠,LC 细胞完全缺失而在 M-CSF 缺陷小鼠 LC 不受影响,提示有其他 M-CSF 受体的配体在 LC 的分化发育过程中发挥作用。最新发现,作为 M-CSF 受体的另一配体的 IL-34,在 LC 的分化发育中至关重要:IL-34 缺失小鼠缺乏 LC,但皮肤的 cDC 和巨噬细胞完全不受影响。

近几年,科学家们对人源和鼠源的不同 DC 亚群的关系进行了深入研究。研究者在人皮肤的真皮层、肝脏和肺脏中发现了一群 CD141hiDC,与 CDlc＋和 CD14⁺ 的组织 DC 不同,但与小鼠 CD03⁺ DC 类似,具有交叉提呈可溶性抗原的功能。另外,也有报道称,人肠道中的 CD103⁺ Sirpa-DC 与人外周血中 CD141＋DC 和鼠胃肠道中的 CD103⁺ CD11b-DC 相关且表达具有交叉提呈功能的 DC 的标志。CD103⁺ Sirpa＋DC 与人外周血中 CDlc＋DC 和鼠肠道中的 CD103⁺ CD11b＋DC 功能相似,可以诱导调节性 T 细胞。

目前,人们就转录因子对 DC 分化发育的调控也有了新的认识。除了早期研究者发现转录因子 Gfil 与 Ikaros 参与淋巴系或者髓系细胞的分化发育从而影响 DC 前体的分化潜能外,最近研究发现,PU.1 可以调节 Flt3 的表达来控制 DC,包括 pDC 和 cDC 的发育。关于特异性调节 pDC 或 cDC 分化发育的转录因子,目前的研究表明,转录因子 E2-2 是 pDC 发育的一个必需的和特异性的调节分子,其持续表达决定成熟 pDC 的命运:若将其从成熟外周 pDC 去除,将导致 pDC 自发地分化为具有 cDC 特征的细胞。进一步的研究发现,E2-2 的转录受到另外一个转录因子 BCL11A 的调节,因此,BCL11 对于 pDC 的分化至关重要。而转录因子 Id-2 作为 E2-2 的拮抗蛋白,敲除后可以增加 pDC 的数量并增加其 Ⅰ 型 IFN 的分泌,同时脾脏内 CD8α＋ DC 的数量会减少,CD4⁺ DC 比例相应增加。同时,早期有报道证明,ETS 家族成员 Spi—B 是人 pDC 发育所必需的,最近的工作提示,在 Spi-B 敲除小鼠中,骨髓中的 pDC 数目降低且 pDC 特异的基因表达降低而外周数目增加,提示 Spi-B 参与小鼠 pDC 的分化发育。也有研究者发现,pDC 特异表达 Runx2,在 Runx2 缺陷小鼠,pDC 在骨髓中发育正常而外周数目明显降低。而对于 cDC 的定向分化,研究者发现,2btb46(又名 Btbd4、zDC)只特异性地表达于 cDC 及其前体,而不表达于单核细胞、pDC 及其他免疫细胞,因而决定了 cDC 的分化。而 Batf3 对于淋巴器官中 CD8α＋DC 以及皮肤、肺脏和肾脏中 CD103⁺ DC 的发育起着决定性的作用,但与 pDC 和 CD4⁺ DC 的发育无关,因此,从 Batf3 缺陷小鼠中分离出的脾 DC 无法进行交叉提呈。与 Batf3 不同,IRF8 对于 pDC 和 CD8α＋和 CD103⁺ DC 的发育都非常重要。最新的研究发现,C/EBPcα 只参与前体细胞向 DC 前体的分化过程而不参与 CDP 向成熟 DC 转化。转录因子 VentX 可以调节 DC 的分化与成熟。所有这些研究提示,不同的转录因子针对不同的 DC 亚群在不同的时段发挥调节作用。

对朗汉斯巨细胞的发育研究近年来有了一定的进展。除了上述 2012 年,两个不同的实验室同时发现 IL-34、M-CSFR 的另一个配体对于朗汉斯巨细胞的发育是必需的之外,另有研究发现,LC 细胞高表达 BMP7,BMP7 缺陷小鼠 LC 细胞数目明显降低。进一步研究显示,BMP7 可以通过 BMP7 Ⅰ 型受体 ALK3 诱导 LC 的分化和增殖。在转录分子对 LC 的分化发育的调控方面,研究发现,PU.1 通过调控 TGF-β 反应性的转录因子 RUNX3 的表达水平来控制 LC 的分化,进一步确认了 PU.1 在 DC 分化中的作用。

新技术方法的应用也为 FDC 的分化发育的研究提供了新的途径。通过在淋巴结原位利用多色 Fatemapping systems,发现淋巴结 FDC 来源于边缘区网状细胞(marginal reticular cells,MRC)的局部扩增和分化,而且,在免疫应答的过程中,FDC 汇集在生发中心,既不发生自我分裂,也不招募循环的前体,其新增的 FDC 也是从 MRC 增殖分化而来。该研究为 FDC 的来源提供了新的证据。

除了转录因子在 DC 发育中的作用,长链非编码 RNA 对于 DC 的分化发育的效应研究有了开拓性的结果。我们的研究表明,一种专门表达于人 cDCd 的长链非编码 RNA-lnc-DC,对于人单核细胞来源的 DC 和小鼠骨髓来源的 DC 的分化具有重要作用。而且,不同于以往发现的 lncRNA 的作用模式,我们发现 lnc-DC 定位于细胞浆,依靠其 3 端结构结合 STAT3 分子并保护其 Y705 位的磷酸化不被磷酸酶 SHP1 去磷酸化,从而增强 STAT3 信号促进 DC 分化和功能,这为今后 lncRNA 的功能研究,尤其是细胞浆内 lncRNA 的功能研究给出了重要的启示,也为免疫细胞分化发育研究提供了一个崭新的视角。同时,我们也检测了小鼠骨髓 HSC、不成熟 DC、成熟 DC 和调节性 DC 的 miRNomes,发现在 DC 分化的不同阶段,由大量特异性的 miRNA 和组蛋白修饰,这为深入研究 miRNA 在 DC 亚群的分化和功能调节提供了基础。

值得注意的是,近年来的研究表明,基质细胞在 DC 的分化发育和功能调控方面具有非常重要的作用。由于大部分完全分化的 DC 产生于骨髓,因而骨髓基质细胞可以通过分泌细胞因子及膜分子(如 Notch-Notch 配体)来调节 MPP、CMP 和 CLP 的分化。在脾脏,某些迁移至脾脏定居的 HSC 和 MPP 等可以在多种脾脏基质细胞(包括成纤维细胞、巨噬细胞和内皮细胞)的作用下分化成具有负向免疫调节作用的 DC,脾脏基质细胞分泌的大量的 IL-10 或 TGF-β 在此过程中发挥重要作用。

二、DC 与 T 细胞的相互作用

目前的研究表明,DC 在免疫应答的首要环节——抗原提呈中扮演着重要的角色,是目前公认的体内功能最强大的专职性抗原提呈细胞。在免疫稳定状态下,分布于外周非淋巴组织的 DC 处于未成熟状态,主要功能为识别和摄取抗原。与其功能相对应,未成熟 DC 表面表达低水平的 MHC Ⅱ 类分子和共刺激分子,高表达一系列受体以便于识别与病原体相关的物质,包括多种 Toll 样受体(TLR),C 型凝集素如甘露糖受体、DEC205 等。一旦发生感染或组织损伤,未成熟 DC 就会向炎性部位迁移,摄取加工抗原,同时释放大量的炎性因子,激发天然免疫应答,避免感染的扩散。同时,未成熟 DC 发生了一系列的变化,获得成熟表型及功能:①丢失介导吞噬的受体;②高表达 MHC Ⅱ 类分子和共刺激分子,包括 CD40、CD80 和 CD86;③形态发生改变;④启动抗原处理机制,包括溶酶体相关的膜蛋白(DC-LAMP)的水平增加。同时,成熟 DC 的趋化因子受体表达谱发生变化,CCR1、CCR5 和 CCR6 等的表达降低,而 CCR7 的表达会增高,从而促使 DC 从外周组织沿输入淋巴管迁移至邻近的次级淋巴组织,在那里,DC 与抗原特异性的初始 T 细胞相遇,诱导其活化并增殖成为效应 T 细胞,从而启动免疫应答。

(一)DC 与 CD4 和 CD8 的分化

DC 活化 T 细胞通过以下三种信号介导:信号 1 通过 T 细胞受体(TCR)和 MHC-抗原肽复合体的相互作用来传递;信号 2 被称为共刺激信号,最典型的共刺激信号是通过 T 细胞上的 CD28 和 DC 上的 CD80/CD86 的相互作用来传递的,信号 1 和信号 2 共同启动了获得性免疫,包括 T 细胞克隆扩增和分化为效应性细胞;信号 3 由 DC 向 T 细胞传递,决定 T 细胞发育命运。如,IL-12 是信号 3 的介导者之一,它和 TNF-α 联合诱导初始 T 细胞分化为 Th1 细胞,诱导 CTL 和 NK 细胞的细胞毒活性和 IFN-γ 的分泌。另一个信号 3 的介导者是 DC 表面的 Notch 家族成员,其中 Delta-1 诱导 Th1 的分化,而 Jagged-2 诱导 Th2 分化。其他参与诱导 Th1 分化的分子包括 T-bet 和 semaphorin 4A。最新的研究表明,DC 可以与嗜碱性粒细胞一起,通过诱导活性氧的释放,诱导 Th2 型免疫应答的发生。而清除 CD11c＋DC,则严重干扰了 Th2 型免疫应答。研究者也发现,DC 表达的 STAT5 对皮肤和肺部的 Th2 型过敏反应非常重要。DC 缺失 STAT5 造成 DC 对 TSLP 反应无能,因而导致小鼠 DC 特异性缺失 STAT5 与缺失 TSLP 受体有类似的表现。另外,Th2 的分化也依赖于 DC 表达的 IRF4,有报道称 IRF4 可直接活化 DC 的 IL-10 和 IL-33 基因,从而促进 Th2 的分化。

DC 决定着 CD8T 细胞的命运。有研究发现,呼吸系统内不同的 DC 有不同的分工,其中,CD103＋DC 支持效应性 CD8T 细胞的产生,而 CDllbhi 则活化了中枢记忆性 CD8T 细胞。CD103＋DC 表达的 CD24 对于功能的发挥具有重要意义。在流感病毒感染过程中,DC 的 IL-1R 信号效应至关重要,能够代替 PRR 更有效活化 CD8T。

（二）DC 和 Treg

DC 除了刺激初始型 T 细胞活化增殖从而启动免疫应答之外,还可以发挥诱导免疫耐受的功能,其机制目前还不清楚,可能是直接的,例如诱导 T 细胞失能和自身反应性 T 细胞的清除,也可能是间接的,例如诱导调节性 T 细胞（regulatory Tcell,Treg）的生成。最近的研究更支持 DC 诱导 Treg 的作用。

Treg 根据它们的发育来源可以分为两个亚群。天然 Treg 来自于胸腺的自稳性选择过程,表达 IL-2 的受体 α 链（CD25）;而诱导型 Treg 是在胸腺之外遇到合适刺激时分化而来。转录因子 Foxp3 的表达是调节性 T 细胞的一个标志性特征,另外也有报道存在不表达 FoxP3 的调节性 T 细胞。Treg 的一个重要功能是参与维持免疫系统对自身抗原的耐受,有实验证明 Foxp3 缺陷的小鼠死于自身免疫性疾病综合征。Treg 控制免疫反应的机制目前还不是很清楚。最近的研究表明,IL-35、细胞因子介导的凋亡、穿孔素-颗粒酶通路和 cAMPc 等因素可能在天然 Treg 的功能发挥过程中起到作用。

Yamazaki 等发现 DC 在体内和体外均能诱导天然 Treg 的增殖。虽然传统观点认为 Treg 是失能的,即在 APC 存在的情况下对 TCR 刺激不具有反应性。随后不同的实验体系也验证了这一发现,并进一步证明 DC 和 T 细胞之间的直接接触对起始 Treg 增殖是必需的。而且,胸腺髓质的 DC 通过 CD27-CD70 的相互作用参与这一过程,促进 CD4＋Foxp3＋调节性 T 细胞的产生。高表达 XCL1 的髓质胸腺上皮细胞对于招募胸腺 DC 并进一步促进 nTreg 的产生非常重要,而这一切都受到 Aire 的调节。另外,MARCH1,一个 E3 泛素连接酶,其介导的 MHC Ⅱ 的泛素化对于 nTreg 的产生非常重要,MARCH1 缺失造成了 nTreg 数目的大量减少。

另外,DC 也能诱导外周 Treg 的发育。Kretschmer 等报道,当来自于 Rag2-/-HA 转基因小鼠（这种小鼠 Foxp3＋T 细胞缺失）的 CD4＋CD25-T 细胞被过继到正常小鼠中,并注射融合蛋白抗 DEC205-HA 后,这群细胞能转化为 Foxp3＋CD4＋CD25＋T 细胞。Gr-oux 等分析了 IL-10 诱导的 CDllclo、CD45 RBhigh DC 使 Treg 分化的能力。体内和体外实验均发现,初始型的 OVA 特异的 T 细胞用这种 DC 刺激后转变为 IL-10 分泌的调节性 T 细胞——Trl。也有研究者发现,通过 DC-ASGPR 靶向 DC 的自身抗原或外来抗原,都可以诱导分泌 IL-10 的抑制性 CD4$^+$ T 细胞的产生。

除了 IL-10,TGF-β 也在 DC 对 Treg 的诱导过程中发挥重要作用。采用可同时检测 IL-10 和 Foxp3 的双报告基因小鼠,Maynard 追踪了淋巴器官和非淋巴器官中的 Treg,发现分泌 IL-10 的 Foxp3$^+$ Treg 能够通过一种 TGF-β 依赖而 IL-10 非依赖的方式从 Foxp3$^-$ 的前体发育而来。而且,小肠固有层的 DC 能够以一种 TGF-β 和维生素 A 代谢产物维甲酸依赖的方式在体外诱导 Treg。研究表明,来源于肠系膜淋巴结的 DC 在共培养体系中通过分泌 TGF-p 能够诱导大约 4%的 CD4$^+$ T 细胞表达 Foxp3。其他的一些能够诱导耐受性 DC 的方式也能够诱导调节性的 T 细胞产生,例如维生素 D3、DP1 拮抗剂(BW245 C)。最新的研究表明,转录因子 Hopx 对于 DC 诱导产生的 Treg 的抑制功能的发挥具有决定性的作用:缺失 Hopx 的 Treg 高表达 AP-1 复合物,当抗原再次刺激时,失去诱导 T 细胞无反应性的能力。

另外,DC 的存在对于 Treg 的自稳性增殖非常重要,缺失 DC 会导致 Treg 的减少,并且剩余的 Treg 的 Foxp3 的表达明显降低,而且,成熟 DC 可以通过 IDO(indoleamine 2,3-dioxygenase)依赖的方式促进 Treg 的扩增。

DC 不仅只作为 Treg 的一个诱导者,也是 Treg 发挥抑制功能的一个靶点。近年来的研究表明,Treg 能够改变 DC 的表型和细胞因子分泌从而控制免疫应答,B7-H3 和 B7-H4 在其中发挥重要作用。Tadokoro 等发现了 Treg 影响 DC 功能的另外一种方式。他们采用活体双光子显微镜追踪不同标记的细胞群体,发现在有 Treg 存在的情况下,DC 和效应性 T 细胞之间的接触时间减少了三倍,表明 Treg 抑制两种细胞群体之间的稳定接触。另一项研究分析了 NOD 小鼠淋巴结中 Treg 对自身反应性 CD4$^+$CD25-T 细胞活化的作用,发现 Treg 在抑制 DC 诱导的 T 细胞活化之前,与抗原荷载的 DC 有持续的接触。由于没有检测到 Treg 和 Th 细胞之间的稳定接触,表明 DC 是 Treg 作用的中心。研究结果显示,Treg 表面表达的 Neuropilin-l 有助于 DC 和 Treg 之间的相互作用。越来越多的证据表明,Treg 能够通过诱导 DC 中 IDO 的表达来抑制免疫反应。

最近也有报道表明 Foxp3$^+$ T 细胞可以在肿瘤引流淋巴结内诱导穿孔素依赖的 DC 死亡。

(三)DC 和 Tb17

最近的研究表明,Th17 在自身免疫性疾病中发挥重要的作用,例如 EAE 和关节炎,另外也在抗胞外微生物的免疫反应中发挥重要的作用。Th17 是由 TGF-β 和 IL-6 诱导产生的,IL-23 能促进 Th17 的诱导。用完整的 E.coli 和结合于嘌呤能 P2 受体上的 ATP 刺激人类单核细胞来源的 DC 能够产生 IL-23,进而诱导 Th17 的产生。鼠髓系来源的 CDllb+的位于中枢神经系统中的 DC 能够产生 IL-23、TGF-β 和 IL-6,进而诱导 EAE 模型中 Th17 的产生。有研究表明,DC 表面表达的整合素 αvβ8 在 Th17 细胞的分化过程中发挥重要作用,缺乏 αvβ8 的小鼠几乎无法诱导实验性脑脊髓膜炎模型。另外,在小鼠的血吸虫病中,DC 表面表达的 CD209a 对于病理性 Th17 的发育有重要作用。在肠道中,CD11b+DC 可以促进 Th17 的分化,而巨噬细胞则可以抑制 DC 的效应。另外,人源 DC 可以体外诱导多功能的 Th17 细胞,可同时分泌 IL-17 与 IFN-γ,在骨髓瘤病人,其骨髓中富含 Th17 细胞。因此,在特定的环境因素和 DC 亚群下,特定类型的 DC 偏向性地诱导 Th17 的产生。另外,有报道证明,DC 表达的

P38α 可以促进 TH17 的分化,清除了 P38α 的 DC 可以保护小鼠免于 Th17 介导的自身神经炎症。而作为 DC 的重要的活化调节因子,Rhbdd3 缺陷的小鼠 DC 分泌高量 IL-6,从而促进 Th17 的产生。除了参与 Th2 的活化,有研究发现,IRF4 依赖的 DC 亚群也参与调控人和小鼠 Th17 反应。进一步需要研究的是,在各种病理状况下,小鼠和人类 DC 如何诱导初始 CD4[+] T 细胞向 Th17 方向分化。

(四)其他

滤泡型辅助 T 细胞(T follicular helper cells,Tfh)正在成为一个新的研究热点。它可以通过 IL-21 促进体液免疫应答的发生。有报道称,成熟的人源 DC 可以通过 IL-12 诱导初始型 CD4[+] T 细胞分化为分泌 IL-21 的 Tth 样细胞。用 IL-12 处理过的 CD4[+] T 细胞能够以 IL-21 和 ICOS 依赖的方式诱导促进 B 细胞产生免疫球蛋白,这与 Tfh 很相似。最近的研究发现,Blimp-1 缺失 DC 可以优势诱导 Tfh 的分化,从而造成自身反应性的形成,提示 Blimp-l 在 Tth 的分化过程中发挥重要作用。

三、DC 与天然免疫细胞的相互作用

DC 是连接天然免疫和获得性免疫的桥梁,因而,它除了对获得性免疫应答具有重要的触发和调控作用之外,还可以通过分泌大量的细胞因子和直接接触,对天然免疫产生重要的影响。近年来,DC 和天然免疫细胞之间的相互作用引起科学家的巨大兴趣。我们在这里就 DC 与 NK 的互相影响与调控做简单介绍。

NK 细胞是天然免疫的重要的效应细胞,能够在不经预先致敏的情况下裂解某些肿瘤细胞,也因此被命名为"天然杀伤细胞"。其功能由活化信号和抑制信号之间的角力所控制。NK 可以被 IL-2、IL-12、IL-18 和 Ⅰ 型 IFN 等细胞因子活化,而 DC 活化后能够分泌大量的此类细胞因子,提示 DC 在 NK 细胞活化的过程中可能发挥作用。同时,NK 活化后也分泌大量的细胞因子,膜分子表达也发生了变化,也可能对 DC 产生作用。NK 和 DC 的相互作用在疾病的发生发展中起重要的作用,如在人类肝脏细胞嵌合小鼠,HBV 感染造成的大量的肝细胞的死亡,可能是由于 DC 活化的 NK 细胞来实现的。

(一)DC 介导的 NK 活化

最初的研究发现,若在单核细胞与 NK 细胞共孵育的体系中加入 TLR 的激活剂,NK 细胞能产生大量 IFN-γ,但如果 APC 不存在时,IFN-γ 就不再产生,提示单核细胞可以促进 NK 细胞的活化。DC 在 NK 细胞活化过程中的作用已经在很多种实验模型中得到确证,最近,在 HSV-1 感染模型中确证了 DC 在免疫应答触发阶段的关键作用。在 CDll c-DT 转基因小鼠中清除 DC,由于 NK 细胞(和 T 细胞)的活化水平减弱,导致小鼠对 HSV-1 的敏感性升高。

在研究 DC 对 NK 细胞活化的机制方面,许多小组研究了 DC 来源的细胞因子和膜分子在 NK 细胞激活中的作用。其中 DC 来源的 IL-12 在 NK 细胞的活化方面发挥了重要的作用。DC 分泌的 IL-12 可以通过 NK 和 DC 之间形成的突触传递给 NK 细胞,从而保证即使是低浓度的 IL-12 也可以被有效传递。

最近的研究表明,除 IL-12 外,其他的细胞因子,如 IL-15、IL-18 和 CX3 CL1 都能够影响 NK 的功能,包括 IFN-γ 产生、细胞迁移、细胞毒作用和增殖。其中,IL-18 可以促使 NK 细胞向次级淋巴器官迁移,从而与 DC 相互作用。这可能是因为 IL-18 处理后的 NK 可以迅速表

达 CCR7,对 CCL21 的反应性增强。DC 来源的膜结合型 IL-15 对于 NK 的活化和增殖非常重要。IL-15 可以通过与 DC 表面的 IL-15 受体结合,以一种 trans-pres-entation 的方式提呈给 NK 细胞发挥生物学作用。成熟 DC 分泌的趋化因子 CX3 CL1(fractalkine),也能够促进 NK 的活化。

不同亚群的 DC 分泌的细胞因子谱是不同的,这使得它们在活化 NK 细胞的能力上有所差别。单核细胞来源的 DC 能够产生足够量的 IL-12,进而活化 NK 细胞;而朗汉斯细胞不能产生足够量的 IL-12,不能活化 NK 细胞,但当外源加入的 IL-12 将 NK 细胞活化之后,朗汉斯细胞能够促进 NK 细胞活化(可能是通过 IL-15 和 IL-18)。而 CD34$^+$造血前体细胞来源的皮肤-间质 DC 在活化 NK 细胞的能力上介于上述两种 DC 之间。

除了可溶性分子之外,NK 细胞和 DC 之间的相互接触在 DC 介导的 NK 细胞的活化过程中也发挥重要的作用。一方面,细胞和细胞之间的相互接触是形成免疫突触的前提,从而有利于某些因子的传递。另一方面,膜受体和配体之间的相互作用也是 NK 细胞活化所必需的。最近,有报道称单核细胞来源的 DC 能够通过其表面的 HLA Ⅰ类分子和 KIR+NK 上的 KIR 相互作用,促进其上调 CCR7 的表达,获得迁移能力。DC 表面膜结合型 TNF 可以与 NK 细胞表面的 TNFR2 结合发挥促进 NK 活化的作用。而 Jagged2-Notch 的相互作用也是控制 DC 对 NK 细胞活化的一个重要因素。最近的研究表明,Polyl:C 可以诱导一种新的膜蛋白 INAM(IRF-3-dependent NK-activating molecule),参与了 DC 诱导的 NK 活化。

（二）NK 介导的 DC 的活化

研究发现,在体外将 NK 细胞和 DC 以 1∶5 的低比率混合培养能够促进 DC 成熟,在这个过程中,需要 TNF-α 和细胞间接触的参与。最近的研究确证了 TNF-α 的作用,另外也提出 NK 细胞表面的 NCR NKp30 在其中发挥作用。另外一个小组发现:NK 细胞可以促进未成熟 DC 分泌 IL-18,IL-18 使 NK 细胞分泌促炎性因子 HMGB1,从而促进 DC 成熟。也有报道称 IL-12 活化的 NK 细胞可以通过分泌 IFN-γ 来上调 DC 表面的 4-1BB,从而调节 DC 功能。最新的报道发现,activin,TGF-beta 超家族的成员之一,在 NK/DC 共培养体系中大量分泌。抑制 activin 导致促炎性细胞因子的大量释放和 DC 成熟的增加,提示其作为负向调节机制避免 DC 的过度活化。

（三）NK 细胞介导的 DC 杀伤

低比例的 NK:DC 共培养导致 DC 的活化,当高比例时可导致 DC 的死亡。机制之一是 NK 细胞上的 NKp30 受体识别它在其未成熟 DC 上的配体。成熟的 DC 能够通过上调其 MHC Ⅰ类分子表达进行自我保护,免于被杀伤。最近研究提示,DNAM-1 可以与 NKp30 一起参与 NK 细胞介导的 DC 杀伤。

四、调节性 DC

调节性 DC(regulatory DC)是根据 DC 的功能特点进行命名的一个 DC 亚群。最初对于 DC 的认识主要集中在激发正向免疫应答与清除病原微生物等方面,而近年来的研究则表明 DC 在负向调控免疫应答与维持免疫耐受等方面也发挥着关键作用。越来越多的研究证明有很多的 DC 亚群具有抑制 T 细胞增殖的功能,因而将这些细胞称为"调节性 DC"。

但这些调节性 DC 的功能,是通过发育阶段来决定的(如未成熟的诱导耐受,而成熟 DC

诱导免疫应答），还是由所处的微环境所决定的，目前并没有一个确切的答案。近年来，科学家们通过研究不同的 DC 亚群以及微环境对 DC 的调控，对调节性 DC 有了更深入的了解。

DC 是高度异质性的细胞群体，某些 DC 亚群表现出很强的调节功能。分布于胸腺髓质的 DC 可以单独或者通过与胸腺上皮细胞协作，参与中枢免疫耐受的诱导以及天然 Treg 的形成，XCL1 对于介导胸腺 DC 的聚集及功能发挥具有很重要的作用。在脾脏中，DC 能够根据 CD8α 标志的表达进行分类，CD8α 阳性的 DC 表达 C 型凝集素 205（CD8α＋DEC205⁺），而 CD8α 阴性的 DC 表达能被 33D1 单克隆抗体识别的抗原（CD8α-33D1＋）。早期研究表明，脾脏 CD8α＋DC 能够以一种凋亡依赖性的方式，在体外抑制同种异体 T 细胞反应；而在相同条件下，CD8α-DC 却能够诱导 CD4⁺T 细胞发生显著的增殖反应。但是，Dudziak 等分别利用抗 DEC205 抗体和抗-33D1 抗体将 OVA 抗原导入 CD8α＋DEC205⁺ 和 CD8α-33 D1＋细胞，发现将抗原导入静息状态中的两类 DC，均可诱导耐受，而若用 CD40 来促进 DC 成熟，则可诱导 DC 增殖。这表明，两种亚群根据它们的成熟阶段不同，均能够诱导免疫反应或免疫耐受。而最近的研究表明，DC 清除凋亡细胞对诱导耐受非常重要，其中，脾脏中 CD8⁺ CD103⁺ CD207＋DC 亚群在清除血中来源的凋亡细胞从而诱导耐受的过程中发挥重要作用。另外，表现出耐受特性的其他一些 DC 亚群成员包括朗汉斯细胞、黏膜部位的 CD103⁺ DC 和产生 IL-10 的 CDllc CD45 RB11ighDC 以及能产生 IL-10 并诱导调节性 T 细胞的 CD141（BDCA3）＋皮肤 DC。

近年来，大量的最新研究集中于解析 DC 发挥调节作用的机制。有研究发现表明，galectin-1，一种内源性聚糖结合蛋白，也可以使 DC 具有耐受性。表现为用 galectin-1 处理的 DC，获得了 IL-27 依赖的调节功能，还能促进 IL-10 介导的 T 细胞耐受并抑制自身免疫性炎症。而表达于活化 T 细胞、记忆性 T 细胞以及 Treg 表面的 TIGIT 膜蛋白，则可以通过与 DC 表面的脊髓灰质炎病毒受体结合，诱导 DC 产生大量的 IL-10 而 IL-12 的分泌减少，从而发挥抑制性作用。一直被认为是浆细胞分化关键调节分子的 Blimp-1，其在 DC 中的表达对于维持雌性小鼠的免疫耐受非常重要。DC 中不表达 Blimp-1 的小鼠，其 DC 的发育不受影响，但可产生狼疮样的自身抗体。进一步研究发现，Blimp-1 缺失 DC IL-6 的分泌增加并优势诱导 Tfh 的分化，从而造成自身反应性的形成。通过对肿瘤中 DC 的研究，发现 FOXO3 对于促使该肿瘤相关的 DC 在前列腺癌中具有免疫抑制性具有重要作用。

在这些具有调节作用的 DC 中，其诱导耐受的能力或许是 DC 固有的，或许是由环境所诱导的。在 DC 及其前体经过迁移到达特定部位，局部的组织微环境，包括成纤维基质细胞、上皮型或内皮型基质细胞以及定居的巨噬细胞及它们分泌的多种因子都有可能对 DC 或其前体产生作用。1997 年，O'Neill 最初研究了脾脏基质细胞对 DC 的支持作用，她们发现一个含有成纤维细胞和内皮细胞混合的长期培养体系，在没有外加因子的作用下，可以支持造血前体细胞分化为 DC，这些 DC 具有 CD11clOW CDllb11i MHcⅡ10wCD8610low 的未成熟表型特征，并保留吞噬能力。进一步深入研究，发现不同的前体细胞，如 CD150＋ Flt3-HSC 或 Flt3⁺ 多能前体细胞都可以分化为该 DC。近年来，我们在免疫微环境对 DC 的分化发育和功能调控方面做了系统性研究工作。研究发现，新鲜分离的小鼠脾脏内皮型细胞，可以通过 TGF-β 和细胞间的接触，促进成熟 CD11chi CDllblow MHCⅡH DC 进一步分化为具有负向调节功能的

CD11c low CDllb11i MHcⅡ10w DC 亚群(命名为 diffDC),这群细胞可以分泌大量的 NO,从而发挥抑制 T 细胞增殖的功能。将 diffDC 与活化的 T 细胞共培养,可以通过诱导 IFN-γ 和 NO 的分泌来诱导部分活化 T 细胞的凋亡,并诱导产生一群分泌 Th2 型细胞因子并具有负向调节作用的新型记忆性 T 细胞。将 diffDC 与 B 细胞共培养后,可以通过 IFN-β 和 CD40L 促进 B 细胞分化为 CD1911i FcγⅡblli 调节性 B 细胞。而且,进一步的研究发现,长期培养的脾脏内皮型基质细胞,可以支持 Flt3-CD117＋Scal＋lin—HSC 分化为 CDllclo"CDllbhiMHCⅡ low 的负向调节性 DC,这些 DC 可以高分泌 IL-10 和 TGF-β,并通过 NO 抑制 T 细胞增殖。进一步深入的机制研究发现,Fas 信号可以通过 ERK/B-catenin 通路来促进该调节性 DC 的免疫抑制功能。

Svensson M 等的工作也取得了一致的结果,发现以成纤维细胞和组织巨噬细胞为主的脾脏基质细胞也可以在体外支持 CD117＋Lin-的前体细胞分化为产生 IL-10 的 CDllclowCDll-bhlCD45 RB＋DC,同样具有负向调节功能。

而且,这种诱导调节性 DC 产生的功能不仅仅限于脾脏的基质细胞。我们研究发现,肺脏和肝脏的基质细胞也具有类似的功能,所诱导形成的调节性 DC 在维持免疫耐受、抑制器官炎症性损害等方面发挥了重要作用。胸腺髓质的上皮细胞,又称 Hassall's 小体,可以分泌胸腺基质淋巴细胞生成素(thymic stromallymphopoietin,TSLP)。人源胸腺 CDllc＋ DC 用 TSLP 处理后,其 CD80 和 CD86 表达增加,但不能产生促炎性因子。TSLP 处理过的 DC 可以诱导 CD4＋CD8-CD25-胸腺细胞分化为 CD4＋ CD25＋ Foxp3＋ T-egr。而且,人血中的 CDllc＋ DC 用 TSLP 处理后,可以通过 OX40L 的作用,诱导初始型 CD4＋T 细胞分化为分泌 TNF、IL-4、IL5 和 IL-13,但不分泌 IL-10 的细胞。用肠上皮细胞来源的 TSLP 来处理肠黏膜 DC,可以诱导 Th2 型免疫应答,促进 T 细胞分泌 IL-4、IL-5、IL-13 和 IL-10,但不分泌 TNF,且由于多数 Crohn's 病的患者其上皮细胞未能检测到 TSLP,提示缺失 TSLP 对 DC 的作用之后,T 细胞功能的失衡。

由此可见,免疫微环境可以通过多种方式,对处于其中的前体细胞和 DC 实施影响,促使其分化为具有负向调节作用的 DC,从而可以适时地中止免疫应答的进行,维持局部的免疫稳态,避免过度活化所造成的免疫损伤。但对于调节性 DC 的产生机制和作用原理,都还有待于进一步探讨。另外,随着人们对 DC 研究的深入,越来越多的 DC 亚群被发现,但是,这些有着不同功能和表型特征的 DC,是 DC 的不同的终末分化状态还是 DC 在不同环境下的功能状态的转换,仍有待于进一步研究。

五、活体双光子显微镜在 DC 研究中的应用

到目前为止,科研工作者对复杂的免疫反应的研究,大部分还只是利用体外或体内实验,采用流式细胞仪或组织化学等方式,对反应的最终结果进行分析,而无法对反应的过程进行实时观察。而实际上,免疫学研究已经因为活体双光子显微镜的应用发生了革命性的改变,双光子显微镜领域的最新进展使得人们在对 DC 迁移行为和 DC 与其他免疫细胞的相互作用(尤其在免疫反应的起始阶段)的分析和理解上有了飞跃性的进展。由于免疫反应涉及许多不同类型的细胞在抗原入侵后于空间和时间上的精确调度,这些细胞位于不同组织,在不同的时间发挥作用,这为活体双光子显微镜提供了用武之地。活体双光子显微镜的真正威力在于:反复

地扫描一个组织的三维样品（xyz轴），随着时间的推移做光学切片，然后用计算机辅助分析这些图片，可以四维地呈现组织内的细胞行为的动态影像。活体双光子显微镜由于其穿透力强、对细胞毒性小，因而能对完整的组织和器官或者离体的组织进行光学切片，或直接对手术暴露部位进行检测，从而可以在更长的时间内对位于器官或组织的不同位置的免疫应答进行观察，并且达到了前所未有的分辨率。

活体双光子显微镜强大功能的发挥，依赖于研究工具的不断更新。在早期的研究中，目的细胞在体外用荧光染料标记，然后回输到小鼠体内进行观察，这可能会因为分离和标记的程序产生假象。所以，目的细胞群体表达荧光蛋白的转基因或基因修饰的小鼠目前被广泛应用，这就使器官离体后，保存在适当的生存环境中，即可被双光子显微镜成像。用于DC研究的常用小鼠模型有MHCⅡ类分子基因上带有增强的绿色荧光蛋白（EGFP）的MHCⅡ-EGFP小鼠、CD11c-EGFP小鼠、lan,genn基因位点插入了EGFP的Lang-EGFP小鼠和CX3CR1（fracta-lkine受体）-GFP基因敲入小鼠等。

近年来，利用活体双光子显微镜.人们对在外周器官如皮肤与肠道和淋巴器官如淋巴结与骨髓中的DC的行为包括迁移、与T细胞的相互作用进行了检测，特别是对影响DC与T细胞相互作用的各种因素，如接触时间、免疫突触形成的稳定性、抗原特异性T细胞的频率及DC表面表达的抗原肽/主要组织相容性复合体（peptide-major histocompatibility complex，pM-HC）的水平进行了深入的探讨，对T细胞和DC的整体相互作用也有了一个清楚的认识，在这里做一个简要的介绍。

当初始T细胞刚进入淋巴结后和DC发生短暂接触（<5min），然后继续移动至邻近的另一个DC。如果DC荷载了抗原，它与T细胞的接触时间只是稍微延长。但随着T细胞在淋巴结中存在的时间延长，荷载抗原的DC与T细胞接触的时间显著增加。在T细胞进入淋巴结8～12h之间，DC和T细胞的行为有了显著的改变。T细胞迁移速率降低，与DC相互之间稳定作用的时间显著增加，以至于超过一半的相互作用可持续一个小时或更长的时间。DC有时与成群的T细胞相互作用。这种相互作用是动态的，不断有T细胞离开DC-T相互作用集群，同时又有新的T细胞加入。在这个过程中，当T细胞活动减慢时，其胞内Ca^{2+}水平明显增加。当T细胞与荷载抗原的DC结合时，其胞内Ca^{2+}水平进一步明显增加并表现出更高的Ca^{2+}波峰频率（spike frequency）。而且，pMHC与TCR相互作用的强度对Ca^{2+}的信号很关键。若注射针对MHCⅡ类分子的抗体，可以促进DC-T细胞之间的结合，进一步证明TCR-pMHC之间的结合对于维持DC-T之间的长时间稳定作用非常关键，在16～24h间，大部分的集群分离开，在一个局部区域内迁移。此时，T细胞表达活化标志，如CD69。24h后，T细胞发生显著增殖。有数据证明，$CD4^+CD25^+$ Treg可以抑制DC与T细胞的长期接触，但分子机制未明。

有研究表明，在小鼠，至少需要85个DC，才能有效激发T细胞免疫应答。随着双光子显微镜应用的深入，近年来，在不同的淋巴器官或实质性脏器的研究方面，都有了双光子显微镜的应用。在骨髓，有研究表明除了树突状细胞，还有其他细胞也参与针对血源性抗原的交叉提呈。也有科学家发现肠腔内的细菌可以招募$CD103^+$DC到肠上皮层去处理抗原。

虽然由于DC的异质性，使得很难利用活体双光子显微镜对内源性的不同DC亚群的活化状态或迁移进行原位监测。但毋庸置疑，双光子显微镜的应用加速了免疫学研究的发展，其下一步的目标是在真实的疾病状况下，如涉及感染性疾病、自身免疫性疾病或肿瘤的背景下的免疫反应可以利用活体双光子显微镜得以显现。另外，荧光分子探针将有可能被应用于分子功能成像，这样，我们就能够研究如免疫突触这样的更高层次的分子体系。从这些数据中，我们不仅可以对免疫系统的作用有更多的了解，也希望能够寻找到更好的治疗策略并开发更好的疫苗。

六、浆细胞样树突状细胞

1958 年，Lennert 和 Remmele 首次报道了分布于人淋巴结 T 细胞区的一种新型免疫细胞，其形态类似于浆细胞，但缺乏 B 细胞和浆细胞的表面标志，后续研究发现这群细胞表达一些单核细胞和 T 细胞的标志，因而将这群细胞命名为浆细胞样 T 细胞或浆细胞样单核细胞。之后 O' Doherty 和 Grouard 分别从人外周血和扁桃体中分离出这类细胞，发现 IL-3 和 CD40L 能够促使其分化为具有成熟树突状细胞形态的一类细胞，因而将它们命名为浆细胞样树突状细胞（plasmacytoid dendritic cell，pDC）。1999 年，研究发现病毒感染能够刺激这群细胞快速分泌大量Ⅰ型干扰素，因此又被命名为Ⅰ型干扰素生成细胞（type I interferon producingcell，IPC）。到目前为止，研究发现，pDC/IPC 主要有两大功能：一是专职性产生Ⅰ型干扰素，二是能进一步分化为经典 DC，以抗原特异性的方式活化初始 T 细胞。

（一）pDC 发育

pDC 是一支单独的造血细胞系，相对于髓系细胞系，它与 B 细胞系在发育上有着更近的系谱关系。最新的研究表明，CLP 和 CMP 中 Flt3[+] 细胞都有可能发育为 pDC6，Ⅰ型干扰素可以与 Flt3 L 联合促进 pDC 的发育，分化成熟的 pDC/IPC 进入外周血循环。不同于髓系细胞从输入淋巴系统进入二级淋巴器官，pDC/IPC 是经由高内皮小静脉进入淋巴结，这一点上它与 T 细胞和 B 细胞相同。进入淋巴结后 pDC/IPC 在淋巴结中的 T 细胞聚集区定居下来。

（二）pDC/IPC 的天然免疫功能

pDC 和 cDC 有着非常大的区别，pDC 特征性地表达 TLR7 和 TLR9，但不表达 TLR2、TLR3、TLR4、TLR5、TLR6 与 TLR8，而在 cDC 上则正相反。这种独特的 TLR 受体表达使 pDC 能够识别微生物单链 RNA 和双链 DNA。激活 pDC 上的 TLR，能强烈和快速诱导Ⅰ型干扰素产生以及细胞因子和趋化因子的分泌，另外还能诱导 pDC 的成熟和分化。除了 IFN，TLR 活化的 pDC 能够产生高水平的 TNF-α 和 IL-6，另外还有大量的趋化因子。在 TLR 受到刺激时，人类的 pDC 不能产生大量的 IL-12p70，但是鼠的 pDC 能够产生一定量的 IL-12。最新的研究表明，这种 pDC 表面 TLR7 和 TLR9 诱发的后续效应决定了自身免疫性皮肤炎症。而且，如果在小鼠巨细胞病毒（MCMV）感染模型中清除 pDC，会造成Ⅰ型干扰素分泌降低，病毒荷载增高，从而引起表达 MCMV 特异受体 Ly49H 的 NK 细胞的扩增，提示 pDC 也会参与调节其他天然免疫细胞的功能。

Ⅰ型干扰素在活化一系列的非特异性和特异性的免疫细胞上有重要的作用，因此Ⅰ型 IFN 的分泌被机体严密的调控，以避免发生异常反应，对机体造成损伤。在过去的几年中，人们对 pDC/IPC 分泌Ⅰ型 IFN 的调节有了进一步的认识，发现了许多参与调节 TLR 介导的反应的 pDC 的表面受体。其中，BDCA2 是一种 C 型凝集素蛋白，特异性地表达于人类 pDC 的表面,能强有力地抑制 TLR 配体诱导 pDC 产生 IFN-α 的能力。Liu YJ 小组发现,一个新的人源 pDC 表面特异性的受体 ILT7,也能够抑制 TLR7 和 TLR9 激活剂所诱导的 I 型 IFN 的分泌。另外,交联 NKp44,一种通过带有 ITAM 的 DAP12 接头蛋白传递信号的受体,能够抑制 CpG 诱导的 IFN-α 的产生。用单克隆抗体交联小鼠 pDC 表面的 Siglec-H(另一种 DAP12 结合的 pDC 受体),能够减少 pDC I 型 IFN 的产生。最近一个新发现的 pDC 特异性的穿膜受体 PDC-TREM(triggering receptor expressed on myeloid cells),可以被其内源性配体 sema-phorin6D 活化,增加 I 型 IFN 的分泌。而小鼠 pDC 表面高表达的 Ly49Q,可以特异性结合 MHC I 类分子,尽管其胞内含有一个酪氨酸抑制基序,却可以促进 pDC 的功能,对于 I 型干扰素的产生具有正向调节作用,提示 MHC I 类分子识别 Ly49Q,将有助于天然免疫应答的活化。

(三)pDC/IPC 对 T 细胞免疫应答的调节

活体双光子显微镜观察发现,在稳态的状况下,pDC 与初始 T 细胞只建立瞬时的接触,表现出中度的免疫原性,但一旦成熟,pDC 就能和 T 细胞形成长时间的接触,显著地促进其活化淋巴细胞的能力。体外研究表明,pDC/IPC 可以通过两条途径分化为成熟 DC 从而获得直接与 T 细胞相互作用的能力:①IL-3 依赖性的通路:人类 pDC/IPC 表达高水平的 IL-3 受体,可以在含有 IL-3 或者 IL-3 加上 CD40L 的培养体系中分化为 DC;②IFN-α 和 TNF-α 依赖性的通路:pDC/IPC 表达 TLR7 和 TLR9,病毒或合成的 CpG ODN 可以刺激 pDC/IPC 产生 IFN-α 和 TNF-α,从而诱导 pDC/IPC 分化为 DCopDC 来源的 DC 通过 IFN-α 而不是 IL-12 诱导 Th1 免疫应答,通过 OX40L 诱导 Th2 型反应的产生。

另外,pDC 也可以通过调节成熟 DC 的功能来调节免疫应答。病毒感染可诱导 pDC 产生 I 型干扰素和 TNF-α,从而活化单核细胞或者是成熟 DC,继而成熟 DC 上共刺激分子表达,分泌 IL-12,从而诱导强有力的 Th1 和细胞毒性 T 细胞反应。

pDC 也可以通过诱导外周 Treg 的形成来发挥免疫耐受作用。研究发现,清除 pDC 后可以抑制外周 Treg 的发育及耐受的诱导。而且,pDC 的耐受作用依赖于哮喘模型和器官移植中外周 Treg 的诱导。最新的研究表明,在实验性脑脊髓膜炎模型中,pDC 可以通过特异性扩增 Treg 细胞,来抑制 T 细胞介导自身免疫反应。体外研究发现,pDC 分化为成熟 DC 后可以高表达 ICOS-L,从而可以促使初始型的 T 细胞分化为分泌 IL-10 的 Treg,发挥抑制免疫应答的效应。pDC 也可通过 IDO 的分泌诱导 Treg 的生成。最近发现了一种 CCR9+ 的调节性 pDC,能诱导 Treg 的产生,在体外和体内抑制抗原特异性的免疫反应,包括抑制急性移植物抗宿主病。一个德国研究小组发现了一群表达颗粒酶 B 的人 pDC,可以抑制 T 细胞的增殖,该效应依赖于颗粒酶 B 的表达而与穿孔素无关。活化的 CD4T 细胞和 NK 细胞高分泌的 IL-21 则可以促进 pDC 产生颗粒酶 B。另外,靶向抗原也可以导致 pDC 诱导免疫耐受的发生:有研究表明,通过 BDCA-2 向 pDC 靶向抗原,可以抑制再次接触抗原后的 CD4T 细胞应答以及抗体反应。

pDC 还可以通过诱导 CD4+ T 细胞凋亡的方式调控免疫应答。在感染 HIV-1 的病毒血期的病人中,存在 TRAIL+ 的 pDC,而在非病毒血期的病人和健康人群中,不存在这群细胞。pDC 通过 TRAIL 作用于 CD4+ T 细胞表面的受体,诱导 CD4+ T 细胞凋亡。

七、树突状细胞与疾病

树突状细胞由于其在免疫应答中的重要作用而参与了多种疾病如感染、肿瘤、过敏性疾病以及移植的排斥反应的发生与发展。随着人们对 DC 研究的深入，DC 作为治疗手段受到了越来越多的关注并被寄予厚望。

用 DC 防治感染性疾病具有双重性：一方面，作为最强的 APC，DC 在病原抗原的摄取、提呈及特异性免疫激活中均具有重要作用，是抗感染免疫的中心环节。可以应用病原抗原体外致敏 DC 再过继回输的方式治疗多种感染性疾病；另一方面，DC 亦可导致病毒复制、播散及免疫抑制，例如 DC 是 HIV 感染的重要靶细胞和病毒储存源，HIV 可在 DC 与 $CD4^+$ T 细胞的集合区进行复制，并感染 T 细胞；麻疹病毒（MV）感染 DC 并在 DC 内大量复制、降低 DC 数量及功能是 MV 感染导致免疫抑制的一个重要原因。如何发挥 DC 抗感染能力、阻断病毒感染 DC 导致病毒复制的途径，均具有实际的研究和应用价值。

用肿瘤抗原致敏 DC 再回输机体可治疗肿瘤。肿瘤抗原体外致敏 DC 的方式有多种，例如肿瘤细胞冻融物、基因工程肿瘤蛋白抗原或人工合成的肿瘤抗原多肽在体外冲击致敏 DC；或肿瘤抗原基因通过腺病毒、逆转录病毒载体等转入 DC，使 DC 内源性持续性表达多个肿瘤抗原表位并通过 MHC Ⅰ类分子得到充分提呈。上述方式致敏的 DC 回输机体内均可诱导出肿瘤特异性免疫反应。该疗法具有良好的临床应用前景，已用于临床试治 B 淋巴瘤、黑色素瘤、前列腺癌、多发性骨髓瘤等患者。本研究所于 2002 年通过 SFDA 的正式批准，在国内第一家开展了多中心随机对照的自体 DC 联合化疗治疗晚期转移性肿瘤患者的临床实验，目前已经完成了临床Ⅱ期临床实验，取得了令人振奋的显著疗效。2010 年 4 月，美国 FDA 批准了首个以 DC 为主要效应细胞的自体细胞免疫治疗药物 sipuleucel-T（又称 APC8015 或 Provenge@），用于无症状或轻微症状的转移性去势拮抗性前列腺癌的治疗，成为自 1971 年理查德·尼克松颁布《国家癌症法》以来癌症研究 40 年中的重要事件之一。

在移植免疫中，供体的未成熟 DC 倾向于诱导免疫耐受，而成熟 DC 倾向于引发免疫排斥。因此，若预先去除移植物中 DC 或用未成熟 DC 诱导同种免疫耐受，均可延长同种异体移植物的存活时间；DC 在自身免疫性疾病和变态反应性疾病发生发展中起一定的促进作用，阻断或降低 APC 功能，或用未成熟 DC 诱导特异性外周免疫耐受可以达到防治此类疾病的目的。

第三节　巨噬细胞

巨噬细胞一直以来都被认为是非常重要的免疫细胞。Elie Metchnikoff 因提出吞噬细胞理论而荣获 1908 年诺贝尔生理学及医学奖，他指出免疫的关键是激活吞噬细胞。经过一百多年的研究，人们对巨噬细胞有了深入的了解。研究发现，巨噬细胞（macrophage，Mψ）在机体中分布广泛并具有十分活跃的生物学功能。Mψ 表达数十种受体，可产生数十酶并能分泌近百种生物活性产物，因此在机体防御和免疫应答中发挥着重要作用。由于其本身的生物学特点，尤其是表达多种与抗原摄取相关的表面分子，包括 FcR、补体受体、甘露糖受体、清道夫受体（scavenger receptor）、Toll 样受体等，Mφ 摄取抗原的能力很强，能通过吞噬作用、胞饮作用和受体介导的胞吞作用摄取抗原。Mφ 也表达大量 MHC Ⅰ类分子、MHC Ⅱ类分子和 CD80、CD86、CD40 等共刺激分子，能在细胞内加工处理外源性抗原，形成抗原肽-MHC Ⅱ类分子复合物表达在细胞表面，并提呈给 T 细胞。通常认为，Mφ 不能提呈抗原给初始 T 细胞，只能提呈抗原给活化 T 细胞或效应 T 细胞，在进一步活化 T 细胞的同时 Mφ 自身也被激活并可发挥细胞免疫效应。

一、巨噬细胞的异质性

近年来，对巨噬细胞的研究主要着重于其异质性的研究。其异质性主要是由到达组织后未分化的循环单核细胞的异质性以及巨噬细胞所在的微环境所决定的。巨噬细胞由正常状态下或炎症时从外周血迁移至组织中的单核细胞分化而来。巨噬细胞对损伤或感染发生迅速的反应，活化后的巨噬细胞分化为两个不同的亚群：Ml 和 M2。Ⅰ型炎症因子和微生物的代谢产物活化的巨噬细胞称为 M1 型巨噬细胞；M2 型巨噬细胞由于表达不同的活化标志而被分成三个亚群：M2a，由 IL-4 或 IL-13 诱导；M2b，由免疫复合体和 TLR 或 IL-1R 的激动剂诱导；M2c，由 IL-10 和糖皮质激素诱导。Ml 和 M2 在受体表达、细胞因子分泌以及效应性功能方面差异很大。Ml 型巨噬细胞具有杀灭微生物及促炎症作用。M2 型巨噬细胞具有很强的免疫调节作用和组织修复能力而其杀灭微生物功能很弱。因此，巨噬细胞的活化可以是促炎的，也可以是抗炎的。Ml 和 M2 代表的是巨噬细胞的两个极端和简化的功能状态，实际上巨噬细胞的活化是一个连续的功能状态的复杂过程。

（一）M1 型巨噬细胞

Ml 型巨噬细胞是在 Th1 型免疫反应过程中产生的效应巨噬细胞。感染早期活化的 NK 细胞以及随后活化的 Th1 细胞分泌的 IFN-γ 对巨噬细胞的活化非常重要，其他细菌产物如 LPS 刺激或者细胞因子 TNF 和 GM-CSF 都能够诱导巨噬细胞向 Ml 极化，活化后的 Ml 型巨噬细胞能够分泌大量的促炎性因子，产生大量的超氧阴离子和 NO，从而提高巨噬细胞的杀伤能力，增强其抗感染功能，因而，Ml 巨噬细胞在清除胞内感染菌方面发挥重要作用。最近有研究发现，巨噬细胞除了可通过分泌大量超氧阴离子、NO 与其他抗菌物质来杀灭细菌外，还可以通过其表达的弹性蛋白酶（又称为金属蛋白酶 12，MMP12）直接发挥杀灭细菌的功能，这是巨噬细胞发挥杀菌功能的一个新机制。值得注意的是，Ml 型巨噬细胞分泌的大量的促炎性因子如 IL-1、11-6 和 IL-23 发挥重要的防御功能，但同时也可以造成组织损伤。其中，IL-6 和 IL-23 与 Th17 的分化和增殖有关。Th17 细胞分泌的 IL-17 能够造成大量的中性粒细胞趋化至组织中，造成炎症性自身免疫性的病理反应。

（二）M2 型巨噬细胞

与 Ml 型巨噬细胞不同的是，M2 型巨噬细胞根据刺激信号和功能的不同分为三大类：M2a、M2b 和 M2c。其中，M2a 型巨噬细胞的主要作用是促进创伤愈合。组织损伤后最初释放的一个信号是 IL-4。嗜碱性粒细胞和肥大细胞是非特异性的 IL-4 的早期重要来源，其他的粒细胞也可能产生一部分 IL-4。除了损伤之外，当这些细胞接触到几丁质后（一种存在于某些真菌和寄生虫中的结构生物多聚体）也能产生 IL-4。这些早期的 IL-4 迅速地将组织中定居的巨噬细胞转化成一种能够促进创伤愈合的 M2a 亚群。IL-4 刺激巨噬细胞中精氨酸酶的活性,精氨酸酶将精氨酸转变为鸟氨酸。鸟氨酸是聚胺和胶原的一种前体,有助于细胞外基质的生成。适应性免疫反应也能导致 IL-4 的产生,对于创伤愈合的巨噬细胞的发育和维持来说,这是一条主要的通路。Th2 型免疫反应的特征性的细胞因子是 IL-4 和 IL-13。体外用 IL-4 和(或)IL-13 诱导产生的巨噬细胞不能将抗原提呈给 T 细胞;另外与 Ml 型巨噬细胞相比,M2a 在产生有毒性的超氧阴离子和杀死细胞外病原物方面,其效率相对较低。但是,这些细胞分泌细胞外基质组分,因此它们的主要功能可能是愈合创伤。另外,M2a 型巨噬细胞能够间接发挥免疫调节的效应,这是由于它们产生的聚胺能够影响细胞因子的产生,进而抑制邻近的淋巴细胞的克隆扩增。

M2b 和 M2c 因都具有免疫调节作用而往往被统称为调节性巨噬细胞。但其诱导与分化的刺激信号和具体功能各不相同。在 IgG 免疫复合体存在的情况下,体外用 TLR 激动剂进行刺激,可以产生一种调节性的巨噬细胞的亚群,即 M2b。

这种组合刺激产生的巨噬细胞能够产生高水平的免疫抑制性的细胞因子 IL-10。除了免疫复合体,其他能够促进调节性巨噬细胞分化的因子包括前列腺素、凋亡细胞、IL-10 和 G 蛋白偶联受体(GPcR)。一些肿瘤相关的巨噬细胞(tumor associated macrophage,TAM)和这群调节性巨噬细胞有相似的功能。在肿瘤发生和发展的过程中,肿瘤内部的微环境会影响肿瘤浸润巨噬细胞的表型和功能。这些 TAM 能够高分泌 IL-10 而分泌很少的 IL-12,与 M2b 很类似。但同时,TAM 也不分泌 TNF,还能够抑制抗原提呈细胞的功能,这与 M2a 也有些相似。

应激状况下肾上腺细胞释放糖皮质激素,通过抑制促炎性细胞因子基因的转录和降低 mRNA 稳定性,可产生一种具有调节功能的巨噬细胞,即 M2c,以抑制巨噬细胞介导的宿主防御和炎症性功能。在促炎性细胞因子存在的情况下,巨噬细胞吞噬凋亡的细胞后能够产生调节性的细胞因子 TGF-β,这有助于巨噬细胞发挥调节功能。体外的实验也证明,糖皮质激素处理的抗原提呈细胞可以诱导调节性 T 细胞的发育,从而抑制免疫反应。适应性免疫的后期阶段,也能产生调节性的巨噬细胞,它的主要功能可能是减弱免疫反应和限制炎症。

尽管不同刺激诱导产生的 M2b 和 M2c 型调节性巨噬细胞之间存在一些差异,但它们有一些共同的特征。例如它们都需要两种信号同时刺激才能够诱导产生出抗炎活性。第一种信号(如免疫复合体、前列腺素、腺苷或凋亡细胞)如果只是单独给予的话很少或者几乎没有刺激功能。但是,当和第二种信号(例如 TLR 激动剂)联合时,能够诱导巨噬细胞产生 IL-10。IL-10 的产生是调节性巨噬细胞最重要也是最可靠的特征。产生 IL-10 的同时,这些巨噬细胞下调了 IL-12 的表达。因此 IL-10 对 IL-12 的比率能够用来定义调节性巨噬细胞。因为 IL-10 能够抑制各种促炎性细胞因子的产生和活性,尽管这些巨噬细胞能够产生许多促炎性的细胞因子,这些调节性巨噬细胞能强有力地抑制炎症。

二、M1、M2 分化的调控机制

尽管人们对于 M1 型巨噬细胞与 M2 型巨噬细胞产生的条件展开了广泛的研究,但是对于 Ml 型与 M2 型巨噬细胞分化的下游的分子机制以及调控机制的研究还不够深入。有研究表明,NF-KB p50 是 M2 型巨噬细胞触发的炎症反应中的关键成分,而且它还可以抑制 NF-KB 触发的偏向 Ml 型的 IFN-p 的产生,NF-KBp50 缺陷小鼠表现为 M1 型巨噬细胞触发的炎症的加重,而激发过敏原与寄生虫触发的 M2 型炎症反应的能力存在缺陷,这些结果提示 NF-KB p50 在 M2 型巨噬细胞的分化中发挥重要的作用。随后,有研究发现,CREB-C/EBPβ 可以诱导 M2 型巨噬细胞特异基因的表达,并促进肌肉损伤的修复,在小鼠,Jmjd3-Irf4 轴可以通过调节 M2 型细胞表面标志的表达控制 M2 型巨噬细胞的分化。而最新研究表明,IRF5 控制 Ml 型巨噬细胞的分化:Ml 型巨噬细胞高表达 IRF5,若在 M2 型巨噬细胞中强制表达 IRF5,则可以诱导其分泌 Ml 特异的细胞因子、趋化因子和共刺激分子,并促进 Th1-Th17 反应的发生。若在 Ml 型巨噬细胞中敲除 IRF5,或者 IRF5 缺陷小鼠来源的腹腔巨噬细胞,则其 Ml 型细胞因子分泌受损。结合前期关于 IRF4 对于 M2 型巨噬细胞的调控作用,提示 IRF5-IRF4 的平衡可能控制了巨噬细胞的分化。近期,有研究者对不同极化的巨噬细胞,即 M1、M2a、M2b 或 M2c 中的 microRNA 进行了研究,发现不同的 microRNA 在巨噬细胞接受不同外界刺激后的基因表达中发挥重要的调控作用。

最近对脂肪组织巨噬细胞的研究是一个热点,肥胖过程中死亡的脂肪细胞招募大量巨噬细胞在脂肪组织中浸润,并表现为 Ml 表型,大量释放 TNF-α 等细胞因子,直接引发胰岛素抗性及 Ⅱ 型糖尿病。相反,在失重过程中,伴随着巨噬细胞在脂肪组织中短暂的浸润,这群巨噬细胞高表达清道夫受体以及和脂肪代谢相关的蛋白如 Adfp、ABCAl 、Apo 等,Eagle AR 和 Chawla A 对脂肪组织巨噬细胞的表观遗传学研究表明,饱和脂肪酸可以诱导 DNMT3b 表达,过表达 DNMT3b 促进脂肪组织巨噬细胞向 Ml 分化,而沉默 DNMT3b 表达可以诱导脂肪巨噬细胞从 M1 型向 M2 型分化,进一步染色质共沉淀研究表明 DNMT3b 结合于 PPAR γl 的启动子序列。在肥胖过程中,饱和脂肪酸促进 DNMT3b 表达,提高 PPARγ1 启动子序列甲基化水平,促进脂肪巨噬细胞向 M1 分化。

另外,有研究表明染色质重排在 M2 型巨噬细胞表型的获得上具有重要作用,这提示 M2 型巨噬细胞表型的获得与维持可受细胞内染色质的表观遗传学的调控。

总之,天然免疫和适应性免疫应答的信号都能够影响巨噬细胞的生理功能,这些改变能够使巨噬细胞参与稳态维持,例如组织重建和创伤愈合,同时也在宿主防御中发挥作用。

第四节　抗原处理与提呈

抗原提呈细胞最重要的功能是摄取、处理和提呈抗原。尽管各种 APC 摄取抗原的能力有差异,但处理和提呈抗原的过程基本相同。APC 首先在感染或炎症局部摄取抗原,然后在细胞内降解抗原,并将其加工处理成抗原多肽片段,再以抗原肽-MHC 复合物的形式表达于细胞表面(此过程为抗原处理)。APC 与 T 细胞接触时,抗原肽-MHC 复合物被 T 细胞的 TCR 识别,从而将抗原信息传递给 T 细胞,引起 T 细胞活化(此过程称为抗原提呈)。如果体内有足够数量的辅助 T 细胞(Th)获得这样的信息,就会进一步活化 B 细胞而产生特异性体液免疫反应或活化其他 T 细胞和 Mφ 而引起特异性细胞免疫反应。绝大部分抗原需经过抗原提呈细胞的加工处理才能被 T 细胞识别。

根据来源的不同,抗原可分为外源性抗原和内源性抗原。一般情况下,外源性抗原通过

APC 细胞表面的 MHCⅡ类分子进行提呈,而内源性抗原则通过 MHC Ⅰ类分子进行提呈。在某些情况下,细胞外环境的抗原也能通过 MHC Ⅰ类分子提呈,刺激 CD8$^+$ T 细胞免疫,称为交叉提呈。

一、MHCⅡ类分子提呈外源性抗原

APC 可以通过巨吞饮作用、胞饮作用、受体介导的内吞作用、吞噬作用和内化等多种途径摄取抗原。外源性抗原的加工处理在 MⅡC(MHC)中进行,抗原被降解成抗原肽,抗原肽与 MHCⅡ类分子的沟槽结合。该过程有Ⅱ、HLA-DM 和其他蛋白酶等参与。在 MⅡC 中形成稳定的抗原肽-MHCⅡ类分子复合物然后被转运至细胞膜,可在细胞膜上存留数天,以利于 T 细胞识别。抗原肽和 MHCⅡ类分子的结合几乎是不可逆的,牢固的结合一方面可保护抗原肽不被蛋白酶降解,同时也能防止其他细胞外蛋白干扰抗原提呈。复合物被提呈后或未被提呈,均可重新被细胞内化和降解,以避免免疫系统被长期激活。

部分外源性抗原也可不通过Ⅱ依赖性途径与 MHCⅡ类分子结合,而是直接与胞膜表面的空载 MHCⅡ类分子结合;或者抗原被吞噬进入细胞后在体内被降解成多肽,这些抗原肽随后与再循环至胞内的空载的成熟 MHCⅡ类分子结合,形成稳定的抗原肽-MHCⅡ类分子复合物,转运至细胞膜。

二、MHC Ⅰ类分子提呈内源性抗原

普遍存在于真核细胞胞浆内的蛋白酶体在内源性抗原的降解中发挥着重要的作用。内源性抗原首先在胞浆内与泛素结合,泛素化的蛋白质打开空间结构后释放泛素,线形的蛋白质进入免疫蛋白酶体中被水解成 6～30 个残基的肽段。内源性抗原肽被 TAP 转运入内质网与新组装的 MHC Ⅰ类分子结合。TAP1 和 TAP2 各跨越内质网膜 6 次共同形成一个孔样结构,依赖 ATP 对肽段进行主动转运。MHC Ⅰ类分子的合成需要多种伴侣分子参与。在内质网内,形成抗原肽/MHC Ⅰ类分子二聚体。被 ATP 转运入内质网的肽段,可结合部分折叠 MHC Ⅰ类分子的抗原结合沟槽。荷载抗原肽后,MHC Ⅰ类分子才能与伴侣分子结离,稳定地表达在内质网膜上并经高尔基体转运至细胞膜,提呈给相应的 T 细胞。

一些膜蛋白、进入胞浆的外源性抗原等的提呈不依赖于 TAP 途径,可能是这些蛋白经未知途径进入内质网腔内,它们与内质网内合成的膜蛋白或分泌性蛋白一样可以被内质网腔内的蛋白酶降解,再与 MHC Ⅰ类分子结合而被提呈。

三、交叉提呈

当病毒进入机体或细胞发生突变,机体就会通过适应性免疫反应利用 CTL 细胞来清除感染或突变的细胞。CTL 所介导的杀伤主要是通过识别感染细胞或突变细胞表面 MHC Ⅰ类分子提呈的病毒蛋白或突变基因序列。但是,在感染的最初阶段,相应抗原特异性的 CD8$^+$ T 细胞频率很低,初始型的 CD8$^+$ T 细胞必须被 APC 表面的 MHC Ⅰ类分子提呈相应的抗原肽来活化并扩增。如果 APC 自身不能合成该抗原,那么它必须从外界获取抗原并以 MHC Ⅰ类分子提呈的方式提呈给 T 细胞,这种提呈方式就称为交叉提呈(cross presentation)。

尽管有报道称专职性的 APC 包括巨噬细胞和 B 细胞和一些非专职 APC 具有交叉提呈的功能,但小鼠 DC 中的固有性 CD8α＋DC、迁移性 CD103$^+$ DC 与炎性 DC 是进行交叉提呈的主

要细胞。在人类 DC 中,被认为是小鼠 CD8cx＋DC 同源细胞的 BDCA3＋DC 针对死亡细胞的交叉提呈能力较其他 DC 亚群强,但是也有文献证明 BDCA3＋DC 与 BDCA1＋DC 交叉提呈坏死细胞的能力没有显著区别。在这个过程中,APC 通过内吞机制,特别是吞噬过程和巨吞饮,从其他组织细胞中获得抗原。内化的抗原至少可以通过两种不同的机制被加工:第一条通路中,抗原通过吞噬体进入胞浆,然后在蛋白酶体中被水解为寡肽,继而通过转送子运输,并偶联抗原加工和荷载至 MHC Ⅰ类分子;第二条通路中,抗原由内体的蛋白酶,特别是组织蛋白酶 S,裂解为抗原肽,然后在内体中和Ⅰ类分子结合。根据抗原性质的差别,可能是一条,也可能是两条通路参与其在细胞内的交叉提呈。此外,某些抗原或肽能直接穿过细胞膜或通过紧密连接进入胞浆,然后被蛋白酶体进行降解并与 MHC Ⅰ类分子结合转运至细胞表面。另外,DC 也可以通过直接摄取其他受病原体感染后的 APC 表面表达的抗原——MHC Ⅰ类分子复合物来将抗原信息提呈给 CD8T 细胞,这种方式可能是由 exosomes 介导的,不需要 DC 再内化和处理抗原,被称为 cross-dressiig。

免疫刺激性信号的一个重要来源是死亡细胞。DC 吞噬凋亡细胞并交叉提呈相应抗原。目前广泛接受的观点是凋亡可以诱导耐受而坏死诱导免疫反应。实际上,若存在促炎信号、CD4T 细胞辅助或者感染,DC 交叉提呈凋亡细胞来源的抗原可以通过表达 ER 分子,例如 cal-reticulin,或者通过凋亡细胞释放 HMGB1,来诱导免疫反应性。死亡细胞释放免疫刺激性的危险信号,能够促进针对相应细胞抗原的免疫应答。同时有报道证明,DC 还可以从活细胞获取抗原,通过交叉提呈,诱导保护性免疫应答。

相比于其他 APC,DC 在交叉提呈中的高效率提示,抗原内化后的一些细胞内的步骤影响了抗原与 MHC Ⅰ类分子结合。例如,当不同亚群的 DC 以相似的方式内化抗原时,CD8α＋DC 能更加有效地提呈抗原。这种差异的原因可能在于在内化抗原后的几个小时内 CD8α＋DC 中更具限制性的蛋白水解程度。在一定范围内,较低的水解程度对交叉提呈是有益的,因为过度的蛋白水解会破坏外源性抗原上供 MHC 1 分子识别的表位。由于外源抗原的初步水解是在吞噬体中由蛋白水解酶介导,因此蛋白水解酶的活性很大程度上影响了交叉提呈。现在对这方面的研究主要集中在吞噬体/内体 pH 调控方面,由于蛋白水解酶在酸性条件下活性更高,中性或弱碱性的吞噬体/内体 pH 就更适合交叉提呈的进行,而 DC 中,特别是 CD8α＋DC 吞噬体/内体中的 pH 即为中性。还有研究者认为酸性条件下,抗原多肽结合到 MHC Ⅰ类分子上的过程也受到抑制。除了 CD8α＋DC 作为重要的交叉提呈细胞外,近年来研究发现 pDC、肝窦内皮细胞、皮肤来源的 CD103＋DC 也是能发挥交叉提呈功能的抗原提呈细胞。另外,交叉提呈不仅在不同的 APC 亚群之间受到调控,也能在单个的 APC 亚群内得到调控,甚至并不依赖于它们将内源性的蛋白质荷载到 MHC 类分子上的能力或者调节 MHCⅡ类分子的提呈能力。

CD40 的交联能够诱导骨髓来源的 DC 的交叉提呈。DC 在体内将外源蛋白质荷载到 MHC Ⅰ类分子上并不依赖于 CD40,表明在体内存在其他信号能够活化这条通路。体外研究表明,内吞的抗原被释放到胞浆中进行蛋白酶体的降解以及 ER 中 MHC Ⅰ类分子的抗原荷载的抗原处理方式,相比整个过程均完成于内体中的抗原处理方式效率更高,因此内吞的抗原被释放到胞浆中的过程也成为参与调节交叉提呈的一个步骤,有研究认为 CD8α＋DC 仅采用效率高的抗原处理方式进行交叉提呈。Mψ和DC暴露于佛波酯、表皮生长因子与巨噬细胞集落刺激因子,或者是DC接受到成熟刺激,可促进内化的抗原从内体-溶酶体系统中释放到胞浆中。尽管这种机制参与交叉提呈,但是它的调控仍不清楚。有证据表明,DC中有一个独特的溶酶体环境,能够对炎症的刺激发生反应。TLR能够调控内吞作用。这提示多重信号通路可能调节内化的蛋白接近交叉提呈的通路。最近的研究表明,如果用TLR的配体来刺激小鼠,或者疟疾感染小鼠后,吞噬作用和交叉提呈能够被下调,但并不影响内在抗原的提呈。然而,又有研究表明有效的交叉提呈需要内毒素诱导的TLR4及其信号分子MyD88将抗原加工相关的转运体,再定位至早期内体中,而这是将抗原荷载到MHCⅠ类分子上必需的步骤。当经TLR配体刺激后,DC中的TLR3、TLR7和TLR9会快速转移至早期内体上,激活下游信号通路,使DC成熟表达更多的共刺激分子,增强DC的抗原提呈能力。

交叉提呈的分子机制的研究一直是研究的热点,近年来人们研究发现众多胞内分子可参与调控交叉提呈,这些分子在各种不同细胞介导的交叉提呈中以不同方式发挥着重要的作用。这些分子包括GTPaseRab3b/3c、caspase、脂质体、胰岛素调节氨基肽酶(IRAP)、Tim-3、NADPH氧化酶(NOX2)及其调控分子Rab27A与Racl/2、人Dectin-1、HSP90、GILrCD74、Sec22b、Irgm3等。随着研究的深入,将有更多参与调控交叉提呈的分子被发现,交叉提呈的作用机制也将进一步被阐明。

近几年我们对交叉提呈有了更深入的了解,但仍有很多问题需要阐明,包括对交叉提呈的调节、交叉提呈对免疫功能的影响以及其具体的抗原转运的方式等。交叉提呈除了是一个生物学问题,对它的机制、作用方式的理解程度也决定了以诱导有效的抗原特异性的CTL和记忆性T细胞为目的预防接种的策略。深入理解交叉提呈将促进抗肿瘤和抗病毒预防接种的发展。

四、CD1 提呈抗原

CD1是非MHC编码产物,与MHCⅠ类分子有30％的同源性,属于非经典MHCⅠ类分子。在人类,CD1主要有5种,即CD1a、CD1b、CD1c、CD1d和CD1e。其中CD1a、CD1b、CD1c和CD1e表达于专职APC表面,为Ⅰ类CD1;而CD1d主要表达于肠上皮细胞和造血干细胞,被称之为Ⅱ类CD1。小鼠缺乏Ⅰ类CD1的表达,但有2个CD1d基因。从最初发现CD4-CD8-T细胞可以识别CD1,进而发现微生物抗原可以通过CD1提呈,并确认该抗原为脂类抗原,在20多年的时间里,人们对CD1分子本身及其抗原提呈功能有了深入的认识,主要包括:对CD1分子所提呈的脂类抗原的识别;CD1a、CD1b和CD1c晶体结构的揭秘;相应脂类抗原与CD1分子结合方式的识别以及它们在胞内结合抗原并转运至胞膜的过程,但具体处理抗原的方式还不完全清楚,已知的CD1d处理抗原的方式与MHCⅡ类分子类似。由于脂类抗原/CD1分子复合物和抗原肽/CD1分子复合物均可提呈给CD1限制性T细胞,包括CD4-CD8-、CD4+CD8+的TCRαβT细胞和TCRγδT细胞以及NKT细胞,那么CD1分子如何参与疾病的发生发展以及它所激发的免疫应答是否对感染具有保护性效应就成为研究者最为关注的问题。尽管有报道证明感染时存在CD1限制性T细胞的扩增和IFN-γ分泌,但该效应是否具有保护性仍不得而知。直到2009年,表达人源Ⅰ类CD1分子的转基因小鼠的出现得以证实Ⅰ类CD1分子限制性的T细胞当再次接触抗原后可以激发更快速的免疫反应,提示具有保护效应。而通过 CDld 提呈内源性抗原肽获得活化的 NKT 细胞，则可以减轻特异性的炎症反应。近年来有研究表明，天然的皮肤油脂可以作为无头抗原（headless antigen），通过 CDla 提呈给自身反应性 T 细胞，这一发现揭示了一种之前未被发现的屏障免疫的机制。而且，有研究者在遗传背景不同的结核病患者体内，发现了一群高度保守的 T 细胞，可以识别由 CDlb 提呈的分支杆菌抗原。虽然有很多细胞表达 CDld 并能呈递糖脂类抗原给 NKT 细胞，有研究者发现 CD8α＋DEC-205⁺DC 在此过程中发挥关键作用，控制着 NKT 细胞的细胞因子的分泌。也有报道证明，CDld＋B 细胞介导的抗原提呈对于维持 NKT 的自稳非常重要。而且，除了已经被大家熟知的 αβT 细胞接受 CDld 提呈的抗原，研究者们最近发现了一群人 γδT 细胞，可以结合 CDld-α-galactosylceramide（α-GalCer）。CDle 是 CD1 家族中不与 TCR 直接接触但参与脂类抗原提呈的一个成员，它主要通过与溶酶体中的脂类结合，促进脂类抗原的编辑。有研究表明，CDle 可以正向或者负向调节由 CDlb、CDlc 和 CDld 介导的脂类提呈。因此，CD1 抗原提呈途径在机体抗微生物感染和脂类抗原的免疫应答中起重要作用，也为疫苗研制提供了新思路。

五、MR1 途径提呈抗原

黏膜相关的恒定 T 细胞（MALT）主要分布于血液、肠淋巴结和胃肠道黏膜，占人外周血的 T 细胞群的 10%。其 TCR 限制性取决于 MHC 分子的类似蛋白 MRl。

MR1 在哺乳动物进化过程中高度保守，其氨基酸序列与 MHC 分子非常相似。但以往对 MR1 限制性的抗原并不清楚。2012 年，澳大利亚科学家首次发现，MR1 可以提呈微生物维生素 B 的代谢产物给 MALT 细胞，证明微生物维生素 B 的代谢产物代表了一类可以由 MR1 提呈的抗原。随后，科学家们对 MR1 如何结合微生物维生素 B 的代谢产物进行了深入研究。在此基础上，研究者们利用抗原荷载的 MRl tetramer 检测黏膜上的 MALT 细胞获得成功，从而为更深入地研究 MALT 细胞以及 MR1 介导的抗原提呈奠定了基础。

第三章 天然免疫识别与免疫调控的分子机制研究进展

天然免疫(innate immunity)的识别和调控机制是近年来免疫学研究的一个重要热点领域,主要是研究抗原提呈细胞包括树突状细胞、巨噬细胞以及天然免疫细胞包括 NK 细胞、粒细胞等如何识别病毒、细菌等病原体感染以及随后触发免疫与炎症的过程和相应的调控方式与效果。哺乳动物的天然免疫系统主要通过相应的模式识别受体(pattern recognition receptor,PRR)识别各种病原体,包括病毒、细菌、真菌等。目前机体有六大类模式识别受体(表 3-1):第一类是 Toll 样受体家族(toll-like receptor,TLR),第二类是识别 RNA 受体家族,第三类是识别 DNA 受体家族,第四类是主要识别肽聚糖的核苷酸结合寡聚化结构域样受体家族[nucleotide-binding oligomerization domain(NOD)-like receptor,NLR],第五类是 C 类凝集素受体家族,第六类是其他一些固有免疫特异性 PRR。这些模式识别受体主要分布在细胞表面、内体、溶酶体或胞浆内,并通过选择性或者特定性的信号转导通路诱导不同的基因表达,从而精细调控针对不同病原体的保守结构即病原相关分子模式(pathogen associated molecular pattern,PAMP)的天然免疫应答反应和炎症反应。

表 3-1 固有免疫系统的主要模式识别受体

分布部位	PRR 类别	成员
细胞膜	Toll 样受体家族	TLR1、2、4、5、6
	C 类凝集素受体家族	MR、DC-SIGN、SIGNR1、Langerin、Dectin-l/2
	清道夫受体	SR-AI、SR-AII、MARCO
	整合素	Mac-1
内体、溶酶体	Toll 样受体家族	TLR3、7、8、9
细胞浆	识别 RNA 受体家族	RLR(RIG-I 和 MDA5)、PKR、IFIT1
	识别 DNA 受体家族	DAI、ALR、DDX41、cGAS
	识别肽聚糖受体家族	NLR(NOD、NALP、CIITA、IPAF、NAIP)

PRR 相应配体的鉴定、PRR 的结构和分布的基因和分子水平的分析以及 PRR 所介导的信号转导、基因表达调节、生物学活性以及对适应性免疫调节的研究,将深化人们对精细复杂的免疫网络的认识,并有利于更全面地了解免疫相关疾病的发病机制,从而为寻找诊断、预防和治疗免疫相关疾病的临床新策略提供重要的理论基础和药物靶点。

第一节 Toll 样受体家族

天然免疫系统是一个进化保守的体系,是机体抵御病原微生物入侵的第一道防线。天然免疫系统的细胞(如巨噬细胞和树突状细胞等)可表达模式识别受体(PRR),以识别病原体的结构成分(或称病原体相关分子模式,PAMP)。这些细胞能够监视与识别 PAMP,启动细胞内信号转导通路,诱导特异性基因表达,分泌细胞因子或趋化因子,发挥抗感染作用。20 多年前,耶鲁大学 Janeway 等前瞻性地提出了有关 PAMP 以及主要表达在前哨细胞上的识别 PAMP 的 PRR 概念。由于 PAMP 能够广泛表达在病原体上,而不表达于宿主细胞上,所以天然免疫系统的细胞能够通过对 PAMP 的识别,充分区别"自我"和"非己"。但是在随后的数年中,人们没有找到上述理论中的模式识别受体分子。到了 1996 年,这一假说被 Hoffmann 等人的研究所证实,他们开创性地发现 Toll 基因突变的果蝇易受真菌感染。随后在人类中也发现与果蝇 Toll 蛋白相似的第一个人类 TLR,即 TLR4。紧接着,Beutler 应用 TLR4 突变小鼠诱导体系与生物学功能筛选体系,确认 TLR4 正是细菌结构成分 LPS 的受体。目前至少已经报道了 11 种人 TLR 和 13 种小鼠 TLR。其中 TLR1~9 较为保守,在人和小鼠体内均有表达,TLR10 只存在于人体内,而 TLR11~13 则只被发现存在于小鼠体内。2011 年,Hoffmann 和 Beutler 凭借其在固有免疫领域开创性的工作获得了诺贝尔生理学或医学奖。

一、TLR 的结构

TLR 受体是一种进化上高度保守的胚系编码的 I 型跨膜蛋白,由胞外区、跨膜区和胞内区所组成。胞外区是由 19~25 个富含亮氨酸的重复序列(leucine-rich repeat, LRR)组成,含有 550~980 个氨基酸,其中 24~29 个氨基酸长度的胞外结构域弯曲成马蹄状,其中的 LRR 部分构成配体结合区,能识别各种病原体相关成分;跨膜区是富含半胱氨酸的结构域;胞内段含有高度保守的蛋白质相互作用区,即 TIR(Toll/IL-lR, TIR)区,约 200 个氨基酸大小,是 Toll 样蛋白和 IL-1R 向下游进行信号转导的核心元件。该结构域可以与胞内其他带有相同 TIR 结构域的转接分子相互作用,启动信号传递。某些 TLR 能够形成同源二聚体或异源二聚体,例如 TLR2 能够与 TLR1 相互作用形成异源二聚体,从而识别三酰基脂多肽,还能与 TLR6 形成异源二聚体识别双酰基脂多肽和肽聚糖;TLR3 能够二聚化、识别双链 RNA(double-stranded RNA, dsRNA),其中每个 TLR3 分子通过外部结构域的两个位点结合 dsRNA,定位于马蹄状结构的两末端,二聚化的两个 TLR3 分子 C 末端的分子间相互作用,有助于协同和稳定二聚体。TLR3 的整个外部区域在结合 dsRNA 后并不发生结构改变,但是相邻的 TLR3 能够通过二聚化胞内 TIR 结构域介导下游信号转导通路;TLR4 能够与髓系分化因子 2(associates with myeloid differentiation factor 2, MD-2)形成复合物识别脂多糖(lipopo-lysaccharide, LPS),LPS 的直接结合介导了 2 个 TLR4-MD-2 复合物的二聚化,并以对称方式形成 TLR4-MD-2-LPS 多聚体。

二、TLR 所识别的配体

目前发现并克隆了十多种哺乳动物的 TLR 分子,其分别选择识别病原体相关分子模式,如 TLR2、TLR3 、TLR4、TLR5、TLR9 分别识别病原微生物的 LTA、dsRNA、LPS、flagellin、CpG 基序,这些配体的晶体结构各异。

除了来源于微生物的配体外,TLR 还能够识别在炎症或组织损伤坏死时产生的危险性内源分子。内源性 TLR 配体来源各异,包括热休克蛋白、纤维蛋白原、裂解产物或透明质酸等。如中性粒细胞释放的髓系相关蛋白 8(myeloid-related protein-8,Mrp8)Mrp8 与 Mrp14 形成二聚体,在腹膜炎、脓毒血症时促进 TLR4 介导的系统性炎症反应;HMGB1 可作为经典的促炎因子在损失或病原体入侵时被释放,能够活化免疫细胞产生 TNF、IL-1 及其他炎症反应,从而介导机体发热、厌食和呕吐等症状,并且外源性 TLR 激动剂和其他促炎性细胞因子能够协同促进 HMGB1 的作用。

目前,尽管已经发现了 TLR 分别选择识别的配体或者病原体相关分子模式,但是,有关 TLR 家族成员识别相应配体的结构基础尚有许多空白点值得进一步研究。此外,未来的研究将进一步探索新的 TLR 配体衍生物,从而使其具有理想的临床治疗作用。

三、TLR 的定位

根据不同的亚细胞定位,TLR 可以分为细胞膜表面的 TLR(主要包括 TLR1 、TLR2、TLR4、TLR5、TLR6 等)和细胞内溶酶体、内体及内质网的 TLR(目前发现的有 TLP-R3、TLP7、TLPR8、TLR9)两大类。其中,在静息状态下,TLR2 和 TLR4 表达于细胞表面,从而能够更好地识别细菌的细胞壁成分。但在识别病原体成分后被激活,TLR2 被招募到巨噬细胞的吞噬体内,而 TLR4 则被内化到胞浆内,诱导相关基因的表达。虽然 TLR 的亚细胞定位对于配体的结合和信号转导的起始非常重要,但是目前对此的精确定位特性和相关机制仍不是很明确。

TLR 广泛分布于动物的心、脑、肺、肝、肾、脾及胸腺等多种器官组织内。不同的 TLR 可表达于不同的细胞上。其中,TLR1 广泛分布于 DC 细胞、巨噬细胞、淋巴细胞、多形核细胞、成纤维细胞以及内皮细胞等多种细胞表面;TLR2 可在髓系单核细胞上表达;TLR3 相对特异性表达于 DC 细胞、巨噬细胞、NK 细胞等,也表达于内皮细胞、上皮细胞;TLR4、TLR5 则在髓系单核细胞均表达;TLR6 可表达于脾、肺、卵巢和甲状腺;TLR7 在肺、胎盘、脾等组织优势表达;TLR8 高度表达于肺、外周血白细胞;TLR9 和 TLR10 则表达于外周血、脾和淋巴结等;TLR11 高度表达于肾和膀胱。同一细胞能表达多种 TLR,同一 TLR 可表达于不同细胞(表3-2)。

表 3-2 TLR 在不同细胞的表达

TLR 受体	细胞类型
TLR1	巨噬细胞、DC、中性粒细胞、肥大细胞
TLR2	巨噬细胞、DC、中性粒细胞、肥大细胞
TLR3	小鼠巨噬细胞、DC、内皮细胞、上皮细胞
TLR4	巨噬细胞、DC、中性粒细胞、肥大细胞、嗜酸性粒细胞
TLR5	单核细胞、DC、肠道内皮细胞

TLR 受体	细胞类型
TLR6	单核细胞、巨噬细胞、中性粒细胞
TLR7	pDC、中性粒细胞、嗜酸性粒细胞
TLR8	单核细胞、巨噬细胞、中性粒细胞、DC
TLR9	pDC、NK 细胞、中性粒细胞、嗜酸性粒细胞
TLR10	pDC、B 细胞
TLR11	巨噬细胞、内皮细胞

四、TLR 的信号转导

TLR 识别 PAMP 后，启动一系列胞内级联信号活化，诱导目的基因活化表达，但每个 TLR 又因选择性结合相对特异的接头蛋白而具有各自的信号转导特性。根据接头分子的不同，TLR 的信号转导主要分为两条途径，即 MyD88（myeloid different factory 88）依赖和 TRIF（TIR domain containing adaptor inducing interferon-β）依赖（或者称为 MyD88 非依赖）的信号转导途径。在 MyD88 依赖性途径中，当相应配体同 TLR 结合后可通过 TLR 受体本身胞内段的 TIR 结构域募集同样含有 TIR 结构域的接头分子 MyD88，随后通过 MyD88 的死亡结构域（Death domain，DD）与 IRAK（IL-1 receptor-associated kinase）家族蛋白分子结合成为信号转导复合物。该复合物继续募集并活化下游 TRAF6 分子，TRAF6 的活化能够引起两条不同途径的信号转导：一条途径包括 p38、JNK、ERK 的 MAPK 家族分子；另一条是 Rel 家族转录因子 NF-KB 途径，最终激活相关炎性细胞因子和 Ⅰ 型干扰素的基因表达。而 MyD88 非依赖途径则是通过接头分子 TRIF 或者 TRAM 募集 TRAF3 和 TRAF6，分别通过 TBK1 和 TAK1 诱导 NF-KB 的晚期活化和 IRF-3 的磷酸化和核转位，继而调控炎性细胞因子和 Ⅰ 型干扰素的表达，此信号途径可见于 TLR3 或 TLR4 的活化过程。TLR 信号不仅能够启动和控制炎症反应的性质、强度和持续时间，从而在激活天然免疫中发挥重要的作用，而且还可通过对抗原提呈细胞的调节，指导抗原特异性免疫反应，是连接天然免疫和获得性免疫的桥梁。

五、TLR 信号转导的调控机制

机体通过活化 TLR 信号通路清除外来病原体，但如果 TLR 信号过度活化会导致如内毒素休克和自身免疫性疾病等免疫病理状态，所以 TLR 信号转导中存在着复杂精细的调控机制，从而适时调控 TLR 信号的传递，避免发生过强的免疫反应，保持机体的平衡。

（一）TLR 信号的负调控

免疫细胞内存在着多层次的不同靶点的负向调控分子，可以对 TLR 所介导的信号转导通路的开启和转导起到精确的负调作用。目前已经发现很多发挥负向调控作用的分子，如不同信号转导蛋白的剪接体，如 MyD88s 能够与 MyD88 竞争性结合 TIR 结构域抑制信号转导，TRAM 的剪接体 TAG 能够负向调控 MyD88 非依赖性 TLR4 的信号转导；TLR 信号触发组成性的 MHC Ⅰ 类分子胞内段被 Scr 激酶磷酸化，继而招募并活化酪氨酸激酶 Fps，招募磷酸酶 SHP-2，抑制 TLR 信号活化；整合素 CDllb 能够通过活化 Syk 促进 MyD88 和 TRIF 的磷酸化,使其易被 E3 泛素化酶 Cbl-b 降解,从而抑制 TLR 的信号转导;SHIP-1 能够抑制 TLR4 和 MyD88 结合,从而抑制 TLR4 信号转导;SHP2 能够竞争性结合 TBK1,从而抑制 TRIF 通路的活化;SHP1 能够抑制 IRAK1 的磷酸化和降解,从而促进Ⅰ型 IFN 的分泌;E3 泛素化酶 Nrdpl 一方面能够促进 MyD88 降解,从而抑制 MyD88 依赖的 NF-KB 通路的活化,但是另一方面,Nrdpl 能够活化 TBK1 和 IRF3,从而促进Ⅰ类干扰素的分泌;E3 连接酶 TRIAD3A 可以通过促进 TLR 的泛素化,抑制 TLR 信号;SOCS3 经 STAT1 活化后可同时抑制 TLR4 信号转导中 MyD88 依赖的 TRAF6 活性和 MyD88 非依赖的 TRAF3 活性;锌指蛋白 2c3h12a 能够作用于 TLR 诱导的 IL-6 mRNA 和 IL-12p40mRNA 的 3'非翻译区,促进其降解,抑制 TLR 引起的炎症反应,防止自身免疫的发生;Ashll 能够通过 A20 介导 NEMO 和 TRAF6 的去泛素化,抑制 TLR 所触发的 IL-6 和 TNF 的产生;TLR3 刺激能够上调 Rhbdd3,进而反馈性下调 NK 细胞中 DAP12 蛋白表达并抑制其下游 MAPK 通路活化,从而抑制 TLR3 信号作用下 DC 或 Kupffer 巨噬细胞介导的 NK 细胞活化,并显著控制 TLR3 触发的急性肝脏损伤的发生发展。最新的研究发现,Rhbdd3 能够通过 NEMO 的 K27 的泛素化,抑制 DC 中 IL-6 的产生;孤儿核受体 SHP(short het-erodimer partner)能通过抑制 NF-KB 的 p65 亚基的活化以及 TRAF6 的多聚泛素化,负向调控 TLR 信号触发的炎性细胞因子的产生。TLR4 刺激能够引起 NLR 家族成员 NLRX1 泛素化,并与 TRAF6 解离,进而与 IKK 复合物相互作用,最终抑制 TLR 触发的 NF-KB 活化;此外 TLR 信号诱导产生的抗炎性细胞因子如 IL-10 等,也能够通过旁分泌作用于邻近细胞负向调控 NF-KB 的活性及 IL-6 和 IL-12 等促炎性因子的分泌。微小 RNA(microRNA,miRNA)作为非编码单链小 RNA 分子,也能够参与 TLR 信号的负向调控,如 miR-146a 能够在转录后水平作用于 IRAK1 或 TRAF6,抑制 TLR 诱导的炎症反应,miR-21 则能够通过靶向作用于促炎性肿瘤抑制因子 PDCD4,负向调控 TLR4 信号。

(二)TLR 信号的正调控

作为 TLR 信号转导通路中的正向调控分子,酪氨酸激酶 Btk(Bruton's tyroslne kinase)参与了 TLR2、TLR4 和 TLR9 信号途径,增强了 NF-KB 的 p65 亚基的磷酸化,从而促进了下游基因的表达。胞内 MHCⅡ分子通过与共刺激分子 CD40 与 Btk 相互作用,进而维持 Btk 的活性,通过 MyD88 和 TRIF 促进促炎性细胞因子和Ⅰ型 IFN 的产生,而激活 TLR 触发的天然免疫应答;E3 泛素连接酶 CHIP[Carboxyl terminus of constitutive heat shock cognate 70(HSC70)-interacting protein]通过招募酪氨酸激酶 Src 及非典型蛋白激酶 C(Atypical protein kinase C,aPKC),活化 IRF3 和 IRF7,从而活化 TLR4 和 TLR9 信号介导的炎性细胞因子及Ⅰ型 IFN;转录因子 ZBTB20(Zinc finger and BTB domaincontaining 20)和 ZFP64(Zinc finger proteins 64)能够正向调控 TLR 介导的 NF-KB 活化;Pinl(Peptidyl-prolyl cis/trans isomerase l)能与 IRAK1 相互作用,促进 IRF7 的活化,对 TLR7 及 TLR9 触发的Ⅰ型 IFN 反应起促进作用;巨噬细胞内转录因子 XBP1 可通过内质网应激通路正向调控 TLR 信号。TLR 通过 IRE1α 促进胞浆内 XBP1 的剪接和活化,但并不引起内质网应激诱导基因的表达,而是促进炎性介质 IL-6 的持续产生。而 XBP1 缺陷小鼠在土拉热弗郎西斯菌活疫苗株感染后,其细菌清除能力减弱,炎症因子释放减少。Chen 等发现,Fbox 蛋白家族成员,Fbx03 通过拮抗 Fbx12 促进 TRAF 泛素化的功能,从而上调 TRAF 表达,促进细胞因子介导的炎症反应。

六、TLR 在天然免疫中的作用

TLR 能有效识别"非己"成分而被活化,然后通过以下机制参与天然免疫。

(一)直接增强天然免疫细胞的吞噬及杀伤能力

通过上调一系列与吞噬有关的基因表达,增强巨噬细胞、中性粒细胞的吞噬能力及杀伤能力等途径,提高天然免疫细胞对病原微生物的清除能力。

(二)促进细胞因子和趋化因子的分泌

TLR 可以激活 NF-KB 等转录因子,引起多种与免疫有关的细胞因子及趋化因子的分泌,如 IL-1、IL-6、11-8、IL-12、IL-18 和 TNF-α 等。IL-1、IL-6 和 IL-8 能募集单核/巨噬细胞、中性粒细胞、淋巴细胞等到病原体所在部位,而 IL-12 和 TNF-α 等能激活天然免疫细胞消灭病原微生物。Ⅰ型干扰素能够显著并快速地激活天然免疫细胞,并能够显著抑制病毒复制。

(三)促进抗微生物肽的分泌

TLR 可能介导了一些抗微生物的肽段(antimicrobial peptides,AMPs)如防御素(defensin)等的分泌,从而导致细菌在上皮表面的直接死亡。

所以 TLR 识别 PAMP 是机体启动并扩大天然免疫效应的重要机制。

七、TLR 对特异性免疫的影响

TLR 是连接天然免疫和特异性免疫的主要桥梁,可通过多种途径调控特异性免疫应答。

一方面,TLR 可诱导 DC 成熟。DC 作为重要的抗原提呈细胞(antigen-presenting cell,APC),在天然免疫和特异性免疫中均发挥着重要的作用。TLR 对 DC 的影响作用主要表现在:激活 DC 分泌 TNF-α、IFN、IL-6、IL-12p40、IL-23 等细胞因子及 CXCL9、CXCL11 等趋化因子;上调 DC 表面 MHC 分子以及 CD40、CD86 等共刺激分子的表达。TLR 诱导 DC 细胞成熟后,成熟的 DC 发挥抗原提呈作用,激活初始 T 细胞,参与 T 细胞与 B 细胞发育,或者通过诱导免疫耐受、调节 Th1/Th2 分化等效应,参与多种免疫反应,实现其免疫调节的功能。但也有研究认为某些 TLR 的配体会阻碍 DC 的分化和成熟,参与病原体的免疫逃逸机制,所以关于 TLR 对 DC 的影响作用及机制还需要更为深入和广泛的研究。

另一方面,TLR 可以诱导 T 细胞向 Th1 或 Th2 分化。Th1 和 Th2 的分化和功能平衡在维持机体免疫自稳中占重要地位,TLR 对其有显著的影响,这种影响作用主要通过 DC 介导。在机体内,Th1 往往与抗原核生物、病毒等的应答相联系,TLR 识别的正是这一类病原体。LPS、β-防御素、CpG ODN 等通过激活 DC,促进 Th1 的分化。TLR3、4、9 可与 NOD1、NOD2(均为胞内的 PAMP 受体)协同作用,刺激 DC 分泌 IL-12p70、IFN 等细胞因子,使免疫反应向 Th1 方向极化。MyD88 是很多 TLR 下游信号的接头蛋白,如果使用混有福氏完全佐剂(complete Freund's adjuvant,CFA)的卵清蛋白免疫 MyD88 基因敲除的小鼠,发现特异性 T 细胞的增殖和 IFN-γ 的产生均会出现抑制,这提示在 Th1 介导的特异性应答中 TLR 可能发挥重要作用。TLR 调控 Th1 型免疫应答的同时,Th2 型免疫应答随之受到影响,而且某些 TLR 也可以直接诱导免疫反应向 Th2 方向极化。例如 TLR2 可使未致敏的 T 细胞向 Th2 分化,诱导显著的 Th2 优势应答。TLR2 活化 APC 分泌大量 IL-13、11-1γ、粒-巨噬细胞集落刺激因子(GM-CSF)等 Th2 相关细胞因子,其 B7 RP-1 水平亦上调;而 Th1 相关细胞因子,如 IL-12 则显示低表达水平。也有研究表明,形成 Th2 型免疫应答需要 TLR4 的参与,然而关于

LPS 在 Th2 应答中的作用仍存在大量的争论。另外,TLR 也可以通过 B 细胞介导对 Th2 分化的调节作用,CpG ODN 可促使 B 细胞 T-bet 的表达,从而抑制 IL-4 和 CD40 诱导的 IgGl 和 IgE 的类别转换。一些研究发现,根据 LPS 的剂量和小鼠暴露时间不同,LPS 或者诱导特殊变应原的 Th2 应答,或者不影响 Th2 应答,这提示在免疫激活的初始阶段 TLR 刺激物的类型、剂量和作用时间可能决定了特异性免疫应答的极化方向。多种 TLR 共同激活所导致的免疫效应也是复杂多样的,如黄热病疫苗 17D(YF-17D)通过激活 DC 上的 TLR2、TLR7、TLR8、TLR9 可诱导 Th1 和 Th2 细胞因子的分泌及抗原特异性 CD8$^+$ T 细胞的产生。

TLR 诱导调节性 T 细胞(regulatory T cell,Treg)活化是其调节特异性免疫的另一重要途径。Treg 参与维持机体免疫耐受和避免过度的免疫反应,在多种免疫性疾病中起重要的调节作用,是近年来免疫学研究领域的热点之一。CD4$^+$CD25$^+$Treg 选择性表达 TLR4、TLR5、TLR7、TLR8,在 LPS 刺激后,CD4$^+$CD25$^+$Treg 的 MHC II、CD69 和 B7 分子表达上调,存活和增殖能力增强,还可增强对 CD45 RBlowCD25$^+$ T 细胞的抑制功能。最近又发现 TLR2 的配体 PamSCK4 与抗 CD3 的抗体协同刺激能够在不依赖抗原提呈细胞的情况下,诱导 CD4$^+$CD25$^+$Treg 和 CD4$^+$ CD25-效应 T 细胞增殖,但是这些增殖的 Treg 在急性感染的早期缺乏抑制功能,机体因此能够快速扩增效应细胞增强适应性免疫,而到了感染后期,Treg 则可恢复抑制能力,以防止因效应 T 细胞过度激活而引起的自身免疫性疾病的产生,这提示 T 细胞上表达的 TLR 可以直接参与调节免疫反应。由于自然界存在的众多微生物的某些组分是 TLR 的配体,它们的持续存在可被 TLR 识别,从而诱导 Treg 活化,发挥负向调控的作用,这是机体维持正常免疫反应的条件之一。但现在人与某些微生物接触的机会日益减少,Treg 逐渐减少,因而可能导致机体免疫反应过度,这从一个侧面有助于解释"卫生学说"。对 TLR 与 Treg 关系的研究可能有助于了解免疫性疾病的发病机制,从而为其治疗和预防提供一定的理论基础。

另外,除了诱导 DC、Treg 成熟与 Th1/Th2 分化以外,TLR 还可以通过多种机制影响特异性免疫。Chabot 等发现 TLR2 激活可以促使滤泡相关上皮(follicle-associated epithelium,FAE)中的 M 细胞加速运转微颗粒;TLR2、TLR4 激活诱导上皮下 DC 至 FAE 的迁移,以启动特异性免疫。Ruprecht 等报道幼稚 B 细胞的激活不仅仅需要 BCR 和 T 细胞的协助,还需要 TLR 配体信号。IKDC(interferon-producing killer DC)是一种新型的 DC,兼具 NK 细胞和 DC 的特点,在 CpG 的刺激下可以杀死典型的 NK 细胞的靶细胞,随后其细胞毒作用会消失,而细胞的 MHC II 分子和共刺激分子表达会升高,获得抗原提呈功能。Wille-Reece 等发现,在再次免疫时应用 TLR7、TLR8 和 TLR9 的配体作为免疫诱导剂,可以明显影响记忆 T 细胞反应的强度和质量。TLR2、TLR6、TLR3、TLR8 的配体强烈地诱导 IgG2a 生成,而 TLR7、TLR8、TLR9 的配体和 HIV Gag 蛋白结合,能够启动 CD8$^+$ T 细胞对 Gag 蛋白的特异性免疫反应。由此可见,TLR 从多个角度作用于不同的环节,广泛参与了特异性免疫反应的各种途径,在特异性免疫的调节中占据着重要的地位。

八、展望

在过去的数年里,伴随着第一个人类 TLR 的发现,人们已经逐步了解了 TLR 的生物学活性特征,并提示其是哺乳动物天然免疫系统的重要组成部分。自从 TLR 被发现以来,该领域的研究取得长足的进步,但是仍有许多问题尚未解决,如 TLR 与配体结合机制,某些 TLR 的天然配体尚未鉴定;在信号转导方面,不同的 TLR 如何诱导特异性的信号通路,调节不同基因的表达以介导不同的生物学效应,其具体信号机制尚未明了;另外,在 DC 等免疫细胞的不同分化阶段 TLR3 的表达不一样,提示 TLR3 有可能参与免疫细胞分化发育与功能的调节。这些问题的阐明,将有助于我们了解机体抗感染机制,为临床治疗奠定基础。

TLR 通过识别病原相关模式分子,激活天然免疫系统产生前炎症因子、抗微生物肽抵御病原所致损害,同时作为预警信号,向抗原提呈细胞发出警报,从而启动获得性免疫系统。除急性的微生物感染外,TLR 还在慢性炎症如哮喘及自身免疫性疾病如关节炎等方面具有重要的研究价值。PAMP 持续刺激 TLR 释放大量炎症因子,可能是临床长期慢性感染、炎症的主要原因,因此对于 TLR 在分子、细胞、机体水平的研究,可为感染性疾病、免疫缺陷性疾病、免疫应答相关疾病的发病机制及防治提供依据。目前,对于 TLR 信号通路调控蛋白的寻找一般基于对 TLR 激动剂诱导表达基因的大规模筛选,或与目的蛋白相互结合的组分的鉴定分析。最近,Chevrier 等寻找到了一种更为有效的研究策略来深层剖析 TLR 信号通路及其调控机制。他们利用一种将转录表达谱、基因及小分子干扰动以及无偏磷酸化蛋白质组学整合一体的系统研究方法,一举发现了 35 个 TLR 信号通路调节蛋白,其中包括一条由 Plk2(Polo-like kinases 2)和 Plk4(Polo-like kinases 4)介导的抗病毒信号通路。此项工作也预示着这种系统研究策略在今后研究复杂的信号通路和寻找有意义的干预靶点中的重要作用。

第二节　病毒 RNA 识别受体家族

病毒感染是威胁人类健康的重要危险因素之一。病毒感染机体后通过大量复制寄生于宿主,在与宿主的免疫系统抗衡的过程中能够通过各种方式麻痹宿主免疫系统,逃避监视。有些病毒甚至能够利用宿主的某些蛋白成分为自身的生存复制所用,因此,相对于细菌来说,病毒更为“狡猾”与“隐蔽”,对于人类健康的威胁也更大。除了 TLR 中表达在细胞表面和内体中的 TLR3 和 TLR7、TLR8 外,近来,对胞浆 RNA 识别机制的研究有了新的进展。在天然免疫反应中能够识别病毒 RNA 的模式识别受体还存在多种受到关注的 PPR,主要包括维甲酸诱导基因 I 样受体(RLR)家族、含三四肽重复序列 1 的干扰素诱导蛋白(interferon-induced protein with tetratrlcopeptide repeats 1)、IFITl)、DExD/H 解旋酶家族成员 DDX1-DDX21-DHX36 复合体以及 DHX9、NLR 家族成员 NOD2 和 RNA 活化蛋白激酶(RNA-activated protein kinase,PKR)。

一、RLR 家族

RLR 家族包括 RIG-I(retinoic acid-inducible gene I)、黑色素瘤分化相关抗原 5(melanoma differentiation-associated gene 5,MDA5)以及遗传学和生理学实验室蛋白 2(laboratory of genetics and physiology 2,LGP2)。

(一)RIG-I 的结构和配体

RIG-I 又称 DDX58A,包含 925 个氨基酸残基,属于 DExD/H 家族,主要分布在胞质中。

在结构上，RIG-I 主要包括 N 端两个重复的 caspase 活化和募集结构域（caspase activation and recruitment domain，CARD）、位于中间的解螺旋酶结构域和 C 端 RNA 结合结构域。RIG-I 的 N 端 CARD 结构域即使在没有病毒感染的条件下，过表达该结构域也能够促进细胞分泌 I 型干扰素（IFN），因此，该结构域主要负责向下游传递信号。RIG-I 的中间部分主要包含解螺旋酶结构域 I 至 VI，该结构域为 DExD/H 家族保守结构域，其中解螺旋酶结构域 I 主要是 Walker 氏 ATP 结合结构域，该结构域对于 RIG-I 发挥正常功能非常重要，其突变会导致 RIG—I 信号转导的阻滞。RIG-I 的 C 端包含大约 170 个氨基酸残基的 RNA 结合结构域，由于过表达该结构域会抑制病毒引起的干扰素基因的活化，因此，该结构域通常被认为是一个具有抑制功能的结构域。在没有活化信号存在的时候，该结构域与 CARD 结构域相互作用，抑制 RIG-I 的活化。最近几年内，很多实验室报道 RIG-I 在细胞内抗病毒信号通路中发挥着重要的作用。RIG-I 最早被发现能够结合双链 RNA，在人工合成双链 RNA poly(1：C) 刺激下介导 I 型 IFN 的产生。随后的研究则提示，RIG-I 更倾向于识别 5′端带有三磷酸基团（5′ppp）的 RNA，而 5′端带有三磷酸基团的病毒单链 RNA 也能激活 RIG-I 信号通路。当时认为，5′-三磷酸基团是病毒 RNA 被 RIG-I 识别的结构基础。但是 Pichlmair 等在研究流感病毒基因组 RNA 对 RIG-I 依赖的抗病毒信号通路的影响时，进一步发现 RIG-I 的激活只需病毒 RNA 的 5′端至少含有一个磷酸基团修饰，RIG-I 的完全激活则需要病毒 RNA 的 5′端的三磷酸化修饰。然而，人工合成的 5′三磷酸化单链 RNA 不含有任何互补序列或多聚核苷酸基序时，则不能激活 RIG-I 信号通路。以上研究提示，单独的 5′端的三磷酸化不能完全决定 RIG-I 对外源 RNA 的识别。此外，有研究发现，RNA 的序列组成也能影响 RIG-I 抗病毒信号通路，RIG-I 能够识别含有 poly-U/UC 基序的 HCV 基因组 RNA，而缺失 poly-U/UC 基序的 HCV 基因组 RNA 则完全丧失激活 RIG-I 的能力。目前，较为一致的看法认为化学合成的含有 5′端三磷酸化并至少有 20 碱基的双链 RNA 是 RIG-I 的最佳配体。在病毒感染时，RIG-I 能够识别 5′端三磷酸化，并且带有双链结构或多聚核苷酸序列一定序列长度的 RNA PAMP。此外，有些缺乏 5′端三磷酸化的 RNA 如短的（25bp）和较长的（>200bp）的双链 RNA，RNA 酶 L 消化产生的小的 RNAs 或 poly(1：C) 也能够发挥 RIG-I 激动剂的作用。今后，针对 RIG-I 识别 5′-ppp RNA 及 dsRNA 的结构基础的结构学研究将深入揭示病毒 RNA 活化 RIG-I 信号途径的分子机制，为进一步探寻胞浆 RNA 受体区分外源性 RNA 及内源性 RNA 这一天然免疫应答的关键环节提供重要的分子基础。

（二）MDA5 的结构和配体

MDA5 和 RIG-I 的 C 端 CARD 结构域有 23% 的同源性，中间位置的解螺旋酶结构域有 35% 的同源性。RIG-I 和 MDA5 分别识别不同的病毒类型，MDA5 更倾向于识别长双链 RNA（1~2kb）。最新的研究发现，2′-O-核糖甲基化（Ribose 2′-O-methylation）是天然免疫系统区分自我及外源 RNA 的结构基础之一。缺失 2′-O-甲基化转移酶的冠状病毒突变体能够依赖 MDA5 诱导更高水平的 I 型 IFN 并对其更敏感，从而提示病毒 RNA 的 2′-O-核糖甲基化能帮助病毒逃避宿主的 MDA5 依赖的 I 型 IFN 介导的抗病毒效应。

（三）RIG-I/MDA5 介导的信号通路

2005 年 4 个不同的研究小组几乎同时报道发现了 RIG-I 下游的接头蛋白，分别命名为

IPS-1(IFN-β promoter stimulator 1)、MAVS(mitochondial antiviral signaling)、VISA(virus-induced signaling adaptor)和 Cardif(CARD adaptor inducing IFN-β)。IPS-1 全长 540 个氨基酸残基,包括 N 端 CARD 结构域,其功能主要是与 RIG-I 的 CARD 结构域相结合;靠近 N 端的富含脯氨酸的结构域,其功能主要是与 TRAF6 相结合;C 端的跨膜结构域(transmembrane domain,TM),其功能主要是定位于线粒体外膜,该定位对于其发挥功能非常重要。当 RIG-I/MDA5 识别其相应配体后,招募共同包含 CARD 结构域的接头分子 IPS-1,最终引起 IRF-3/IRF-7 以及 NF-KB 的活化,激发机体抗病毒反应。最近一项针对 IPS-1 活化结构基础的研究提示 RIG-I 与 5'-ppp RNA 和 K63 泛素链结合后,能够诱导 IPS-1 形成庞大的阮病毒样聚合体,通过 IPS-1 蛋白阮病毒样构象转换能激活 IRF3 及下游Ⅰ型 IFN 产生,从而放大抗病毒免疫应答。此外,RIG-I 需要通过定位在内质网(ER)上的接头分子——干扰素基因刺激因子(stimulator of interferon genes,STING)来转导信号。此外,RIG-I 还能够针对某些 RNA 病毒同时启动 NF-KB 依赖性未成熟 IL-1β 的产生和炎性小体的活化。其中 RIG-I 可通过 CARD9-Bcl-10 调控 NF-KB 的活化,通过 NLRP3 非依赖性 ASC 的激活启动炎性小体的活化。而 MDA5 识别病毒后,引发炎症小体形成则需要 NLRP3 分子的参与。

(四)RIG-U MDA5 信号通路的调控蛋白

RIG-I/MDA5 信号通路的研究热点一直以来主要集中于调控蛋白的寻找和机制探讨。目前发现的调控蛋白主要包括正向调控蛋白和负向调控蛋白两大类。

(五)LGP2 分子的结构和配体

LGP2 分子与 RIG-I 和 MDA5 相比,缺失 C 端的 CARD 结构域,其解螺旋酶结构域的同源性分别为 31% 和 41%。有研究发现 LGP2 能够与病毒 RNA 结合,但缺乏 CARD 信号区,因而无法与下游信号分子 IPS-1 结合,或通过与 RIG-I 下游接头蛋白 IPS-1 竞争性结合下游 IKK 复合体,抑制 RIG-I 信号转导;LGP2 还通过与 RIG-I 结合,阻碍其识别病毒核酸,从而负向调控 RIG-I 信号通路。但是也有研究表明,LGP2 在 EMCV 病毒感染中发挥正向调控作用。至于 LGP2 在体内对 RIG-I/MDA5 信号通路的具体作用仍有待于进一步深入研究。

二、IFIT1

IFIT1 能够识别病毒来源的 5'-三磷酸基团(5'-ppp)RNA,启动天然免疫应答,抵抗病毒的侵袭。Pichlmair 等利用亲和蛋白质组学技术发现,IFIT1 能与 5'-ppp RNA 以纳摩尔级亲和力相互特异性结合,并与其他 IFIT 家族成员相互结合形成庞大的蛋白复合体,最终介导机体的抗病毒作用。最新的研究发现缺失 2'-O-甲基化转移酶的痘病毒及冠状病毒突变体对 IFN 以及 IFIT 蛋白的抗病毒效应更为敏感,提示病毒 mRNA 的 2'-O-核糖甲基化是病毒逃避 IFIT1 介导的抗病毒反应的结构基础之一。

三、DExD/H 解旋酶家族成员 DDXl-DDX21-DHX36 复合体和 DHX9

Zhang 等通过对髓系 DC 中与 poly I∶C 结合的蛋白进行鉴定分析发现了一类存在于髓系 DC 的新型胞浆 RNA 受体,即 DDXl-DDX21-DHX36 复合体和 DHX9。DDXl、DDX21 及 DHX36 属于 DExD/H 解旋酶超家族,能通过与 TRIF 蛋白形成功能复合体,识别胞浆中的 dsRNA,进而介导Ⅰ型 IFN 产生。DExD/H 解旋酶超家族另一成员,DHX9 也能特异性识别 poly I∶C 的 dsRNA 基序,通过与 IPS-1 的相互作用,活化 NF-KB 和 IRF3 信号通路,进而介导Ⅰ型 IFN 和促炎性细胞因子的产生。

四、NLR 家族成员 NOD2

NLR 家族成员 NOD2 能够结合病毒单链 RNA，进而活化 IRF3，诱导一型干扰素的产生，在 HEK293 细胞中 NOD2 能够识别劳氏肉瘤病毒的感染，并能介导病毒的清除。体内实验也进一步证实 NOD2 在机体抵御劳氏肉瘤病毒的侵袭的过程中发挥非常重要的作用。NOD2 主要通过接头分子 IPS-1 激活Ⅰ型 IFN 的产生，参与抗病毒信号通路。

五、蛋白激酶 R

PKR 是一种能够识别 dsRNA 和 5′端带有三磷酸基团和短茎环结构的单链 RNA 的丝氨酸/苏氨酸激酶。PKR 的活化与 RLR 不同，并不通过 IFN-β 产生抗病毒效应。这些病毒 RNA 通过 RNA 结合基序引起 PKR 的多个位点自动磷酸化，导致其激酶活力的改变，继而能对真核起始因子 2 的 α 亚基（eIF2α）进行磷酸化，从而抑制蛋白质的合成，阻碍病原体的复制。

六、展望

RNA 病毒的种类繁多与变异性使其得以逃避机体的有效识别与清除，虽然目前的研究表明 RLR 所介导的抗病毒反应在机体抵抗病毒感染的天然免疫过程中发挥了举足轻重的作用，其中又以 RIG-I 的研究最为详尽，但仍有许多悬而未决的问题需要人们去探索。阐明 RNA 病毒的识别和作用机制不仅有利于我们更好地认识病毒致病的机制，而且有利于我们发现更多的抗病毒免疫中的调控蛋白，通过阻断或增强这些调控蛋白的作用增强机体的抗病毒免疫，最终更好地清除病毒。

第三节　DNA 识别受体家族

在机体被感染或组织损伤过程中，外源性 DNA 或自身 DNA 在胞浆内累积，可触发强效的免疫反应，诱导、释放一系列细胞因子，如 IL-1β 和 IFN-β。其针对外源性 DNA 的识别是机体防御细菌和病毒侵害的关键环节，而对自身 DNA 的炎症反应则涉及很多自身免疫性疾病如系统性红斑狼疮（systemic lupuserythematosus，SLE）。早在 1908 年，诺贝尔奖得主、固有免疫的发现者 Mechnikov 就曾提出核酸能够招募吞噬细胞，但是 100 多年过去了，我们现在对于 DNA 引起的固有免疫反应的具体机制的了解还有待深入。近几年，科研人员在病毒 DNA 识别受体的鉴定和机制探讨方面取得了突破性的进展，发现了许多新的胞浆 DNA 识别受体，并深入揭示了机体区分外源性 DNA 和内源性 DNA 的分子机制。目前的研究结果显示，除了 TLR9 外，还有七类主要的识别病毒 DNA 的模式识别受体家族，包括 DNA 依赖的干扰素调节因子激活物（DNA dependent activator of IFN-regulatory factor，DAI），黑色素瘤缺失因子 2 样受体家族（absentin melanoma 2 like receptor，ALR），DNA 依赖性 RNA 聚合酶Ⅲ（DNA-dependent RNA polymerase Ⅲ，Pol Ⅲ），LRRFIP1，DExD-H 框解旋酶（The DExD/H-box helicases，DDX）超家族成员 DDX41、DHX9 和 DHX36，环 GMP-AMP 合酶（cyclic GMP-AMP synthase，cGAS），DNA 损伤因子 Mrell 和 DNA-PK/Ku70/Ku80 复合体。

而在识别自身 DNA 方面,主要可通过四种方式将自身 DNA 运送至胞内活化免疫细胞:
Fc 受体(Fc re-ceptor,FcR)、B 细胞受体(B cell receptor,BCR)交联、LL37 和 HMGBl。

一、DAI 分子的生物学功能

DAI 分子能够作为胞浆内的 DNA 感应器识别外源性的 dsDNA,诱导固有免疫反应。
DAI,又被称为 DLM-1 和 Z-DNA 结合蛋白(Z-DNA-binding protein 1,ZBPl),在淋巴结和脾
脏细胞内优势表达,在外周粒细胞、扁桃体、骨髓和小肠也能被检测到。DAI 能够直接结合
dsDNA,过表达 DAI 能够增加病毒、细菌及哺乳动物来源的 dsDNA 所诱导的Ⅰ型干扰素的
分泌,继而Ⅰ型干扰素又可正反馈诱导 DAI 的表达。此外,用 RNA 干扰将 DAI
"knockdown",能够减少 IRF-3、NF-KB 和Ⅰ型干扰素依赖的基因的表达,但是此种抑制并不
完全,从而提示可能存在未知的 DNA 感受器和其他替代途径。进一步的免疫共沉淀实验发
现,DAI 的 C 末端的部分能够结合 TBK1 和 IRF3。DAI 过表达所引起的干扰素的产生可在
野生型小鼠胚胎成纤维细胞中观察到,但是 IRF3 和 IRF7 缺陷的模型中却无作用,提示 IRF3
和 IRF7 参与了 DAI 的下游信号转导。

DAI 能够直接结合 dsDNA,招募 TBK1 和 IRF3,随后通过 TBK1 和 STING,活化 IRF3,
使其发生核转位,刺激Ⅰ型干扰素的产生。虽然 STING 是 RIG-I 信号扩增所必需的分子,但
是越来越多的研究发现,STING 是胞内 DNA 诱导产生Ⅰ型干扰素所必需的信号分子,在识别
DNA 的过程中也发挥重要作用,目前人们已经对 STING 在这些天然免疫信号通路中作用
的机制有了较深的认识。STING 可能并不是 DNA 识别分子,目前没有研究发现其能直接结
合 DNA,同时其也不含有明显的 DNA 结合域。STING 含有多重跨膜区,能够活化 IRF3 通
路,提示其可能为一种接头分子或骨架蛋白,但还需要借助细胞内其他模式识别受体,所以
STING 主要作为通路的中间分子发挥作用。有趣的是,研究人员发现 STING 在接受刺激后,
能够从内质网转位到点状的核周结构中,但是这种转位的意义还不清楚。Kaiser 等的研究发
现,DAI 还能够通过 NF-KB 诱导Ⅰ型干扰素的产生,其机制可能是在结合 dsDNA 后,DAI 能
够招募接头分子受体相互作用蛋白激酶 1(adaptor receptor interacting protein kinase l,
RIP1),RIP1 促进了 RelA 从 IKK 复合体中解离,从而活化 NF-KB,与 IRF3 一起促进Ⅰ型干
扰素基因的表达。但是 DAI 的具体信号通路目前还不清楚,对其识别配体的进一步鉴定以及
DAI 如何区分"自我"和"非我"DNA 机制的探索,将为微生物感染和自身免疫疾病之间的信
号机制提供新的观点。此外,对于 DAI 在识别病毒 DNA 中的确切作用及其重要性,近来受到
数家实验室的质疑,因为 DAI 基因缺失小鼠在病毒感染之后产生Ⅰ型干扰素的能力几乎不受
影响,反映出机体抗御病毒感染机制的复杂性。

二、ALR 的生物学功能

目前,ALR 主要包括黑色素瘤缺失因子 2(absent in melanoma 2,AIM2)、IFI16 和 p204,
都属于 PYHIN(pyrin and HIN domain-containing protein)家族成员,不仅结构类似,而且都
发挥识别 DNA 病毒的作用,分别介导 IFN-β 或 IL-1β 的产生,从而提示 PYHIN 蛋白在外源
性胞浆 DNA 识别过程中的重要作用,因此又将它们命名为 AIM2 样受体家族(AIM2-like re-
ceptors,ALR)。PYHIN 蛋白家族包括所有蛋白质的 C 端都有一段 HIN-200 结构域,是该类
蛋白质识别和结合 dsDNA 的区域;在 N 端(除了 p202a 和 p202b 蛋白质)还有一个高度螺旋

的热蛋白结构域（pyrin domaln，PYD），为蛋白质和蛋白质相互作用的结构域。

AIM2 具有 PYHIN 蛋白家族的两个典型结构域（PYD 和 HIN-200）。AIM2 的 N 端为 PYD。PYD 属于进化上高度保守的死亡结构域蛋白超家族，这些结构域之间相互作用，可以激活多种效应蛋白。AIM2 的 C 端含有两个相邻的寡核苷酸/寡糖结合结构域（oligonucleotide/oligosaccharide-binding domain，OB），该结构域与核酸识别相关。AIM2 通过这两个结构域，能够结合 DNA，并且可促进 IFN-β 产生。但 AIM2 并不直接诱导 IFN-p 产生，在结合 DNA 后，AIM2 与含有 CARD 的凋亡相关微粒样蛋白（aoptosis-associated speck-likeprotein containing a CARD，ASC）结合，形成炎性复合体（inflammasome），继而引起 NF-KB 和 caspase-l 的活化，诱导促炎因子的分泌。此外通过 RNA 干扰降低 AIM2 的表达，能够明显减少 dsDNA 和痘苗病毒感染后炎性小体的形成及 caspase-l 的活化，而在正常的 HEK293T 细胞中稳定表达 AIM2，也能诱导对胞浆 DNA 的反应性。AIM2 缺陷的巨噬细胞在转染了合成的 dsDNA 或弗朗西斯菌（Francisella）、牛痘病毒、小鼠巨细胞病毒（mouse cyto-megalovi-us，mCMV）后，不能产生炎性小体。与野生型小鼠相比，Aim2-/-小鼠在感染 mCMV 后能够产生更多的血清 IL-18，其脾脏 NK 细胞分泌 IFN-γ 的量下降，病毒滴度增高。同样的，感染了 Francisella 菌的 Aim2-/-小鼠对细菌的清除力下降，血清 IL-18 减少，存活率下降。这些表现与 ASC 或 caspase-l 缺陷小鼠的表型相似，提示在 Francisella 菌、牛痘病毒、mCMV 感染的过程中，AIM2、ASC 和 caspase-l 是在同一条信号通路中发挥作用，并且 AIM2 和炎性小体的活化并不会导致疾病的恶化，反而能更好地介导宿主的保护性免疫反应。这些结果提示，AIM2 是胞浆内细菌或病毒 DNA 的强效感应器或称 DNA 识别分子，但 AIM2 针对胞浆内 DNA 的固有免疫中的具体作用与相关机制及在治疗中的应用尚待进一步探索。

最近的研究发现，PHYIN 蛋白家族成员 IFI16（Gamma-interferon-inducible protein 16）是一个新的胞浆 DNA 受体，IFI16 蛋白 HIN-200 结构域含有 2 个重复区，中间被一个富含丝氨酸-苏氨酸-脯氨酸的间隔区隔开，IFI16 蛋白的 N 端包含一个 PYD 结构域，可以和接头蛋白 ASC 相互作用。IFI16 基因可通过选择性剪接编码 3 种蛋白类型，即 A 型、B 型和 C 型。选择性剪接的目标就是针对 HIN-200 结构域内的间隔区，通过不同的剪接方式进行转录调节，形成由高度保守的 56 个氨基酸（丝氨酸/苏氨酸/脯氨酸）组成的 1 个、2 个或 3 个拷贝，与之相对应翻译产生 3 个相互不同的 A、B 和 C 型 IFI16 蛋白产物 IFI16 能够在人巨噬细胞内直接结合病毒 DNA 基序，招募 STING，激活下游 TBKl-IRF3-IFN-β 信号通路。IFI16 主要定位在细胞核中，细胞质中也表达一定量的 IFI16。IFI16 既能在细胞核内识别 HSV-1 DNA，也能识别细胞质中转染的 DNA 或细胞质 DNA 病毒。最近一项研究进一步揭示了 IFI16 在细胞内的定位机制，IFI16 带有保守的核定位序列（nuclear localization signal，NLS）。在淋巴细胞和巨噬细胞中，IFI16 的 NLS 序列上发生乙酰化修饰，并介导 IFI16 定位在细胞质中，抑制其向核内转运，但是乙酰化修饰抑制 IFI16 人核的分子机制还不清楚。鼠源性 PYHIN 蛋白 p204 与人 IFI16 具有相似的结构域，在小鼠巨噬细胞内对于 DNA 和 HSV-1 诱导产生的转录因子的活化和 IFN-β 的表达至关重要。慢病毒的复制能够产生不同的 DNA，如 RNA:DNA 杂合体，ssDNA 和 dsDNA。Jakobsen 等发现，IFI16 还能够结合 ssDNA 活化 STING-TBKl-IRF3/7 信号通路，而一旦 IFI16 被敲除，则慢病毒和 HIV 的复制增加。

三、PolⅢ的生物学功能

如前所述,目前对于病毒 DNA 的识别分子机制尚仅限于 DAI 和 AIM2 的认识,而人们在实验中观察到其他一些病原体如细菌、寄生虫等也可诱导产生Ⅰ型干扰素。但是,对于病原体 DNA 如何诱导Ⅰ型干扰素产生的分子机制不清楚,人们认为体内肯定存在目前尚未被发现的能够识别病原体 DNA 的分子。Chiu 等和 Ablasser 等发现了一类新的胞浆 DNA 识别受体,即 RNA 多聚合成酶Ⅲ(PolⅢ),PolⅢ能够介导胞浆 DNA 的识别并诱导产生 IFN-β。核内的PolⅢ主要参与 tRNA 的功能过程,但是 PolⅢ也存在于胞浆中,其作用机制以前尚不清楚。这两个实验室的研究发现,胞浆内的 PolⅢ能够识别病原体释放的富含 AT 的 dsDNA,并将其转录为 5′端带有三磷酸基团 dsRNA,继而被 RNA 识别分子 RIG-I 所识别,导致 IFN-p 产生,最终激活机体固有免疫反应,参与病毒的清除。

四、LRRFIP1 和 LSm14A

富亮氨酸重复序列相互作用蛋白 1[leucine rich repeat(in Fli-I)interacting protein 1,JJRRFIPI]是凝溶胶蛋白家族成员之一,在果蝇的胚胎发育和肌细胞生成过程中对肌动蛋白组成发挥重要作用。LRRFIP1 主要定位于胞浆内,最初发现能够与哺乳动物的果蝇 Fli-I(flightless I)同源体分子相关作用。最新的研究发现,LRRFIP1 可作为新型胞内核酸识别分子,直接识别并结合病原微生物双链 DNA 和双链 RNA,随后结合并活化 p-catenin,再通过结合Ⅰ型干扰素产生的关键转录因子 IRF3,促进乙酰化转移酶 p300 在干扰素启动子区聚集,形成一个干扰素基因表达增强三相复合体,从而促进干扰素产生。LSm 家族成员 LSm14A 可作为胞内核酸识别分子,结合合成病毒 RNA 和 DNA,通过调控 RIG-I-IPS-1 或 MITA,介导 IRF3 的活化和早期 IFN-β 的产生。

五、DDX 超家族成员 DDX41.DHX9 和 DHX36

另一类新近报道的胞浆 DNA 受体属于 DExD-H 框解旋酶(The DExD/H-box helicases,DDX)超家族。Zhang 等人发现,该超家族成员 DDX41 能在髓样树突状细胞胞浆中与外源性 DNA 及 STING 蛋白结合,并且依赖于 STING 通过其死亡结构域,介导 TBK1、IRF3 和 NF-KB 活化,诱导Ⅰ型 IFN 产生。除了 DDX41 以外,该超家族成员 DHX9 和 DHX36 也被发现能够与胞浆内的 DNA 相互作用。DDX41 还能通过其 DEADc 结构域结合细菌性环二核苷酸c-di-GMP 和 c-di-AMP。环双核苷酸在细菌中发挥信号分子的作用,能够在哺乳动物细胞内诱导 STING 依赖的天然免疫反应。结构学研究进一步证实,STING 能够在其同源二聚体界面直接结合 c-di-GMP。DDX41 可能作为 STING 的上游分子先与这些细菌性信号分子结合,随后促进这些分子与 STING 的结合,最终导致 STING 的活化。由于环鸟嘌呤腺嘌呤(cyclicGMP-AMP,cGAMP)已被发现是 DNA 刺激哺乳动物细胞后产生的内源性第二信使.环二核苷酸与 STING 的结合也许只是 DNA 识别信号通路中的某一环节。但是关于 DDX41 能否与cGAMP 结合以及 DDX41 是否参与 DNA 刺激后 cGAMP 启动的信号通路传导过程,还有待于进一步研究。

六、cGAS

环鸟嘌呤腺嘌呤合成酶(cyclic GMP-AMP synthase,cGAS)是近期发现的一个新型胞浆

DNA 受体,能识别并结合细胞质中的转染 DNA 或入侵病毒 DNA,催化 cGAMP 合成。cGAMP 是 DNA 转染或 DNA 病毒入侵后产生的第二信使,激活 STING/IRF3 通路进而促进 Ⅰ 型 IFN 产生,启动抗病毒天然免疫应答。

当多种不同的细胞受到细胞内 DNA 刺激后,能够产生第二信使分子 cGAMP。随后 cGAMP 能够结合 STING,引起 IRF3 的磷酸化和二聚体化。通过对 cGAMP 这一第二信使分子的鉴定,很好地解释了 DNA 诱导的 IFN 产生过程中 STING 的活化机制。因为,此前有观察发现细菌性信号分子 c-di-GMP 和 c-di-AMP 都能被 STING 识别,继而激活 Ⅰ 型 IFN 的产生。STING 二聚体与 c-di-GMP 和 cGAMP 在二聚体界面结合时的晶体结构分析研究提供了大量关于环二核苷酸如何被 STING 识别以及 cGAMP 的结合是如何诱导 STING 二聚体的构型改变的分子层面的信息。cGAS 在体外结合 DNA 并通过 DNA 依赖的方式诱导 cGAMP 的产生这一现象也已被很多结构学研究所支持。这些研究观察了 DNA 存在或消失的情况下相关酶的构型变化和很多反应中间产物的生成。Gao 等人利用结构及生化手段分析了 cGAS 及 cGAMP 发挥功能的结构基础。他们发现,dsDNA 刺激下,cGAS 发生构象改变而形成可接近的催化口袋结构,催化 cGAMP 形成环 G(2′,5′)pA(3′,5′)p 结构,发挥第二信使功能。cGAS 发生构象改变还可能会有利于其他受体将 cGAS 招募至 DNA 处,整合多种上游信号从而活化 STING。由此,有研究者提出 cGAS 可能是唯一真正的 DNA 受体,但这一预测还需要进一步的研究证实。

在 DNA 反应细胞中介导 cGAMP 合成的酶也随之被鉴定,主要是人 C60RF150 蛋白和鼠 E330016A19 蛋白,即目前命名为 cGAS 的环鸟嘌呤腺嘌呤合成酶。cGAS 有一个核苷酰转移酶(nucleotidyltransferase,NT-ase)基序,能够结合腺苷酸环化酶(adenylate cyclase,AC)和寡腺苷酸合成酶(oligoadenylate synthase,OAS)。

最近的研究发现,cGAS 是 HIV 及其他逆转录病毒的胞内受体,通过 cGAMP/STING 途径诱导 Ⅰ 型 IFN 产生。cGAS 基因缺陷会导致成纤维细胞、巨噬细胞、树突状细胞在 DNA 感染后不能分泌 Ⅰ 型 IFN,从而对 HSV 病毒感染更为敏感,且 cGAMP 对抗原特异性 T 细胞应答介导的抗体生成发挥佐剂效应,表明 cGAS 在机体抵抗病毒感染过程中发挥广泛而关键的作用,并具有显著的免疫佐剂效应。

七、DNA 损伤因子 Mrell 和 DNA-PK/Ku70/Ku80 复合体

大量的研究显示,很多 DNA 病毒能够诱导和调控 DNA 损伤反应,而 DNA 损伤会引起 IFN 的产生,提示了病毒感染、DNA 损伤和天然免疫反应之间的相关性。目前,多种参与 DNA 损伤机制成员如 DNA 损伤因子 Mrell 和 DNA-PK/Ku70/Ku80 复合体等,已被发现在多种细胞内参与了胞内 DNA 对 STING 依赖性 IFN 的诱导。

减数分裂重组蛋白 11(Meiotic recombination 11,Mrell)是构成 MRN(Mrell-Rad50-Nbsl)复合物的重要成分之一。MRN 是由三个蛋白质组成的基因修复复合体,这个复合体包括 Mrell、Nbsl、Rad50 三种蛋白质。MRN 复合物在 DNA 双链损伤修复、保证 DNA 复制、端粒长度维持、同源重组、非同源重组、细胞检验点激活的顺利进行以及维持基因组的稳定性等方面都起到了重要的作用。Mrell 作为一种重要的 DNA 损伤因子,能够结合双链 DNA 断裂切口(DNA double-strand break),并促进其修复,从而在 DNA 的新陈代谢和 DNA 损伤反应

中发挥多重作用,这也提示 Mrell 也可能在识别胞内 DNA 中起作用。最新的研究也证实 Mrell 和 DNA-PKcs/Ku70/Ku80 复合体能够在启动双链 DNA 断裂修复过程中发挥相似的作用。双链 DNA 断裂修复主要通过两条途径:非同源末端连接修复机制(nonhomologous end joining,NHEJ)和同源重组修复机制(homology-di-ected repair,HDR)。其中 NHEJ 是一种非保真的、容易出现遗传突变的修复机制,而 HDR 是一种高保真的修复机制,不容易出现突变,这两条途径都是利用细胞自身的修复机制对 DNA 进行遗传学修饰。研究发现,在小鼠骨髓来源的树突状细胞和胚胎成纤维细胞(embryonic fibroblast,MEF)中,Mrell 参与了 DNA 对 IFN 的诱导。而其他的 DNA 损伤因子如 Nbsl 和 ATM 在 IFN 的产生中则可有可无。值得注意的是,Mrell 只是特异性地识别转染的双链 DNA,但并不识别 HSV-1 和李斯特菌,所以 Mrell 或许只是在其他病原体感染或无菌性炎症情况下发挥作用。

在 DNA 损伤过程中,还有一类包含 DNA-PK、Ku70 和 Ku80 的复合物能够结合 DNA 断裂切口,并促进细胞周期停滞和损伤 DNA 的修复。研究发现,DNA-PK 能够通过磷酸化 NF-KB 对促炎性信号级联反应发挥作用,还可通过转录因子 USF-1 参与代谢调控。Ku70 能与胞浆 DNA 结合,下调 Ku70 表达能阻断 IFN-γ1 分泌,同时,IFN-γ1 的产生依赖于 IRF-1 及 IRF-7 的转录活化。

八、识别自身 DNA 的分子

目前的研究发现,能够识别自身 DNA 的分子主要有四类:Fc 受体(Fc receptor,FcR)、B 细胞受体(B cellreceptor,BCR)交联、HMGB1 和 LL37。

FcR 或 BCR 能够结合含有核酸的自身配体,并将其内化转运到含有 TLR 的结构中。FcR 广泛表达于免疫细胞上,能够结合抗体的 Fc 区,从而转导抑制性或活化性信号。对 SLE 病人血清的研究发现,在人 pDC 中,FcR 能够将含有核酸的免疫复合物运输到含有 TLR9 的小体内。

自身反应性 B 细胞产生的 ANA 是引起 SLE 的重要因子,而打破耐受的起始原因是含有核酸的免疫复合物对 B 细胞的活化。此免疫复合物与 BCR 交联后能够引起 BCR 和 TLR9 或 TLR7 的协调活化,并引起 TLR9 在自噬小体中的再定位,增强自身反应性 B 细胞的活化,引起自身免疫性疾病。

HMGB1 是一类广泛存在、高度保守的 DNA 结合蛋白,能够低特异性识别 DNA 的小沟,使其在转录起始时发生弯曲。在凋亡的过程中,染色质的脱乙酰化能够增强 HMGB1 和 DNA 的结合,从而导致蛋白在核内的滞留。而坏死细胞的脱乙酰化过程停止,HMGB1 从坏死细胞中释放。细胞外的 HMGB1 与坏死细胞释放的 DNA 或含有 DNA 的免疫复合物结合,诱导 TLR9 对自身 DNA 的反应。有研究发现携带有自身核酸的 HMGB1 能够与高度糖基化终末产物受体(receptor for advanced glycation end product,RAGE)在细胞表面结合,介导内化从而参与 TLR9 信号。但是最近的研究也发现,HMGB1 及相关家族成员 HMGB2 和 HMGB3 能够结合 DNA 和 RNA 配体,介导病毒识别。未来对于 HMGB 对自身或非自身核酸的识别机制还需要进一步研究。

抗微生物多肽 LL37 是银屑病损伤渗出物中的免疫活性成分,其结构类似于 α-螺旋多肽,也能够介导 TLR9 和 TLR7 对自身核酸的反应。LL37 能够结合并保护 DNA 和 RNA,避免核酸酶的降解,并极大地促进其运输到早期内体上,和 B 类 CpG ODN 混合能够有效促进 Ⅰ 型干扰素的产生。

九、DNA 识别受体信号转导的调控机制

DNA 识别受体介导的天然免疫信号通路受到多种调控机制的影响。

外源性或内源性 DNA 触发的 STING 活化是激活天然免疫应答的核心环节,然而 STING 过度活化也会引起不必要的免疫损伤。目前关于 STING 活化的调控机制仍不明了。对 STING 的亚细胞定位研究发现 STING 可定位于内质网。当双链 DNA 转染细胞后,会引起 STING 的定位变化,STING 会从内质网经高尔基体移位至细胞质中呈点状分布,并与 TBK1 在点状结构里共定位。STING 与 TBK1 结合后,可介导 TBK1 对 IRF3 的磷酸化修饰,磷酸化的 IRF3 形成二聚体转移到细胞核中启动 IFN-β 和 NF-κB 的转录。干扰素诱导三重基序(tripartite-motif, TRIM)56 可作为干扰素诱导 E3 泛素连接酶,促进双链 DNA 介导的 Ⅰ 型干扰素的产生。TRIM56 能够作用于 STING 的 K150 位赖氨酸,使其发生 K63 位连接的泛素化,引起 STING 的二聚体化,从而招募抗病毒激酶 TBK1,进而诱导 IFN-β 的产生,提示 TRIM56 可作为正向调控因子调控 STING-TBK1-IFN 通路的活化。相反的,泛素连接酶 RNF5 能够在病毒刺激下与 STING 结合,介导 STING K150 位赖氨酸氨基酸残基发生 K48 位连接的泛素化修饰,STING K48 位连接的泛素化修饰后可被蛋白酶体系统识别并降解,提示 RNF5 发挥着负向调控的作用。胞内 DNA 来源的环二核苷酸(cyclic dinucleotides)可激活丝苏氨酸激酶 ULK1(ATG1),促进 STING 发生 Ser3 66 位磷酸化,进而抑制 IRF3 活化,从而负反馈抑制天然免疫应答过度活化。自噬基因 Atg9a 能够抑制 STING 和 TBK1 在点状结构中共定位,提示 ATG9 蛋白能够通过调控 STING 与 TBK1 的装配,负向调控双链 DNA 启动的 STING 介导的信号转导。用鱼藤酮处理细胞后持续产生的活性氧(ROS)能够抑制 STING 介导的 IFN-β 通路,提示可能由于 STING 关键位点的半胱氨酸被活性氧不可逆修饰,在同源二聚体间形成了二硫键。而 NLRX1 作为一个新近发现的抗病毒反应的负调控因子,能够强烈地产生活性氧。由于 NLRX 和 STING 都可出现在线粒体,研究人员推测 NLRX1 可能通过产生强烈的活性氧负向调控 STING 的活性。登革热病毒产物 NS4B 与 STING 的氨基端具有较高程度的同源性,可能通过与 STING 直接相互作用抑制 STING 介导的 IFN-β 激活。

最新的研究发现,仅含有 PYRIN 结构域蛋白 POP3 能够与 ALR 竞争性招募 ASC,从而抑制 DNA 病毒诱导的单核和巨噬细胞内 ALR 炎性复合体的活化。泛素 E3 连接酶 TRIM21 是 DDX41 信号的负向调控蛋白,能够通过 SPRY-PRY 结构域与 DDX41 的 DEADc 结构域相互作用,介导 DDX41 发生 K48 位连接的泛素化,导致 DDX41 降解,从而抑制胞质 DNA 或 DNA 病毒引起的天然免疫。Trex1 即 DNaseⅢ,可作为胞内 DNA 识别分子的负向调节因子。Trex1 是胞内广泛存在的 4′-5′ 核酸外切酶,定位于内质网和胞浆内,作用于 ssDNA 和 dsDNA,可由 Ⅰ 型干扰素诱导表达。Trex1 缺失会引起胞内 DNA 的积聚,从而导致干扰素产生。近期的研究发现,Trex1 通过调控 STNIG、TBK1 激酶以及 IRF3、IRF7 通路调节 IFN 非依赖的干扰素诱导基因(interferon-stimulated gene, ISG)活化,还能通过亚细胞定位转录因子 TFEB 和调控因子 mTORC1 控制溶酶体形成。核酸内切酶 FEN1 基因突变小鼠会引起凋亡细胞内未消化的 DNA 增多,从而诱导自身免疫性疾病、慢性炎症和癌症。此外,核糖核酸酶

成分 SAMHD1 也在抗病毒固有免疫中发挥重要的负向调控作用,一旦突变易导致自身免疫性疾病。

十、展望

虽然近年来人们在寻找细胞内抗病毒天然免疫 DNA 受体领域取得了很大突破和发展,但是到目前为止,DNA 识别信号通路仍存在着很大空白,还有很多未知的识别多种微生物 DNA 的受体需要进一步的探索和深入了解。此外,是否存在细胞内普适的 DNA 受体也有待进一步确定。在上述主要的识别 DNA 的胞内受体中,很多分子的具体作用机制尚不清楚,还需要更多体内试验来验证。DNA 识别信号通路也必然受到多种分子机制的调控,这方面也仍然存在许多悬而未决的问题。可以预见,未来人们会逐步揭开天然免疫抗击病毒信号通路的面纱,为研制抗病毒临床实验靶点药物及治疗策略提供理论依据和有力支持。

第四节　NOD 样受体

近期的研究表明,在天然免疫反应中还存在着其他类的同样发挥重要作用的模式识别受体,包括识别胞内细菌等感染的 NLR(NOD-like receptor)。不同的 NLR 能够识别胞浆内不同的 PAMP 和内源性分子,从而激活下游的 caspase-1,通过 caspase-1 对 IL-1β 和 IL-18 的前体进行剪切,释放大量的 IL-1β 和 IL-18。目前,NLR 家族已有至少 22 种人类和 34 种鼠源成员,但是大部分 NLR 的生理功能尚待进一步探索。

一、NLR 的结构和配体

NLR 由 3 个结构域组成:C 末端富含亮氨酸重复序列(leucine-rich repeat,LRR),主要负责探测和识别配体;位于 NLR 分子中央的 NACHT 结构域,对于 NLR 的寡聚体化和活化非常重要,此结构域在神经元凋亡抑制蛋白(nueroral apoptosis inhibitory protein,NAIP)、MHCⅡ类分子反式激活蛋白(classⅡ transactivator,CⅡTA)、植物不相容性 het 产物(plant het product involved in vegetative incompatibility,HET-E)和端粒末端转移酶相关蛋白 l(telomerase-associated protein l,TPl)等分子中均有表达,故命名为"NACHT";N 末端蛋白相互作用结构域,可与下游接头分子和效应蛋白结合,启动下游信号转导。NLR 是以非活性方式合成,通过 LRR 识别配体,解除 LRR 所介导的对 NACHT 结构域寡聚化的抑制,导致 NACHT 所介导的下游复合物的形成,活化招募的效应分子。

根据效应结构域的种类和 NACHT 的系统发育比较(phylogenetic history),可将其划分为多个亚家族:NOD、含有 NACHT-LRR-PYD 结构域蛋白[NACHT,LRR-and pyrin-domain(PYD)-containing protein,NALP]、CⅡTA、ICE-蛋白酶活化因子(ICE-protease-activating factor,IPAF)和人神经元凋亡抑制蛋白(human neuronalapoptosis inhibitory proteins,NAIPs)。NOD 和 IPAF 含有 caspase 活化募集结构域(caspase-activating and re-cruitment domain,CARD)效应结构域,而 NALP 和 NAIP 含有 1 个 PYD 结构域(pyrin domain,PYD)和 3 个 BIR 结构域(baculovirus inhibitor of apoptosis proteln repeat domaln,BIR)。尽管这些受体的配体和功能目前还不明确,但已知其主要功能之一是能够识别胞浆内微生物

PAMP。

二、NLR 的细胞分布

NLR 中大部分成员的表达较为广泛，NALP2 广泛表达于多种细胞，NOD2 组成性表达于髓系细胞，特别是巨噬细胞、中性粒细胞、树突状细胞和上皮来源的小肠潘氏（Paneth）细胞；但有些 NLR 成员的表达可能是局限性的，如 NALP3 主要表达在巨噬细胞、外周血白细胞。

三、NLR 的信号转导

在胞浆中，NLR 蛋白可通过 LRR 折叠使其靠近 NACHT 结构域，抑制自身多聚体化而使其处于非活化状态，称为自身抑制（auto-repressed）。一旦 LRR 识别 PAMP 会引起自身构象变化，暴露出 NACHT 结构域，触发寡聚体化，继而暴露出效应结构域。通过同型募集，效应结构域 CARD 或 PYD 分别与含有 CARD 或 PYD 效应分子（如 caspase、激酶或接头蛋白）相互接近而使之活化。

（一）NOD1 和 NOD2

NOD1 和 NOD2 是最先被报道的能够识别胞浆内 PAMP 的 NLR，分别含有 1 个和 2 个 N 末端 CARD 效应结构域，可识别肽聚糖成分。NOD1 能够识别 γ-右旋谷氨酰-内消旋二氨基庚二酸多肽（meso-diamin-opimelic acid，Meso-DAP），从而感知革兰阴性菌的感染。而 NOD2 识别胞壁酰二肽（muramyldipeptide，MDP），MDP 几乎存在于所有细菌中，从而 NOD2 能够感知革兰阴性菌和革兰阳性菌的入侵。内体溶酶体是多种病原体进入胞内的一个关键途径，病原体被内吞后，除了能够活化定位于内体的 TL3 和 TLR7-9，也能活化胞浆内的 NOD1 和 NOD2，提示内体能够提供某种转运方式，从而将细菌的成分转移至胞浆中。最新的研究发现，树突状细胞内的两种内体溶酶体转移多肽 SLC15A3 和 SLC15 A4 可将 MDP 从内体转运至胞浆，并选择性地招募 NOD2，形成 SLC15A3、SLC15A4、NOD2 和 RIPK2 复合体，从而增强 NOD2 对 MDP 的反应。NOD2 能够针对合成的或病毒基因组的 ssRNA，通过 MAVS 活化 IRF3，促进 I 型干扰素的产生。NOD2 还能与寡腺苷酸合成酶 2（3′, 2′-oligoadenylate synthetase 1，OAS2）相互作用，正向调控针对 poly(1：C) 的 OAS2 的酶活性，活化 RNA 酶 L，降解病毒 RNA，抑制其复制。NOD 通过配体识别，募集含 CARD 的丝氨酸/苏氨酸激酶 RICK（又称为 RIP2）与受体通过 CARD-CARD 相互作用，最终诱导 NF-KB 的活化。通过 NOD2 活化的 RICK 介导了 IKKy 的泛素化，能够引起 NF-KB 的部分活化，但是其具体机制目前还不清楚。研究人员已经鉴定出很多 NOD 依赖的有效调节 NF-KB 活性的分子，如 TAK1、TRIP-6、GRIM-19 和 ERBIN，但是它们的作用模式和体内生理重要性仍有待进一步探索。

NOD 还能够活化 MAP 激酶通路：NOD2 能够活化 p38 和 ERK，而 NOD1 则参与 JNK 的活化。过表达 NOD1 和 NOD2 能活化 caspase，但在生理情况下是否仍具有此项功能还不知晓。NOD1 和 NOD2 的生理重要性主要体现在其突变时所引起的人类炎性疾病的变化和 NOD1-/-和 NOD2-/-小鼠对胃肠道细菌的易感性增加。但是关于 NOD2 相关的 Crohn′s 病的发病机制目前还不清楚，对其病因学的解释也存在争议。NOD1 和 NOD2 能够通过识别细菌肽聚糖启动自噬，但是此过程并不需要接头蛋白 RIP2 或 NF-KB 的活化。NOD1 和 NOD2 可通过招募关键的自噬分子 ATG16L1 到细胞膜，启动对进入宿主细胞的细菌的自噬。而 NOD2 突变则无法招募 ATG16LI 至细菌侵入位点，对细菌的自噬功能减弱，从而易引发

Crohn's 病。

(二)NALP 和炎性复合体

NALP 是 NLR 中最大的亚家族,含有 14 种 NALP,具有特征性的 PYD 效应结构域。尽管大多数的 NALP 的功能还不清楚,但是很多 NALP 活化能形成炎性复合体(inflammasome),其对很多重要的促炎性细胞因子如 IL-1β 和 IL-18 等的产生发挥着关键的作用。

炎性复合体是由胞浆内 PRR 参与组装的大分子多蛋白复合物,一般均含有一种 NLR 家族蛋白或 HIN200 家族蛋白、凋亡相关斑点样蛋白(apoptosis-associated speck-like protein containing CARD,ASC)以及 caspase 蛋白酶。炎症小体能够识别 PAMP 或者宿主来源性的 DAMP,进而通过招募 pro-caspase-1 并使 2 个相邻的 pro-caspase-1 发生自身水解,产生具有酶活性的 caspase-1,对 IL-1β 和 IL-18 的前体进行切割,使其由前体形式转变为活化形式,分泌到胞外发挥生物学功能,还能引起细胞的 caspase-1 依赖的炎症坏死(pyroptosis),诱导细胞在炎性和应激的病理条件下的死亡。2002 年瑞士科学家 Tschopp 领导的研究小组首次提出"炎症复合体"这一概念,并发现了其在固有免疫抗菌防御体系中的重要作用。迄今为止,已经发现多种类型的炎症复合体,主要包括 NLR 家族中的 NALP1、NALP3、IPAF(NLRC4)、NALP6、NALP7 和 NALP12 炎症复合体以及 HIN200 蛋白 AIM2 和 IFI16 炎症复合体。

NALP1 能够通过 C 端的 CARD 结构域直接与 pro-caspase-1 结合而不需要接头蛋白 ASC,但是 ASC 的参与可显著增强 NALP1 炎症复合体的活性。目前认为,NALP1 是由炭疽杆菌致命毒素诱导细胞质的丝裂原活化蛋白激酶激酶(mitogen activated protein kinase kinase,MKK)裂解活化,但是其活化机制目前还未完全阐明。

NALP3 炎性复合体是研究得最多的一类炎性复合体。它由 NALP3、ASC 和 caspase-1 组成。其活化须通过 ASC 的 CARD 结构域募集 pro-caspase-1。NALP3 有多种激活剂,包括外源性刺激[如 MDP、R848 和 R837、细菌 RNA、DNA 病毒,胞内菌如单核细胞增多型李斯特菌、金黄色葡萄球菌,微生物毒素如尼日利亚菌素(nigericin)、刺尾鱼毒素(maitotoxin)、孔形成微生物毒素和气单胞菌溶素,石棉,硅石,铝盐,UV-B 照射]及内源性危险信号如死亡细胞释放的尿酸所形成的尿酸结晶、细胞外 ATP、淀粉样蛋白-B 等。

NALP3 炎性复合体的激活途径主要有三种:第一种是离子通道途径。胞外的 ATP 激活细胞表面受体 P2X7,从而打开其控制的离子通道,引起钾流混乱;并招募半通道蛋白 pannexin-1 在细胞膜上形成小孔,某些 NALP3 的配体通过膜不均匀分布形成的小孔进入细胞内,激活 NALP3 炎性复合体。第二种是溶酶体破坏途径。被内吞的晶体类物质如二氧化硅、明矾或 β-淀粉样蛋白等能够破坏溶酶体,促其释放某些蛋白酶到胞浆中,可引起 NALP3 活化。第三种是活性氧物质(ROS)途径。NLRP3 激活剂诱导产生 ROS,能够使硫氧还蛋白相互作用蛋白[thioredoxin(TRX)-interacting protein,TXNIP]与 TRX 解离,从而使 TXNIP 结合到 NALP3,引起炎性小体的活化。此外,最近的研究对 NALP3 炎性复合体的活化机制又有了新的补充。Mitoma 等发现胞内 RNA 能被 RNA 解旋酶 DHX33 识别,从而活化 NALP3 炎性复合体。负股流感 RNA 病毒 M2 蛋白作为一种在病毒发病机制中发挥重要作用的质子选择性离子通道,能够激活巨噬细胞和树突状细胞内的 NALP3 炎性复合体通路。M2 蛋白诱导的炎性复合体的活化需要 M2 根据 pH 的梯度变化定位到高尔基体(golgi apparatus),这一研究提出了流感病毒感染时,机体通过感知胞内离子浓度的变化进行病原体识别的新机制。Rathinam 等的研究发现,革兰阴性菌感染后能活化 TRIF,继而通过 caspase-11 活化 NALP3 炎性复合体,并与之协同促进 caspase-1 活化,这一研究提示除了通过 TLR 活化炎性复合体,革兰阴性菌还可依赖 TRIF 活化炎性复合体。在齿周病原菌齿垢密螺旋体表面蛋白 Td92 刺激的巨噬细胞中,膜受体整合素 α5β1 可与 Td92 直接作用,介导 NLRP3 炎性复合体的活化及下游 caspase-1 的活化和 IL-1β 的分泌。Shimada 等发现,线粒体 DNA 能够活化 NALP3 炎性复合体,并诱导 IL-1β 的分泌和细胞程序性死亡。Compan 等的研究发现,当胞外渗透压降低时,细胞体积变大,进而介导 K^+ 依赖的 NALP3 炎性复合体的构象改变,从而活化 NALP3 炎性复合体和 caspase-1,而调节性体积减少(regulatory volume decrease, RVD)则能调控该过程。这一研究提示当胞外环境渗透压改变时,细胞会通过调节自身的体积来调节 NALP3 炎性复合体活化。虽然有如此多的胞外信号可以激活 NALP3 炎性复合体,但是最近有研究者提出 K^+ 外流才是多种信号触发 NALP3 炎性复合体活化的共有的充分必要条件。

NALP6 炎症复合体的活化机制目前还了解较少。有研究发现,当小鼠发生 NALP6 缺陷时,易患右旋糖酐钠(dextran sodium sulfate, DSS)引起的结肠炎和炎性相关性结肠肿瘤。进一步的研究证实 NALP6 缺陷的小鼠的小肠微生物群落变化,出现拟杆菌门细菌的数量明显增多的特点。而在 ASC、caspase-1 或 IL-18 缺陷小鼠中也观察到了类似的改变,提示 NALP6 炎症复合体可能限制炎症细胞因子的异常产生,并能够控制肠道微生物的构成,防止结肠被有害的、能诱导炎症的细菌定植,影响杯状细胞黏液的分泌,而人体内 NALP6 紊乱则可能与炎性肠病的发生有关。

NALP7 炎性复合体是在人类巨噬细胞中被发现的一类新型炎性复合体。Khare 等发现微生物来源的酰化酯肽刺激能够诱导 NALP7 介导的 ASC 依赖的 caspase-1 的活化以及 IL-1β 和 IL-18 成熟,进而抑制胞内细菌复制,但并不诱导促炎性细胞因子 TNF-α 和 IL-6 的产生。该研究补充了我们对炎性复合体活化及组装机制的认识。

NALP12 是在生化检测中第一个被发现的具有结合 ASC 活性并形成功能性炎性复合体的 NLR 成员。目前人们对 NALP12 在天然免疫应答、特别是机体抵抗病原微生物感染中的真正作用的了解十分有限。Vladimer 等的研究发现 NLRP12 缺陷小鼠对鼠疫杆菌感染更为敏感,高毒力鼠疫杆菌可能通过削弱 NALP12 炎性复合体活化这一关键环节发挥其致病作用。还有研究者认为 NALP12 是一个在 TLR、TNF 和结核分枝杆菌诱导作用下产生的炎症信号的拮抗剂。但是随着研究的深入,也有报道发现 NALP12 炎症复合体既有促进炎症作用又有抑制炎症作用。在某些常见的刺激物如 ATP 等作用时,NALP12 对于 caspase-1 的活化则不是必需的。有研究发现用 IL-1 的抗体治疗 NALP12 基因突变的病人疗效显著,提示 NALP12 基因突变与遗传性的炎症性疾病之间可能具有相关性。

(三)CⅡTA

CIITA 基因定位于人染色体 16p13,编码 MHCⅡ类分子反式激活蛋白的主转录因子。MHC2TA 缺失会引起常染色体遗传的免疫缺陷病——裸淋巴细胞综合征(bare lymphocyte syndrome, BLS)。BLS 病人由于缺乏细胞和体液免疫,极易感染细菌、病毒和真菌。CⅡTA

含有 C 末端 LRR、1 个中央 NACHT 结构域和 1 个 N 末端转录活化结构域。CⅡTA 有 4 种亚型,亚型Ⅱ在人类能够少量表达而在小鼠内不表达,其他 3 类亚型都是细胞特异性表达的。其中树突状细胞组成性表达所有这 3 种亚型。CⅡTA 蛋白并不能够结合 DNA,但是能和转录因子、组蛋白修饰乙酰转移酶及甲基化酶相互作用。目前的实验模型显示,CⅡTA 能够在 MHCIⅠ类基因转录过程中充当一种共激活蛋白的作用。

(四)IPAF

伤寒沙门菌(S. lyphimMrium)能够诱导 caspase-l 介导的 IL-1β 的分泌和细胞死亡。IPAF 具有和 NOD1 类似的结构,是诱导针对沙门菌感染反应的关键分子。IPAF 炎症复合体又称为 NLRC4 炎症复合体,是近年来研究较多的一个炎症复合体。NLRC4 含有 CARD 结构域,在信号转导过程中可以与 caspase-l 直接结合,使其水解活化,继而转化 pro-IL-lβ 和 pro-IL-18 为活性形式。革兰阴性菌具有Ⅲ型或Ⅳ型分泌系统(typeⅢ secretion system ,T3 SS 或 typeⅣ secretion system,T4SS),这些分泌系统可以将病原菌的鞭毛蛋白运送到宿主细胞内,进而激活宿主细胞内的 NLRC4。鞭毛蛋白激活 NLRC4 的过程还涉及对 T3 SS 组成成分杆状结构蛋白 pho-P 抑制基因编码蛋白 J(phoP-repressed gene J,Prgj)的识别。NAIPs 家族作为受体能够激活 NLRC4。有研究发现,NAIPs 通过识别细菌鞭毛及Ⅲ型分泌系统,协同 NLRC4 招募 ASC 及 caspase-l,促进炎性复合体形成,这一发现对疫苗研制具有启示作用。如 NAIP5 和 NAIP6 能够结合细菌的鞭毛蛋白,NAIP2 能够结合 PrgJ 和其他相关的杆状蛋白,这些 NAIP-配体复合物的结合都能够进一步活化 NLRC4。NLRC4 炎性复合体的激活可不依赖 NAIP5 的参与,但 NAIP5 激活则需要 NLRC4 参与。最近的报道发现,PKC8 介导的 NLRC4 的 Ser5 33 位点磷酸化对 NLRC4 炎性复合体形成发挥关键作用。NLRC4 炎性复合体在抗细菌免疫中的作用也越来越引起人们的关注。有研究发现,脾脏 CD8a+ DC 在病原菌刺激后,能够通过 NLRC4 炎性复合体快速分泌 IL-1β 和 IL-18,而 DC 来源的 IL-18 进而促进记忆性 CD8+ T 细胞分泌 IFN-γ,介导抗细菌免疫应答。肠道单核吞噬细胞(intestinal mononuclear phagocytes,iMP)在共生菌和病原菌感染后不分泌 TNF 或 IL-6,从而介导肠道对共生菌的免疫耐受。但是当致病性沙门杆菌或假单胞菌感染时,iMP 内的 NLRC4 炎性复合体能够被激活,并引起 caspase-l 活化及成熟 IL-1β 产生,由此提示 NLRC4 在对沙门菌的感染中发挥着不可或缺的作用。NLRC4 缺陷小鼠的体内实验进一步发现 NLRC4 缺陷会使小鼠对沙门菌感染高度敏感,提示 NLRC4 依赖的 IL-1β 产生对于机体维持对肠道病原菌的免疫应答和对共生菌的免疫耐受之间的平衡发挥着关键作用。

(五)NAIP5

尽管 NAIP5 和 IPAF(一类鼠源性的 NAIP,含有 3 个 N 末端 BIR 结构域,和 IPAF 的序列高度相似)在过表达时能够发生相互作用,但是表达 NAIP5 的次形态突变等位基因(hypomorphic mutations,此种突变使基因的表现或基因产物的活性减弱,但不缺失)的巨噬细胞对于沙门菌诱导的细胞死亡的反应与其对应的野生型是相似的,从而提示 NAIP5 的功能可能与 IPAF 不尽相同。

最近的研究发现,人胞浆的军团菌(legLonella)鞭毛蛋白能够激活 NAIP5。IPAF 和 NAIP5 均能识别胞浆内同一类 PAMP,即鞭毛蛋白,活化 caspase-l,直接控制胞内细菌的生长,也可以通过 IL-1β 的分泌,诱导炎症反应。而 TLR5 识别的是胞外鞭毛蛋白,主要通过不同的细胞因子的产生诱导炎症反应。而其他的胞内病原体如志贺菌属(Shigella)是否也能活化这些 NLR 以及 IPAF 和 NAIP5 炎性复合体介导的细胞死亡的具体机制均值得进一步深入研究。

(六)NLRX1

NLR 家族成员 Xl(NLR family member Xl,NLRXl)在 N 末端含有能靶向作用于线粒体的序列,是一种能够定位在线粒体上的 NLR。最近的研究显示 NLRX1 能够对 TLR 信号通路和 RIG-I 信号通路发挥负向调节作用。Xia 等报道,LPS 刺激能迅速诱导 NLRX1 蛋白泛素化,并与 TRAF6 解离,进而与 IKK 作用,抑制 NF-KB 的活化。进一步的研究发现 NLRX1 的过表达能够抑制由合成性 RIG-I 配体和仙台(Sendai)病毒或信德(Sindbis)病毒引起的 RIG-I 信号的活化。用 siRNA 敲除 NLRX1 则会引起病毒诱导的 I 型干扰素产生的增加和病毒的低复制。但是目前关于 NLRX1 在线粒体内精确的亚结构定位还不明确。NLRX1 的定位与结合在线粒体外膜的 IPS-1 很靠近,而 NLRX1 和 IPS-1 的相互作用能够抑制 RNA 诱导的 I 型干扰素的产生和 NF-KB 的活化,从而提示 NLRX1 可作为 RLR 信号的负调分子。NLRX1 还能够在 poly(1:C)刺激后,完全转位到线粒体基质内,通过促进线粒体内 ROS 的产生,增强 NF-KB 和 JNK 信号。尽管 NLRX1 发挥功能的具体机制还不清楚,但其在线粒体的定位对于其在抗病毒信号中发挥正向或负向调节作用起着关键的作用。未来的研究将集中于对 NLRX1 在线粒体内的精确定位及确定 NLRX1 在何种情况下会启动抗炎或促炎作用的研究。

(七)NLRC5

含 CARD 的 NLR 家族 5(NLR family CARD-containing 5,NLRC5)在 C 末端含有与 CARD 和 PYD 无明显同源性的死亡结构域效应区,是一类非典型的 NLR 家族成员。此外 NLRC5 的 LRR 区是目前已知的 NLR 中最长的,含有约 1000 个残基,呈螺旋结构。有研究发现,NLRC5 蛋白主要是表达在造血组织及髓系和淋巴系细胞内。在 THP-1 和人纤维原细胞内敲除内源性 NLRC5,能够降低仙台病毒、CMV84 感染或 poly(I IC)刺激后的 I 型干扰素反应,如 IFN-β、CCL5、CXCL10 或 IFN-α 的产生减少。但是也有研究发现,NLRC5 在病毒感染后能够对 NF-KB 信号和 I 型干扰素的产生发挥负向调控的作用,在小鼠巨噬细胞系内使用 siRNA 敲除 NLRC5,能够促进 NF-KB 信号的活化和 I 型干扰素、IL-6、IL-1β 和 TNF 的产生,及 MHC I 和 CD40 的表达。尽管以上的研究结果在很多方面自相矛盾,但是 IFN-γ 对 NLRC5 的上调表达能力是一致的,建立 NLRC5 缺陷小鼠毫无疑问将有助于确定 NLRC5 在抗病毒免疫中的确切作用。

四、NLR 的调控机制

NLR 家族成员形成的炎性复合体发生过度活化和 IL-1β 过量分泌会引起组织损伤,甚至诱导慢性炎症性疾病的发生发展。因此,炎性复合体活化必须受到严格调控,以免机体发生不必要的病理损伤。关于炎症复合物调控的详细机制正受到广泛关注,相关研究迅速发展。近期的研究已找到了多个靶向炎症复合物通路的关键性的调控分子。

(一)炎性复合体组装的调控机制

人们对于炎性复合体组装的调控机制有了新的认识。只含 CARD 结构域蛋白(CARDonly proteins,COP)和只含 PYD 结构域蛋白(PYD-only proteins ,POP)在炎症复合体组装的调控中起着重要作用。COP 含有一个与 caspase-l 相似的 CARD 结构域,包括 COP1、ICE-BERG、caspase-12s 和 INCA 等;POP 包括 POP1 和 POP2,其中 POP1 含有一个和 ASC 高度同源序列的 PYD 结构域。COP 和 POP1 分子能够通过竞争结合 ASC 和 caspase-l,干扰炎症复合体的组装从而负向调控炎症复合体活化。LRRFIP2 能够通过 N 端结合 NALP3 并与之相互作用,并通过卷曲基序(coil motif)与 caspase-l 的假底物 Flightless-I 相互作用,抑制 caspase-l,从而负向调控 NALP3 炎性复合体活化,由此提出炎性复合体调控新机制。

(二)炎性复合体特定亚细胞器定位的调控机制

NALP3 炎性复合体刺激物能够诱导产生乙酰化 α-微管蛋白,继而介导线粒体上的 ASC 的运输,使其同位到 质网上的 NALP3,形成功能活化的 NALP3。NALP3 能通过其 N 端结构域调节接头分子 IPS-1 在线粒体上的定位;与之相应,定位在线粒体外膜上的 IPS-1 能够促进胞浆中游离的非活化 NALP3 定位到线粒体,从而促进 NALP 3 介导的 IL-1β 产生。

(三)代谢相关产物对炎性复合体的调控机制

ω-3 脂肪酸(Omega-3 fatty acid,ω-3 FA)能够依赖 G 蛋白偶联受体 GRP120 和 GRP40 及其下游 β-arrestin-2 蛋白,有效抑制巨噬细胞中 NALP3 炎性复合体活化,进而抑制其下游的 caspase-l 活化和 IL-1β 成熟,提示了 ω-3 FA 在 Ⅱ 型糖尿病等相关炎症性疾病中的潜在临床意义。CD36 能够促进胞内可溶性配体氧化低密度脂蛋白(Low-density lipoprotein,LDL)、β-淀粉样蛋白和胰淀素肽形成胆固醇晶体或淀粉样纤维,促进 NALP3 炎性复合体的活化和 IL-1β 成熟。

(四)自噬对炎症复合体的调节机制

在相应的病原微生物刺激后,Atg16L1 缺陷小鼠 IL-1β 和 IL-18 的分泌显著增加,提示自噬基因 Atg16L1 能够负向调控炎症复合体的活化。自噬小体能够隔离并将降解 pro-IL-lβ,通过减少 caspase-l 的活化底物而抑制炎症复合体通路。自噬作为细胞的一种自我保护机制,一旦发生功能障碍,则无法吞噬受损线粒体和清除线粒体产生的 ROS,过量的 ROS 和受损线粒体释放的氧化线粒体 DNA(mitochondrial DNA ,mtD-NA)进入细胞质中,能结合 NALP3 炎性复合体,并使之活化,而缺失 mtDNA 的巨噬细胞其 IL-1β 的分泌会被明显抑制。NOD2-受体相互作用蛋白激酶 2(Receptor interacting protein kinase 2,RIPK2)信号在甲型流感病毒(influenza A virus)感染过程中能够通过磷酸化线粒体自噬(mitophagy)诱导因子 ULK1 负向调节 NLPR3 炎性复合体活化及 IL-18 分泌。

(五)病原微生物感染对炎症复合体的调节机制

细菌可通过阻断宿主的识别来抑制炎症复合体。假结核耶尔森菌(Y. pseudotuberculosis)的效应因子 YopK 可通过与细菌 T3SS 易位子的相互作用,进而阻断炎症复合体对细菌的识别,抑制 NALP3 和 NLRC4 活化。结核分枝杆菌可通过 Zn^{2+} 金属蛋白酶抑制 NALP3 活化。

病毒可表达宿主同源蛋白直接抑制炎症复合体。卡波希瘤疱疹病毒(Kaposi's sarcoma herpesvirus,KSHV)能够表达 NALP1 同源蛋白 Orf63,通过与 NALP1 和 NALP3 相互作用,抑制炎症复合体的活化。兔特异性致死疱疹病毒(Myxoma vlrus)可编码 M013 蛋白,与 ASC

结合后抑制 caspase-1 的活化和 IL-1β 的产生。

（六）IFN 对炎症复合体的调节机制

研究表明 I 型 IFN 通过诱导产生 IL-10 调控转录因子 STAT3 信号通路以抑制 pro-IL-1β 合成，从而减少细胞内 pro-IL-1β 的储量，实现对炎症小体通路的抑制。I 型 IFN 还可通过 STAT1 抑制 caspase-1 活化，从而下调炎症复合体的活化。小鼠 CD4[+] 效应 T 细胞和记忆性 T 细胞通过表达 I 型 IFN 可抑制 NALP1 和 NALP3 介导的 caspase-1 活化及 IL-1β 分泌。此外，IFN-γ 也具有抑制炎性复合体的作用。在结核杆菌慢性感染过程中，淋巴细胞分泌的 IFN-γ 能通过 NO 抑制 NALP3 依赖的 IL-1β 产生。

五、展望

NLR 是一类重要的胞浆型 PRR，是固有免疫针对病原生物的一类感受器和识别分子，在固有免疫应答中发挥独特的功能。但是目前对 NLR 的研究还不够完善，还有很多未知领域值得进一步研究，例如：病原体如何进入胞质，NLR 如何识别配体，NLR 识别和 TLR 识别之间存在哪些协同反应，NLR 识别配体和信号转导的具体分子机制，NLR 的基因突变引起疾病易感性的机制等。近年来的研究已发现，除了在抗感染中的作用外，NLR 的活化过程还可能与动脉粥样硬化、痛风、肠炎、2 型糖尿病、阿尔海默茨病和肿瘤等疾病密切相关。因此，加深对 NLR 的了解将为防治病原体感染、自身免疫性疾病的诊断和防治、新药的靶点设计以及新型疫苗的开发提供新的思路。

第五节　C 型凝集素受体家族

C 型凝集素受体（C-type Iectin receptor，CLR）家族能够识别机体的内源性配体和通过内吞或吞噬获取的病原体，在维持内源性糖蛋白的稳态、抗原提呈和吞噬杀伤中发挥重要作用。此外，一些 CLR 能够产生胞内信号从而影响炎症反应。其中，Dectin-1 作为 C 型植物凝集素家族的一员，是外源性 β-葡聚糖的主要受体，在介导吞噬和激活下游信号转导中极为关键。

巨噬细胞上的甘露糖受体（MR）也是 C 类凝集素受体家族成员之一，能够结合和内吞表达多聚甘露糖残基的微粒体。此外，有研究发现，甘露糖受体所传递的细胞内信号能够抑制 TLR 的信号通路，如牛分枝杆菌和结核分枝杆菌（M. tuberculosis）来源的甘露糖帽化的阿拉伯树胶酸能够抑制 LPS 诱导的 DC 产生 IL-12。

巨噬细胞诱导的 C 型凝集素（MINCLE）能够识别马拉色菌和假丝酵母等真菌感染。此外，MINCLE 还能够识别坏死细胞的 U2 snRNP 成分剪接体相关蛋白 130（SAP130）。

CLR 可通过其 ITAM 基序或含有 ITAM 基序的接头分子如 FcRγ、DAP10 或 DAP12 启动胞内信号转导，活化 Syk 酪氨酸激酶，继而通过 CARD9 活化 MAP 激酶、转录因子 NF-AT 和 NF-KB，促进促炎细胞因子的产生。

一、Dectin-1 的结构和配体

Dectin-1 属于 II 型跨膜受体，含有一个细胞外 C 类凝集素样结构域，用以识别配体；一个胞浆内的尾部，所含序列与淋巴细胞抗原受体的信号序列免疫受体酪氨酸活化基序（ITAM）

结构相似,参与胞内信号的转导。Dectin-1能够识别酵母多糖(也是TLR2的配体),除此之外,可能还存在其他的糖类或蛋白类配体。有研究发现,Dectin-1还可作为协同刺激分子识别CD4$^+$和CD8$^+$T细胞表面的某种表位,促进T细胞增殖;在胸腺、脾和淋巴结的T细胞区域,表达在DC和巨噬细胞上的Dectin-1可通过识别某种未知的蛋白分子,促进抗原提呈细胞和T细胞之间的相互作用。

二、Dectin-1的分布

树突状细胞、各种粒细胞、单核/巨噬细胞、NK细胞、肥大细胞、成纤维细胞均能表达Dectin-1,T细胞的某些亚群也可少量表达Dectin-1。人和小鼠的Dectin-1主要表达在外周血白细胞特别是DC表面,在巨噬细胞上的表达水平不一。胞浆内也有可溶性的Dectin-1的分布。免疫组化分析发现鼠源性Dectin-1在鼠脾、小肠、肝脏、肺、胸腺等都有表达,而在鼠脑、心脏、肾和眼睛这些组织内检测不到Dectin-1的表达。

三、Dectin-1的信号转导

Dectin-1在不同的细胞中能够识别不同的配体,诱导多种反应,如炎性细胞因子的产生、吞噬和呼吸爆发(在吞噬小体内产生超氧负离子)等。这些反应可以分为Syk依赖和Syk非依赖两种。Syk家族是一类酪氨酸激酶,连接有两个SH2结构域(Syk和ZAP270)。Dectin-1的Syk依赖信号转导有一定的选择性和细胞特异性。在巨噬细胞中,Dectin-1识别酵母多糖后需通过Syk诱导呼吸爆发,但吞噬则不依赖Syk。在骨髓来源的DCs中,Syk只是部分参与Dectin-1介导的酵母多糖的吞噬,却是IL-10和IL-12产生所必需的。在Syk依赖的反应中,Dectin-1尾部ITAM基序近膜端的YXXL序列内的酪氨酸被磷酸化,招募Syk,并引起Syk自身的磷酸化,从而介导下游细胞信号的活化。最近有研究者发现Card9(含有与Bc110相互作用的CARD结构域蛋白)能够不依赖于TLR/MyD88通路,转导Dectin-1/Syk的活化信号给Bc110-Maltl复合体,继而活化IKK复合体,导致NF-KB的活化和后续炎症因子如TNFα、IL-2和IL-10的产生。但是,在骨髓来源的DCs中,Card9并不是吞噬酵母多糖所必需的,从而提示Syk下游还有其他因子至少部分参与了这些细胞的吞噬过程。

Dectin-1还存在其他非Syk依赖信号途径,例如PKC、PI-3 K、Src激酶、Rho GTP酶等都参与Dectin-1对病原体的吞噬以及一系列的炎症反应,但具体的机制还不是很清楚。最新研究发现,Dectin-1还能触发一种caspase-8炎性复合体的新型活化方式。在真菌和分枝杆菌感染过程中,Dectin-1能够招募MALTl-caspase-8和ASC加入CARD9-Bcl-10-MALTl复合体,活化非经典caspase-8炎性复合体,促进pro-IL-1β剪切成熟。此外,Gringhuis等的研究发现Dectin-2和Dectin-3形成异源二聚体结合α-甘露聚糖类(α-mannans),介导机体抗真菌天然免疫应答,揭示了不同的CLR有可能形成不同的异源或同源二聚体,导致宿主细胞识别各种微生物感染的不同敏感性和多样性。

四、展望

CLR是一种新的非Toll样PRR,其中Dectin-1的Syk依赖性信号转导对天然免疫而言是较为新颖的转导途径,虽然其下游机制目前还不是很清楚,但如果在其他非Toll样PRR的胞浆也能发现相似的胞浆尾部结构,那么该信号通路的研究可能会有很大的突破。

第四章　T 细胞免疫识别研究进展

第一节　前言

　　T 细胞是免疫学研究的核心,T 细胞识别是回答免疫最根本问题的基础。本章将重点集中在 T 细胞识别及其应答理论的基本认识进展,即对 TCR 及其识别的信号的新认识,特别是自身反应性这一 T 细胞重要基本特性的免疫识别研究进展。

　　获得性免疫的自身反应性是免疫系统的基本特性之一。早在 20 世纪 70 年代,Jerner 提出的网络学说就提出"自身反应性是免疫网络的基础,是免疫网络成员的基本特性";"免疫系统初始并不是针对外界抗原的,而是靠自我识别、自我反应而形成网络以维持自稳"。大概可以将 Jerner NK 免疫网络归纳为"抗体自身反应的网络",虽然该学说获得诺贝尔医学生理学奖,但对 T 细胞的反应网络并没有明确描述,只是提出 T 细胞网络大致与抗体网络类似。免疫学发展到今天,对 T 细胞的研究更加深入。通过免疫进化研究我们知道所有的脊椎动物都具有获得性免疫系统,这套系统是基于通过体细胞突变并克隆表达于体细胞上的高多样性的抗原受体来实现的。虽然有颌脊椎与无颌脊椎两类脊椎动物获得性免疫系统所使用的抗原受体其分子构成及组装机制大相径庭,近来的研究却表明它们的基本设计原理却惊人的相似,而这种"顶层设计"就必然存在自身反应性。

　　虽然无颌脊椎动物还没有确切证据表明其类 T 细胞识别的是抗原提呈细胞提呈出来的信号、也没找到 MHC 类似分子,但高等有颌脊椎动物的每一个 T 细胞都特异性对应单独的 MHC 抗原。然而,其巨大而富有多样性的 αβT 细胞受体库的存在提出了一种更为复杂的机制,即每个 T 细胞能够识别不同的肽,这就是 T 细胞的交叉反应。抗原提呈细胞(antigen presenting cell,APC)将任何一个 pMHC(peptide-MHC)复合物提呈给 T 细胞时,被 TCR(T cell receptor)最佳识别的机会是很少的,因为它们总是有更有力的竞争者。此外,任何 TCR 特异性识别 pMHC 复合物时,均是通过体内 T 细胞库来完成,而一旦 pMHC 被过多 TCR 识别后就会导致免疫疾病的发生。

　　因为 T 细胞发育是在特定的淋巴上皮组织(如人类在胸腺),阴性选择就发生在这些组织。因而进化出一个机制:T 细胞识别的是抗原提呈细胞处理提呈后的 pMHC 信号。这个特性,使得其识别游离多肽或者变性蛋白成为一种特殊情况。近年来发现,这类抗原与传统的完整蛋白经 APC 处理后形成的经典 pMHCⅡ复合物不同,它被非传统的 B 型 T 细胞识别。这种非传统的 B 型 T 细胞并不参与对蛋白抗原的正常应答,而在系列自身免疫反应中存在。本章也将讨论这种 B 型 T 细胞对多肽的非传统识别及其在 1 型糖尿病及其他自身免疫疾病中的作用。

第二节　获得性免疫系统设计原则

一、淋巴细胞进化上的起源

无论是无颌脊椎动物(如七鳃鳗以及盲鳗)，还是有颌脊椎动物(是非常多样性的种群——鲨鱼及人类都包括其中)，都有一套获得性免疫系统。虽然这两类脊椎动物获得性免疫系统所使用的抗原受体其分子构成及组装机制大相径庭，近来的研究却表明它们的基本设计原理却惊人的相似。找到这些共同点可加深我们对哺乳动物免疫系统的理解，同时为医学上干预免疫系统提供思路。

二、T 细胞抗原受体的进化

近年研究工作发现七鳃鳗的类淋巴细胞就能表达极具多样性的抗原受体，这种受体富含亮氨酸重复序列，被命名为可变淋巴细胞受体(variable lymphocyte receptor，VLR)。现在知道与天然免疫系统不同，脊椎动物的获得性免疫系统通过非常高效的体细胞突变机制来生成一个分子结构上具有无限多样性的抗原受体库，这些多样性的抗原受体克隆性的表达于单个淋巴细胞上。令人意想不到的是，目前研究结果显示脊椎动物的获得性免疫受体的形成经历过两次独立的进化事件，一次造就了无颌鱼类的免疫受体，而另一次则造就了现存有颌脊椎动物(包括人类)的免疫受体。

B 细胞能够分泌其抗原受体(作为抗体)，也能够在细胞表面表达它们，作为 B 细胞受体(B cellreceptor，BCR)；而 T 细胞的抗原受体只会表达在细胞膜表面。对于 T 细胞，目前主要发现了两类功能不同的亚系，一种表达 αβT 细胞受体(T cell receptor，TCR)，而另一种则表达 γδTCR。对于所有脊椎动物的获得性免疫系统来说，抗原受体基因高效的体细胞突变是最重要的一个进化创造。值得注意的是，对于前述两种不同的脊椎动物，抗原受体基因突变的机制有很大差别，而抗原受体基因本身也大不相同。

在有颌及无颌脊椎动物中，基于等位排斥机制单个细胞只表达一种抗原受体基因。对于有颌脊椎动物的 B 细胞及 T 细胞，功能性抗原受体的细胞表面表达是细胞存活的必须条件，同时也参与了细胞后续的分化。这两点对于无颌鱼类的淋巴细胞可能同样适用。

三、自身反应性的起源

虽然无脊椎动物也能观察到免疫相关分子有限的体细胞突变，而脊椎动物却将这种机制在效率和强度上发挥到了极致。为什么所有现存的脊椎动物都利用体细胞突变来产生一个基本上无限的抗原受体库？这个问题目前仍然没有明确答案。这可能与脊椎动物起源时外界病原体压力有关，同时也显示体细胞突变这个机制在这种压力下具有很强的选择优势。特别需要注意的是，体细胞突变这种方式能生成极强的多样性，但同时也会生成自身反应性的抗原受体。

对于胚系基因编码的受体，自身反应性不会是一个问题，自然选择会高效地将意外生成的自身反应性清除掉。体细胞突变重组的受体则不同，由于其高度多样性，要做到所有的受体自我耐受基本是不可能的。因此,自身反应性是体细胞突变不可避免的副产物,机体必须有某种机制来应对。合理的推测是,体细胞突变生成的抗原受体特异性是天生不可预测的,这会导致机体在分子、细胞及组织水平上做出很大的适应。只有这样,体细胞突变才能在会带来自身反应性的局限下建立起来并占据进化上的优势。

体细胞突变会带来产生自身反应性抗原受体的风险,这种风险的大小直接决定了哪种机制介导了体细胞突变。无颌鱼类利用基因重组主导其 VLR 生成机制。研究显示,在受体组装过程中,相当大部分单个"富亮氨酸重复序列模体"参与了重组,这样生成的嵌合体增加了VLR 序列的多样性。也有研究显示 BCR 亲和力成熟过程能进一步提高 VLR 库的多样性,不过确认这一点需要对七鳃鳗全基因组的解析。从原理上看,基于基因重组生成的序列多样性是可预测的,这是因为参与重组的遗传成分是已知的。与此明显不同的是,V(D)J 组合过程中利用一种完全不同的机制生成了拼接式多样性。拼接式多样性的产生主要通过模版非依赖的末端脱氧核苷转移酶介导。因为,在拼接过程中没有模版随机添加脱氧核苷,其生成的序列编码受体结合抗原的部位。由此可见这种重组导致的抗原受体多样性本质上来说是不可预测的。因此,就规避自身反应性的机制而言,拼接模式比重组模式更容易做到。我们可以想象,随着脊椎动物抗原受体体细胞突变功能的进化,机体对于体细胞突变进行质量控制以规避自身反应性的机制也在不断完善。

体细胞突变形成自身反应性抗原受体是一个非常浪费的策略,能量被浪费在自身反应性(潜在有害于机体)的效应细胞上。然而所有脊椎动物的进化过程都保有这套机制,这说明高多样性的抗原受体库在进化过程中必定会带来足够的选择优势以抵消体细胞突变需要的高能耗。有趣的是,产生一个多样性上可观的自身耐受的效应细胞群所需的能耗决定于抗原受体基因结构以及它们的表达模式。从人类观察到的自身反应性 TCR 及免疫球蛋白来看,自身耐受抗原受体库整体具有高多样性,而且只有非常少一部分细胞经历了抗原受体基因的重组过程,单等位基因通过易位子模式来表达抗原受体是最可接受的。这可能也解释了这种古老的抗原受体基因易位子排列结构为何能在进化中得以保持。

对于增加的抗原受体多样性及伴随的自身反应性,有一个最优的调和策略,该策略一定程度上是通过选择特定的抗原受体基因结构(易位子排列特性或对于多拷贝基因的限制性使用)以及特定的表达模式(单等位点表达)来实现的。换言之,如果抗原受体基因体细胞突变基于易位子排列特性的结构并克隆性表达于细胞上,那么有产生自身反应性抗原受体的倾向性。反而言之,由于无颌鱼类的 VLR 基因具有所有这些特征(易位子及单等位点的表达),那么它们重组产物就具有潜在自身反应性。因此我们可以推测,在有颌脊椎动物中细胞及组织水平上针对自身反应性做出的某些修正机制在无颌鱼类中也应存在。

进化研究尚未证明有确切的抗原提呈系统或 MHC 分子的证据。区分获得性及天然免疫系统的几个核心特性在所有脊椎动物中都是一样的。这些特性包括:①T 细胞与 B 细胞是不同的淋巴细胞系以及解剖上隔离的 T 及 B 细胞发育部位(特别是 T 细胞发育所需的精细的淋巴上皮组织);②主要功能特性包括以膜蛋白或分泌蛋白的形式细胞克隆性表达抗原受体、同种异体反应性、免疫应答中 B 及 T 细胞的相互作用,以及特异性的免疫记忆应答。

结语:已有的研究表明不同进化阶段的脊椎动物的淋巴细胞抗原受体多样性形成机制有

很大不同,但都有形成自身免疫性可能;都有一套细胞自身的质控系统来控制功能性抗原受体的重组和表达;高级脊椎动物抗原受体体细胞突变能力增强,必定伴随着一套机制来控制潜在有害的突变的影响。这说明,T 细胞抗原受体的多样性进化形成机制决定了 T 细胞的自身反应性是"先天的"。

第三节 T 细胞识别的交叉性

本节从 TCR 传统识别抗原表位的角度阐述 T 细胞识别和反应必定是交叉性的。

一、TCR 多样性与识别的海量信号

众所周知,T 细胞在其细胞表面识别 pMHC 复合物。αβT 细胞的 TCR 由两个单独的肽链组成,包含基因重组后的可变区(V),多样区(D),连接区(J)和恒定区(C),这种 V(D)J 区域的随机连接导致小鼠理论上的 T 细胞库达到 10^{15} 以上;在人类远远大于小鼠,因为人体内大约有 54 个 TCRβ 可变区基因,而小鼠只有 35 个。

T 细胞的多样性决定于 6 个互补决定区(CDR),通常情况下,MHC Ⅰ 和 MHC Ⅱ 分别提呈内源性和外源性抗原。MHC Ⅰ 有个封闭式的肽结合槽可以结合长度为 8～14 个氨基的表位肽。随着结合肽段的增长,MHC Ⅰ 的中间区域也愈发扭曲,最终导致肽段的膨出。相比之下,MHC Ⅱ 的结合槽两端开放,能够承载和允许更大更长的肽段进入结合槽而不导致肽段的膨出。

克隆选择假说提出特异性淋巴细胞只对相应抗原进行加工处理,所以在相当长的一段时间人们认为,TCR 识别 pMHC 是通过一对一的方式进行。然而,大量的科研工作者也对此表示怀疑,最值得一提的是 DonMason,在他的开创性论文中否认了上述观点。因为他发现这种观点不被认可是基于一种简单的算法,一般而言,机体需要识别大于 10^{15} 个抗原肽,而假如按照克隆选择假说进行解释时,就会发现需要在 10^{15} T 细胞的重量大于 500kg 的情况下动员 10^{15} 个单一的 T 细胞,显然这是十分荒谬的。现在的研究表明,在人体内只有 10^{12} 个 T 细胞,而在人天然的 T 细胞库中只有小于 10^8 种 TCR。

在人类中 MHC 被称为 HLA。HLA 基因座位在人基因组中被认为是最有多态性的区域,并且在人群中能够编码多于 7000 个等位基因突变体,一些 HLA 基因座位在人基因组中快速进化。每一个体表达 6 个不同的 HLA Ⅰ 类分子(2 个 HLA-A、2 个 HLA-B、2 个 HLA-C)同时,还有 6 个 HLA Ⅱ 类分子(2 个 HLA-DR.2 个 HLA-DQ、2 个 HLA-DP)。由于 HLA 表达的多样性确保了个体提呈不同的抗原肽,也导致急性感染后果不同,其中一些人得以存活。现在一些感染性疾病中 HLA 的选择性显而易见。例如,在 HIV 感染的病例中可以发现一些拥有 HLA Ⅰ 等位基因的人群明显易感,而具有另一类 HLA 等位基因的人群则在体内检测到较低的病毒载量。除 T 细胞免疫外还有大量因素被认为有助于 HLA 多样性的维持,包括 NK 细胞的识别、分子伴侣选择,以及肿瘤传播转移。综上,突变导致 HLA Ⅰ 类和 Ⅱ 类分子氨基酸序列的改变主要是因为肽结合槽的承载能力以及与 HLA 结合之后肽段序列的改变,即 HLA 的多样性与肽段的多样性密切相关。

TCR 识别的抗原肽复合物来源于所有 HLA 突变体的提呈。不像 BCR,TCR 的蛋白序列是稳定的,TCR 也不会经历亲和成熟阶段。天然 T 细胞表达的 TCR 可以对几乎所有的抗原肽复合物进行应答。如果 T 细胞库不能识别抗原肽结合的 MHC Ⅰ类分子,则病原物质就可以快速进化并快速找到 T 细胞的"盲点",快速入侵宿主。

在没有引入表位这一概念的时候,T 细胞免疫应答需要应答所有可能的与 MHC 分子结合的抗原肽复合物。这一概念是对免疫系统理解的重大挑战,因为 20 种蛋白氨基酸的可能排列种类众多,其与 MHC Ⅰ类分子结合也数量巨大($>10^{15}$)。事实上,理论 T 细胞可能应答的抗原提呈肽段会更多,因为在启动特异性免疫应答的时候会包括氨基酸的翻译后修饰,例如糖基化、瓜氨酸化、磷酸化以及二聚化。所以对于 TCR 而言,其需要应答的抗原肽复合物的数量巨大。

二、交叉反应的生物学意义

那么 T 细胞是如何处理这么多不同的抗原肽-MHC 复合物的呢? 研究结果发现,大量的 T 细胞存在交叉反应,同时可能是自身免疫病的一种可能发生机制。进一步,使 TCR 的结合失能是否可能治疗自身免疫病呢?

(一)TCR 结合失能及其构象

TCR 对所有 HLA 分子的识别,保守的抗原肽-MHC 分子的结合模式提示 TCR 遵从一些规则。这些规则在某些形式上提供了 TCR 的"作用密码子",它可以与 MHC Ⅱ类分子相互作用;而在 MHC Ⅰ类分子中 3 种保守的残基"限制密码子",其作用在于更严格限制与 TCR 相互作用。这样的模式通常适用于 TCR-抗原肽-MHC 相互作用,然而并不意味着适用于所有的 TCR-抗原肽-MHC 复合物。MHC 突变研究中发现,不同个体间 TCR 与抗原肽-MHC 复合物的相互作用相差甚远。抗原肽-MHC 复合物本身能够在与 TCR 进行结合的时候也发生某些改变。所以 TCR-抗原肽-MHC 的相互结合并不保守,它能够按照一定的规则进行有趋势的变化。如肿瘤特异性 DMF4 TCR 可以以不同的角度去结合 9 肽 AAGIGILTV 或 10 肽 ELAGIGJI,TV(两者有交叉序列)。由此可见 TCR 结合的可塑性是非常强的,不同的肽或者相同的肽以不同角度均可以与同一个 TCR 相互结合,这是因为互补决定区(CDR)具有非常强的伸缩性。小鼠 2 CTCR 结构可以结合 EQYKFYSV-H2-Kb,EQYKFYSV-H2-Kbm3、SIYRYYGL-H2-Kb 和 QLSPFPFDL-H2-Ld。尽管 2C TCR 的配体构象不一致,但是 H2-LD 配体能够更斜对称的与 TCR 结合。举一个更为极端的 TCR 可塑性的例子,YAe62 TCR 可以识别截然不同的 MHC Ⅰ类和Ⅱ类分子。人类 A6 TCR 为 TCR 的可塑性提供了另一个极好的例子,它可以通过运用人类嗜淋巴细胞病毒 1 的 Tax 肽在 TCR-MHC 复合物中间适当的移除大的残基或者是嵌入带有正电荷的残基。

最近研究发现的从 1 型糖尿病病人中分离出来的 1E6 TCR 在拥有 HLA-A * 0201 的条件下不改变 TCR 结构亦可以识别前胰岛素原分子的 15 N24 个残基,并同样具有交叉反应。尽管是严格的"锁-钥"一对一模式,T 细胞表达的 1E6 TCR 可以使应答强度像应答 PPI 抗原一样应答超过 130 万条 10 肽。事实上,TCR-抗原肽-MHC 复合物结构提示向上的残基在 TCR 结合抗原肽-MHC 复合物的过程中发挥重要作用。综上,通过现有不多的文献提示 TCR 可以通过结构上过度的拉伸或者与一些肽段残基上局部交互作用而失能。

（二）T 细胞必定具有交叉反应性

20 种蛋白氨基酸能够轻易生成大量的生成肽段供 T 细胞识别，即便是保守的估计，也可以发现超过 1‰的这些肽段能够集合任何单一的 MHC 分子。以 10 肽为例，它可以生成超过 10^{13} 不同的肽段，假设 10^{10} 的肽段（超过 10^{11}）的肽段能与自身的 MHC 分子结合，那么人的抗原提呈细胞就能理论上通过其 6 种 MHC Ⅰ类分子和 6 种 MHC Ⅱ类分子结合并提呈多于 12×10^{11} 的不同的 10 肽。此外，由于 MHCI Ⅰ类分子开放式的肽结合槽，使得其能够提呈更长的肽段出现移码突变，Mason 计算得出每一个 MHC Ⅱ类分子可以理论上的提呈大于 10^{17} 不同的 14 肽，这还不包括之后出现的翻译后修饰情况。总之，抗原肽的数量远远超过 TCR 的数量，所以如果每个 T 细胞能识别众多肽段的话，T 细胞只能进行综合的免疫覆盖。

（三）T 细胞确具有高度交叉反应性

Mason 在理论层面上提出 T 细胞可以识别平均一百万个单独的肽段，他的结果提示所有的 T 细胞在胸腺中进行筛选，只有那些与自身 MHC 复合物反应较弱的才会被阳性选择出来，而那些与自身反应较强的 T 细胞则在筛选之中就会被滤去。

大量的 TCR 结合失能和胸腺交叉识别 pMHC 被描述，说明大量的 T 细胞库可以被一个抗原肽所选择，并且导致 T 细胞活化之后的肽段的选择与肽段的序列无关。进一步的数据表明，与几乎所有可能的抗原肽库中的抗原肽结合之后，T 细胞均可以表现出大量的交叉反应。现在许多研究也在用这种抗原肽库的方式证明 Mason 所提出的假说，拟证明单个 T 细胞能够识别在单一 MHC 分子条件下的大约一百万个不同的抗原肽复合物。

（四）T 细胞交叉反应的调控

T 细胞抗原的敏感性及其细胞应答能力息息相关，T 细胞对抗原的敏感性并不是一个固定的参数。记忆性 T 细胞可以识别的抗原肽浓度比起天然 T 细胞要低 50 倍，并且单个 T 细胞能够分为高敏感型和低敏感型。抗原灵敏度可以通过聚集在细胞表面改变浓度或者改变 TCR 的表达来进行调节，也可以通过改变共刺激分子的表达和功能，或者是控制下游磷酸化信号通路抑制 T 细胞信号及改变其他细胞表面糖基化状态来实现。尽管这些机制能够调节 T 细胞的抗原敏感性，但是很难设想 TCR 与特异性配体的生物物理规则是什么。已经证实 CD8 T 细胞能够上调或者下调 TCR-抗原肽-MHC Ⅰ类分子的结合。因此能够调节 TCR 的动力学。已经证实抗原肽-MHC-CD8 相互作用导致 T 细胞交叉反应出现。尽管 TCR 的序列是不变的，但是 TCR 对于配体的识别敏感性是不一样的，它是随着一些参数改变而变化。

（五）T 细胞交叉反应的后果

高交叉反应性 T 细胞对于机体的免疫覆盖具有正面和负面的影响。交叉反应性 T 细胞库的存在使得每个 T 细胞可以识别大量的抗原肽，但是不能对自身抗原肽进行识别，这对机体具有正向的调节作用。首先，交叉反应性的 T 细胞库能够允许少量的 T 细胞阻止抗原肽识别自身 MHC 分子，为机体提供有力的免疫保护；第二，由于有限的交叉反应性 T 细胞的存在无论时间还是空间都是暂时有利的，这样就只需要动员更少的 T 细胞进行监测感染细胞；第三，大量 T 细胞交叉反应的存在可以使大量的 TCR 识别任何一个抗原肽（T 细胞应答是多克隆的），多克隆的识别 pMHC 使得病原菌更难得逃脱免疫识别，因为一旦有变异的病原物不能被 TCR 识别的时候就会被另外一种 TCR 所识别；第四，大量的 T 细胞存在交叉反应可以对自身进行保护,就像一种武器拥有多种开关一样。

大量的资料证明单个 T 细胞克隆能够在不同的感染中通过结合不同的抗原肽发挥作用,这种现象称为异质性免疫应答或者异源性免疫应答。相关抗原间存在异质性免疫应答相当常见。众所周知,种牛痘能够有效预防天花的产生,卡介苗在一定程度上也能对麻风的产生起到预防作用。但是广泛性 T 细胞交叉反应表明异源性免疫应答可以将范围延伸到对病原菌的交叉识别上,而这种交叉识别也是以肽段序列的高度相似作为前提的。例如卡介苗诱导的 T 细胞同样能够让机体抵抗痘病毒的侵袭。同样,CD8$^+$ 细胞特异性识别人乳头状病毒 HLA-A2 限制性 YMLDLQPET 肽,同样可以识别冠状病毒 HLA-A2 限制性的 TMLDIQPED 肽段。事实上,CD84-T 细胞介导的异源性免疫应答可以将范围延伸到不同的抗原之中。例如细胞能够识别流感病毒免疫显性的 GILGFVFTL 肽段,通常也能识别 EB 病毒表位 GLCTL-VAML 或者是 HIV 介导的 SLYNTVATL(上述所有肽段均为 HLA-A2 限制性)。

异源性免疫应答以及其对人体免疫的重要性现在还不是十分清楚。这种应答的潜在积极效应显而易见,但是异源性免疫应答也有有害的一方面。文献报道,流感特异性 CD8$^+$ T 细胞有助于 EB 病毒相关性单核细胞增多症中淋巴细胞的增殖;再比如交叉识别之后的 HCV 肽段可以加重 HCV 相关性的肝脏病理改变。另一方面,通过 T 细胞交叉反应的异源性免疫反应能够导致机体的再次应答导致损伤。

然而 T 细胞交叉提呈最为明显不利的结果是大量的自身肽段有可能会导致自身免疫病的发生。尽管在胸腺中自身反应性最强的 T 细胞已经被清除,自身反应性稍弱的交叉反应性T 细胞有的得以存活,通过病原感染生成的抗原肽的交叉识别逐步在外周系统予以激活,这个机制称为分子模拟。抗原肽激活记忆性 T 细胞在浓度上低于天然 T 细胞 50 倍,因此记忆性T 细胞可能通过交叉反应的刺激肽与 TCR 相互亲和进而活化 T 细胞,而非原始病原物直接介导肽段激活。在这样的条件下,病原物介导的疾病就会在交叉识别抗原肽之前发生,这也是为什么感染能够导致自身免疫疾病发生的原因之一。

(六)未来治疗策略

T 细胞大量的交叉反应是为了提供完整的免疫覆盖使 TCR-抗原肽-MHC 复合物进行配对,因此交叉反应可提高任何 TCR 与其抗原肽结合的能力。酵母展示、噬菌体展示以及复合物的设计均能够促进 TCR 结合抗原肽-MHC 复合物高亲和力结合,半衰期可达几个小时。推测 MHC Ⅰ类分子的信号途径至少提呈每一个内源性蛋白产生的细胞表面上一个抗原肽段。这就表明 TCR 能够潜在地选取任何细胞上的任意蛋白作为靶点进行结合。因此 TCR 可能成为免疫治疗的潜在靶点取代抗体治疗,因为可以选取更多的细胞蛋白作为靶点进行治疗。

(1)通过 TCR 基因转移增强 TCR 效应:严格的胸腺选择能够确保自然状态下的 TCR 能结合普遍存在的自身或者是肿瘤相关性抗原,当然这种与抗原结合的亲和力肯定小于病原物介导的抗原。自然条件下 TCR-pMHC 相互作用的亲和力在 $0.1\sim500\mu m$,在这个范围 TCR结合亲和力或者是半衰期与抗原相关。

用过继转移的方法将 TCR 基因转到受者 T 细胞,是一种打破肿瘤抗原平衡的有用方法,这样的策略已经在恶性黑色素瘤的患者身上进行了试验,但是仍有值得改良的空间。转移编码 TCR 的基因可以高亲和力结合肿瘤相关性抗原肽-MHC 复合物(kd＝100nm)。

（2）增强 TCR 可溶性：高亲和力的可溶性 TCR 能够在体内提供有效的手段使得细胞内抗原被 MHC 分子提呈，可溶性的 TCR 可以连接另外的分子，例如抗体的 Fab 段，并能使这些分子在体内进行表达。尽管大多数 pMHC 拷贝数较低，用可溶性融合 CD3 特异性的 Fab 段发现体内肿瘤开始衰退。这些特异性的 T 细胞通过 CD3 特异性的 Fab 段对多克隆 T 细胞进行招募。一旦这些分子被绑定在细胞表面，就会变为潜在的活化因素并促进 CD8-l-T 细胞对靶细胞的裂解。一种类似的方法是通过运用阻断性受体 CTLA4 的方式抑制自身免疫，达到裂解靶细胞的作用。

（3）增强 T 细胞配体：这种 TCR 对众多配体的识别原理可以运用到临床治疗当中，通过结构改造的肽（altered peptide ligand，APL）就能达到治疗效果。APL 较天然的配体而言具有明显的优势，因为它们可以和 TCR 紧密连接并破坏配体的平衡。之前关于 APL 的报道称改变肽段残基不会影响 TCR 的结合这一结论最后被证实是错误的。然而，通过组合筛选肽段的方法可以让其结合至我们所需要其结合的 TCR 上发挥作用，且每一个 TCR 结合不同肽段所发挥的效应也不相同。这就能够相对精确地通过 TOPSORT（TCR 文库中优化肽段）进程使肽段与抗原特异性 T 细胞上的特异性 TCR 结合，借此可以分选出更有效的克隆类型，这种有效的筛选克隆类型的方法已经被广泛接受。外周血单个核细胞也可运用这样的方法进行筛选克隆从而对肿瘤抗原进行应答。同样的方法可以运用到筛选 HIV 疫苗诱导的克隆类型中，通过这样的方式能够使得 HIV 病毒更难逃离免疫监控。

结语：从评估人体内全部 TCR 的数量并进行研究发现，越来越多的证据支持 Mason 的观点即我们应该摒弃之前"一个克隆对应一种特异性"的克隆选择理论，转而应该接受和赞成"一个克隆对应上百万种特异性"的理论。这种简单的对 T 细胞免疫的算法表明 T 细胞具有较高的交叉反应从而更好行使其功能的发挥。然而事实上 T 细胞免疫中，TCR 很难找到最佳的抗原，因为在现实中，MHC 提呈的抗原肽很少能够作为指定 TCR 的激动剂，这种现象为以后在 T 细胞免疫中进行治疗干预提供了很好的基础。

第四节　T 细胞的非传统识别

抗原提呈细胞（antigen-presenting cell，APC）通过不同的途径、以不同的方式提呈蛋白和多肽抗原。这些差异使得游离的外源多肽和细胞内源蛋白 MHC Ⅱ 提呈的表位不同。已知抗原提呈细胞与游离多肽或者变性蛋白相互作用后产生 pMHC Ⅱ 复合物，这与传统的完整蛋白经 APC 处理后形成的典型 pMHC Ⅱ 复合物不同，它是被非传统的 B 型 T 细胞识别。这种非传统的 B 型 T 细胞不参与对蛋白抗原的正常应答。值得注意的是，这种非传统 T 细胞应答在系列自身免疫反应中存在。本节将归纳外源性多肽抗原经外源性提呈后与内源性提呈同一多肽的所诱导的 CD4+ T 细胞应答不同的意外发现。这类外源性提呈诱导的 T 细胞固有特性是不与内源性提呈蛋白的多肽反应，打破了抗原处理、提呈、识别的经典规则，这类 T 细胞被称为 B 型 T 细胞，其识别的多肽称为 B 型多肽。B 型 T 细胞主要通过识别 APC 摄取的外源性可溶性多肽或变性蛋白而活化。B 型 T 细胞在生命过程中特别是在自身免疫病中的重要性不能低估。有人推测自身组织来源的多肽,一旦被局部 APC 捕获,就能活化自身反应性 T 细胞。这种自身反应性 T 细胞在胸腺检测不到,但可以引起自身免疫病。自身免疫性非肥胖性糖尿病小鼠(autoimmune non-obese diabetic(NOD)mouse)为此提供了迄今为止最有力的证据。而且,还有其他类似的证据。本节首先回顾 T 细胞识别 B 型多肽现象,其次论述 B 型 T 细胞在自身免疫发生过程中扮演的角色。

一、CD4⁺ T 细胞识别的多肽

(一)MHCⅡ提呈信号的传统识别

最简单的方式是:蛋白质抗原被 APC 内化,在胞内进一步降解,部分变成为多肽,多肽在溶酶体或晚期内质网装载到 MHCⅡ分子上;MHCⅡ由胞浆内质网合成,并通过高尔基体转运网络聚集在晚期内质网。其中,MHCⅡ分子靶向到这些亚细胞器依赖于恒定链的分子伴侣作用。恒定链可以结合 MHCⅡ分子,到达目的地后被局部蛋白酶水解,只留下Ⅱ分子一关联的恒定连多肽(classⅡ-associated invariant chain peptide(CLIP)segment)结合在 classⅡ分子的肽结合口袋中。CLIP 的释放及随后Ⅱ分子装载的外源提呈多肽到Ⅱ分子上是依赖分子伴侣的促进作用:在小鼠是 H2-DM、在人体是 HLA-DM。大多数 H2-DM 分子定位在晚期囊泡,发挥多肽编辑功能,以利于形成稳定的 pMHCⅡ复合物。这些稳定的 pMHCⅡ复合物被转运到胞膜上,被特定的 T 细胞识别。能识别这种内源性 pMHCⅡ复合物的 T 细胞也能正常识别外源提呈的同样多肽的 pMHCⅡ复合物。由此形成 T 细胞识别 pMHC 分子的规则:对于给定的 T 细胞能够识别同样的 pMHC 复合物,不论是内源性提呈生成的还是外源性提呈生成的。

但是,合成肽或变性蛋白是不受上述抗原途径提呈限制的。合成肽或变形蛋白可以直接结合到膜上的 MHCⅡ分子或循环中的亚细胞器。这种结合实际上是肽与 MHCⅡ分子提呈的低亲和力多肽交换的结果,且不需要分子伴侣 H2-DM 的作用。这种 H2-DM 非依赖性 MHCⅡ分子的装载,能对单一多肽形成系列的不同的 pMHCⅡ复合物,只是这些不同复合物的稳定性是不同的。

(二)MHCⅡ提呈信号的非传统识别

研究 CD4⁺ T 细胞对外源性、自身抗原的应答,结果提示存在 2 种不同的 T 细胞。一种称为 A 型 T 细胞,遵从上述传统抗原识别规则。该型 T 细胞可通过完整蛋白抗原刺激 APC 或提供该蛋白来源的多肽刺激而活化。但是,另一种 T 细胞,称为 B 型 T 细胞,是通过非传统途径活化的。虽然该型 T 细胞是通过装载在 APC 上的可溶性多肽而活化,但不会因这些肽的母蛋白刺激 APC 而现了位点改变,这一点来自 Wilson 实验室的研究者的结果体现得最充分:他们将与 I-Ad 结合的卵白蛋白多肽的晶体结构进行解析,发现存在几个 MHC 锚定残基;随后,细胞学研究表明,在这段 17 个氨基酸的 OVA 肽段上,不同的 T 细胞亚群至少识别三个不同的位点。在 EAE 模型上也发现了 MBP 表位多肽的几个结合位点,其中有的与疾病发生相关。值得注意的是,Goverman 和 Anderton 实验室的发现清楚揭示了 MBP 表位多肽上存在多个注册位点,这一结果提示,不同注册位点的存在显著影响了 EAE 的发生发展。尽管这些研究中并没有对表位多肽中产生多个注册位点的原因进行详细解释,但与 NOD 模型上的发现有相似之处。

A型和B型胰岛素特异性T细胞的产生也是由于I-Ag7结合槽中B:9-23表位多肽注册位点的不同。B:9-23表位多肽以两种锚着位点结合I-Ag7,第一种包含12-20残基,被B型T细胞识别;第二种包含13-21残基,被A型T细胞识别。通过检测共价交联的pMHC复合物可以分别检测每一个结合注册位点的信息。

为什么胰岛素经过内源性提呈后只呈现单一的结合位点,而可溶性游离多肽就可以呈现两个?很明显,两者与I-Ag7的结合有不同的生化特性。结合位点12-20与I-Ag7的结合是很弱的,只能形成不稳定的pMHC复合物,解离率很高,在H2-DM存在的情况更容易被替换;相反,结合位点13-21与I-Ag7有很强的亲和力,可以形成更稳定的pMHC复合物、解离很慢,即使在H2-DM的作用下也很少解离。在APC提呈抗原的晚期细胞器,内化的胰岛素与MHC分子交互作用,13-21位点就更易于结合上,而不能形成稳定复合物的12-20残基位点就被替换,不能通过内源性途径提呈到细胞表面。而另一方面,对于外源性多肽而言,与胞膜表面或再循环的空载MHCⅡ结合时,没有筛选、替换效应,两种残基位点都可锚着在MHC并有效激活B型T细胞。要注意的是,B:9-23表位多肽可能也会激活识别其他结合位点的T细胞(如第三注册位点,其与I-Ag7的结合非常弱)。

二、在体B型T细胞对自身多肽的反应性

形成B型pMHCⅡ复合物的肽段是在哪里提呈、形成的呢?对于自身反应性B型T细胞而言,其靶器官内必能够通过某些机制产生一些肽,从而形成不稳定的、胸腺中没有的pMHCⅡ复合物。

组织局部的APC能摄取自身组织来源的蛋白质或多肽(来源于正常的蛋白代谢、细胞死亡等过程),并将其提呈给局部组织或淋巴结中的MHC分子。已有的证据是:对淋巴液的检测发现自身蛋白来源的游离肽段是外周淋巴液的常见组分,因此它很有可能是B型T细胞表位的来源。组织固有细胞如吞噬细胞等均可释放小的囊泡——外泌体(直径40~100nm)。外泌体由前体分裂而来,包含不同的多肽。外泌体能够被APC所识别并提供抗原,因此也可能是B型T细胞表位肽的另一来源。

在自身免疫性糖尿病中,B型T细胞pMHC复合物来源于胰腺朗汉斯细胞(Langerhans cell)细胞。已有发现提示内源性的APC对B型表位的提呈是非常重要的。①这些APC岛能捕获由胰岛p细胞释放出的胰岛素分泌颗粒,甚至无胰岛炎症或细胞死亡时也能发生。②大多数被APC捕获的胰岛素颗粒均含有来源于胰岛素p链的肽段。这些胰岛素颗粒与那些包括了全长胰岛素的颗粒不同,而且很有可能是正常的胰岛素分泌途径的旁路。③岛状的APC能够有效地刺激A型和B型T细胞产生应答。

自身免疫性糖尿病研究中的发现给我们提出了一个问题:即B型T细胞是否也与其他自身免疫性疾病相关?尤其是那些内分泌器官,因为其分泌的激素往往成为免疫反应的靶标。更可扩展到更为复杂的情况如体内各种原因引起的坏死细胞、代谢产物、蛋白药物使用等。就内分泌器官而言,我们推测许多内分泌器官均存在诱导和激活B型T细胞所需的底物,因为这些组织有许多游离肽和树突状细胞形成的网络。像胰岛素一样,这些激素合成初期处于前体状态,不具有活性,经过蛋白水解后形成成熟的具有活性的分子。我们推测在激素成熟的过程中产生大量附带产物。事实上,在自身免疫性甲状腺炎中确实发现了类似的现象。甲状腺

滤泡被 DC 形成的网络所包围,而且证实 T 细胞对甲状腺球蛋白前体来源的肽具有 B 型活性。在前面提及的坏死、代谢、药物及感染等情况,产生的游离多肽、变性蛋白如何被识别? 诱导的自身免疫反应有何重要性? 如何保持免疫自稳? 这些重要的免疫生理学、病理学问题迄今尚无答案。

结语:APC 对游离肽或变形蛋白的抗原提呈方式与母蛋白内源性处理、提呈的方式不同,这种非传统的提呈方式会形成多种 pMHC 复合物,本章比较了各自提呈的主要特点从而阐明其不同之处。

本文所讨论的 B 型 T 细胞在其他研究中也曾被涉及,但由于其特异性过于复杂而多被研究者忽视。越来越多的研究表明,这群非传统 B 型 T 细胞在小鼠和人类中都广泛存在,并参与了自身免疫疾病的进展。在 NOD 小鼠模型中这群细胞对胰岛素有强烈的自身免疫反应,这一发现使得研究者重新审视其重要性。

曾经有许多关于自身免疫疾病中 T 细胞表位性质的讨论,包括在胸腺中不表达某种蛋白时,就不能通过阴性选择清除针对这种蛋白的 T 细胞。但事实是,尽管许多自身蛋白可以在胸腺上皮细胞表达,但识别这些自身蛋白的 T 细胞仍然可以逃避阴性选择迁移到外周。其中一个解释是:一些自身多肽与 MHC 结合比较弱,不能有效与自身免疫性 T 互作,导致其没有被阴性选择清除。另一个解释认为组织产生的自身多肽是经过翻译后修饰的,形成了新的(与胸腺所表达的不同)独特表位。这一观点虽然很受关注,但并没有确切的证据能证实。因此认为,必然存在第三种机制可以解释自身免疫性 T 细胞,也就是 B 型 T 细胞识别自身多肽的 pMHC 复合物。

下一步需要进一步深入研究 A 型和 B 型 T 细胞反应不同属性,以及 B 型 T 细胞在自身免疫病等免疫相关疾病过程中的作用。另一方面,B 型 T 细胞的生物特性还存在许多问题,例如:它们是否参与调节性 T 细胞循环? 它们是否参与对微生物的免疫反应? 是否能被 pMHC I 复合物激活? 对这些问题的解答也无疑将会把这群新型 T 细胞的重要性推向更高峰。

第五章　调节性 T 细胞研究进展

　　免疫系统在机体内发挥免疫防御作用的过程是复杂而严谨的,在识别并清除外来抗原的同时亦伴随相应的调节机制,既要避免对自身抗原的应答(自身免疫耐受),也要将外来抗原特异性免疫应答对宿主组织的病理损伤控制在最小范围。在此过程中,调节性 T 细胞(regulatory T cell,Treg)扮演着不可或缺的角色。过去十几年里关于 $CD4^+CD25^+$ Treg 细胞的研究取得了许多重大进展,本文将就该研究领域的现状及未来亟待探求的问题做一概述。

第一节　调节性 T 细胞的表型

一、CD25 与 Treg 细胞

　　早在 20 世纪 80 年代,就有学者发现某些 $CD4^+$ T 细胞可以抑制免疫应答造成的病理损伤,然而这些早期研究结果没能受到学界的足够重视。随着研究的深入,Sakaguchi 等发现可以利用 CD25 分子对这群具有免疫调节作用的 $CD4^+$ T 细胞进行鉴定与纯化。作为可表达于活化态 T 细胞表面的 IL-2 受体 α 链,CD25 其实并不是一个最理想的 Treg 细胞膜表面标志分子,但借助于具有调节作用的 $CD4^+$ T 细胞持续表达(即与细胞活化无关)CD25 这一特点,可以将其与一般的活化态 T 细胞区分。在正常人和小鼠的外周淋巴器官中大约有 5%～10% $CD4^+$ T 细胞持续高表达 CD25 分子,说明 $CD4^+CD25^+$ T 细胞在正常人和小鼠中是以恒定比例存在的一种 T 细胞亚群;在胸腺中有 2%～5% 的 CD4 单阳性胸腺细胞持续高表达 CD25 分子。在小鼠出生后 3 天行胸腺切除术,该小鼠成年后体内缺乏 $CD4^+CD25^+$ T 细胞并出现多种器官特异的自身免疫病的症状,说明这群细胞具有重要的免疫调节功能。此后,Thornton 等发现这群 $CD4^+CD25^+$ T 细胞可以在体外抑制其他 T 细胞增殖,为不断深入的研究其功能奠定了基础。

二、FOXP3 与 Treg 细胞

　　Treg 细胞研究中的另一个重要进展是发现人的 FOXP3 基因突变导致性联免疫失调综合征(IPEX),患者表现出内分泌系统、胃肠道系统的多种免疫病理症状。Scurfy 小鼠的病理表现与人 IPEX 颇为相似,表现为 $CD4^+$ T 细胞活化和扩增失控和多器官自身免疫病和炎症,究其原因也与 Foxp3 基因突变造成的 $CD4^+CD25^+$ T 细胞缺失相关。进一步的研究显示,Foxp3 基因敲除小鼠的 $CD4^+CD25^+$ T 细胞缺失,并产生与 Scurfy 小鼠相同的多器官自身免疫病症状;过继转移来自健康小鼠的 $CD4^+CD25^+$ T 细胞则可防止自身免疫病的发生。这些研究说明 Foxp3 基因是 $CD4^+CD25^+$ T 细胞发育所必需的,而机体的 Treg 细胞分化发育缺陷可能导致免疫功能紊乱。此后更进一步的研究则表明 Foxp3 参与 $CD4^+$ T 细胞向 Treg 细胞的分化过程。迄今为止,已知 FOXP3 特异地表达于 $CD4^+CD25^+$ Treg 细胞,在胸腺细胞发育

的双阴性、双阳性 T 细胞均不表达,在 $CD8^+$ T 细胞和 B 细胞中也不表达。活化态和初始态 (nalve)的 $CD4^+CD25^+$ T 细胞均不表达 FOXP3,活化态 $CD4^+CD25^+$ T 细胞表达较低,而新分离的 $CD4^+CD25^+$ T 细胞则高表达。Foxp3 基因编码一种转录因子,其高表达可降低 $CD4^+$ T 细胞的活化增殖和细胞因子分泌。将 Foxp3 基因转入 $CD4^+CD25^+$ T 细胞并过量表达,可诱导该细胞表达 CD25 分子,同时获得接触依赖的细胞抑制功能,说明 Foxp3 的表达与细胞抑制功能密切相关。

需要指出的是,我们通常所说的 Treg 细胞即 $CD4^+CD25^+FOXP3^+$ Treg 细胞。而近年的研究表明,尚有一些 T 细胞不表达 FOXP3 却同样具有免疫调节功能,称之为 FOXP3-Treg 细胞,其中包括 Th3 细胞、Trl 细胞、$CD8^+$ Treg 细胞、$CD8^+CD122+$ Treg 细胞、Qa-l 限制性 $CD8^+$ Treg 细胞、CD4-CD8-Treg 细胞等。虽然各种不同来源的细胞可能在某些条件下具有一定的免疫抑制(调节)功能,但很多证据表明 $CD4^+CD25^+FOXP3^+$ Treg 细胞是维持免疫耐受为"本职工作"的自然发生的(naturally occurring)专职免疫调节细胞。

三、TGF-β 与 Treg 细胞

TGF-β 与 Treg 细胞的分化与功能有着密不可分的关系。有实验显示 $CD4^+CD25^+$ Treg 细胞高表达 TGF-β(特别是膜结合型 TGF-β),并能通过该分子诱导 $CD4^+CD25^+$ T 细胞出现 Smad-2 信号活化和 CD103(表面整合素分子)的表达。抗 TGF-β1 抗体可降低 $CD4^+CD25^+$ T 细胞的抑制功能。虽然 TGF-β1 缺陷小鼠的 $CD4^+CD25^+$ Treg 细胞可在体外抑制 $CD4^+CD25^+$ T 细胞增殖(说明该分子对 Treg 细胞的功能来说可能并非不可或缺),但来自 TGF-β1 缺陷小鼠的 $CD4^+CD25^+$ Treg 细胞在治疗自身免疫病性结肠炎的 SCID 模型小鼠实验中也未能显示任何治疗作用。此外,TGF-β 能够在 TCR 介导的信号传递的同时在体外诱导产生 CD4+CD25-FOXP3-T 的"普通"T 细胞分化为 $CD4^+CD25^+FOXP3^+$ Treg 细胞。T 细胞的可塑性及 Treg 细胞体外诱导的可行性是 Treg 细胞可以应用于疾病治疗的一个关键因素。上述这些发现启发研究者们开始思考,诱导 T 细胞向不同功能亚群分化的因素究竟有哪些?T 细胞如何维持亚群的稳定性?T 细胞具有怎样的可塑性?即其可以在怎样的程度改变原有表型与功能?

四、$CD4^+CD25^+$ Treg 细胞的其他表面分子

除了表达 CD4、CD25、FOXP3 和膜结合型的 TGF-β 之外,Treg 细胞尚表达具有标志作用及功能意义的若干其他膜分子。例如,90% 以上的 $CD4^+CD25^+$ T 细胞表面持续高表达 CTLA-4 分子、GITR(glucocorticoid-induced TNFR family related gene)分子。GITR 是肿瘤坏死因子受体超家族(TNFRSF)的成员之一,其胞内结构域与肿瘤坏死因子受体超家族的其他成员具有高度的同源性,它可以表达在 Treg 细胞表面,起抑制 Treg 细胞功能的作用。向小鼠注射可溶性 GITR 配体(GITRL),可以激活 GITR 介导的 NF-KB 信号通路,并在体外阻断 Treg 细胞的免疫抑制作用。肿瘤坏死因子受体超家族的其他成员,如 4-1BB、CD27、OX40 和 CD40 等同样参与了 T 细胞活化共刺激信号的形成。OX40(CD134)在一般效应 T 细胞受 TCR 刺激活化时有一过性的表达,可以增强效应 T 细胞的活化信号。近年发现这个分子表达于 Treg 细胞表面并发挥调节其免疫抑制作用的功能;当 Treg 细胞受到 OX40 介导的共刺激信号,其 FOXP3 表达下调,抑制作用减弱。

由于 CTLA-4 具有传递抑制信号的作用,它自然成为在 CD4$^+$CD25$^+$ Treg 细胞表面的候选效应分子之一。早期有实验显示 CTLA-4 的抗体可阻断 CD4$^+$CD25$^+$ T 细胞的抑制功能,但这些结果未能在所有实验获得验证。Onishi 等认为,Treg 细胞表面的 CTLA-4 分子可与 DC 细胞上 CD80/CD86 结合并抑制这两个分子的表达,继而抑制它们与效应细胞上 CD28 结合后引起的细胞活化。还有一种观点认为,Treg 细胞上的 CTLA-4 可以直接与 FOXP3-T 细胞表面的 CD80/CD86 结合以抑制效应 T 细胞的功能。

绝大多数 CD4$^+$CD25$^+$ T 细胞表达 CD45 RO,而缺乏 CD45 RA 的表达,并且低表达 CD45 RB。这种表型特征与经过多轮刺激的记忆性 T 细胞的表型特征一致,因此推测这群细胞处于一种持续的活化状态,可能是由体内特异性自身抗原的持续刺激造成的。Mandapathil 等指出 CD39 是 Treg 细胞表面的一个有效分子标志,可以借此从人的外周血中分离出 FOXP3$^+$ 的 Treg 细胞,并且这样分选获得的细胞大多都具有免疫抑制作用。Nueropilin-l (Nrp-l)是神经细胞常见的表面分子,近年发现它可以表达在小鼠 Treg 细胞表面,而 Miepied 等的研究则提示,Nrp-1 在人 Treg 细胞表面并不表达,而出现在活化 T 细胞的表面。LAG-3 (CD233)是另一个近年发现的、与 Treg 细胞抑制功能密切相关的表面分子,它可以高亲和力地结合于未成熟 DC 细胞和活化态 T 细胞表面的 MHC Ⅱ 分子,通过激活 ITAM 介导的信号从而发挥抑制作用。小鼠 Treg 细胞表面趋化因子受体(CCR5)水平上调(在人则为 CCR4 和 CCR8 上调),提示 Treg 细胞可借此迅速到达炎症部位,有效调控免疫反应。

除此之外,基因芯片分析结果显示 Treg 细胞尚表达如下一些基因:信号转导相关基因(COS、SOCS-1、SOCS-2 及 SLAP130),分泌性分子(IL-10、IL-17、MIP-1α、MIP-1β 及 ETA-1 等)和细胞表面分子(CD2、OX40、CD25、CD122、Ly-6、Thy-l 等),这样的基因组合如何保障 Treg 细胞的存活和功能状态是个值得深入研究的问题。

第二节　胸腺发生的 nTreg 细胞与胸腺外诱导产生的 iTreg 细胞

根据发育和分化途径的差异,可以将 Treg 细胞分为天然 Treg(natural Treg,nTreg)细胞和诱导产生的 Treg(induced Treg ,iTreg)细胞两类。同普通 T 细胞一样,Treg 细胞也是在胸腺中完成其发育成熟过程。Sakaguchi 等研究发现,表达 D011. 10 的 TCR(特异性识别外源性鸡卵清白蛋白)的转基因小鼠胸腺中 Treg 细胞发育缺陷,首次提出了 Treg 细胞的发育可能需要识别自身抗原。经过 Caton 等的一系列研究证实,表达能够识别自身抗原肽的 TCR 对 Treg 细胞的发育至关重要。当未成熟 T 细胞进行阴性选择和阳性选择时,有一部分 CD4$^+$ T 细胞通过 TCR-MHC Ⅱ 与自身抗原肽高亲和力结合而被部分活化,表达 CD25 并获得其他一些特质,发育成 CD4$^+$CD25$^+$FOXP3$^+$ 的 nTreg 细胞。然而,这种对自身抗原肽的识别强度需要被精确控制。Hogquist 等利用 Nur 77-GFP 转基因小鼠进行了相关研究。这种小鼠的 T 细胞受到 TCR 刺激时会启动 Nur77 启动子后的 GFP 表达,从而能够对胸腺 T 细胞的发育情况进行分析。有意思的是,FOXP3 阳性细胞表达 GFP 的强度要远高于 FOXP3 阴性细胞,提示 Treg 细胞的发育需要更高的 TCR 自身反应性。然而,这一现象却与胸腺细胞发育中的关键事件阴性选择之间产生了冲突。可以推测促使 Treg 细胞选择的 TCR 反应性需要在启动阴性选择的 TCR 反应性之下,以避免 Treg 细胞在识别自身抗原时被"阴性选择"。由于 Treg 细胞在发育过程中识别了自身抗原,因此它们成熟后输向外周时或许会具有记忆性 T 细胞的表型特征。然而,同传统的记忆性 T 细胞不同(可以在缺乏抗原刺激的情况下持续存在),FOXP3$^+$ 天然 Treg 细胞离开胸腺后还需要外周组织中自身抗原的存在才能得以维持。组织损伤时自身抗原的暴露可能会引起自身免疫反应,而 Treg 细胞在外周识别自身抗原的能力使得其可以对这一不利现象进行控制。在 Treg 细胞发育过程中,多种抗原提呈细胞均发挥重要作用。包括胸腺皮质上皮细胞(cTEC),胸腺髓质上皮细胞(mTEC),树突状细胞等。最初的研究认为,Treg 细胞发育发生在胸腺皮质,cTEC 表达 MHC Ⅱ 分子对 Treg 细胞发育起关键作用。然而,最近的研究表明,胸腺髓质对自身反应性 Treg 细胞的发育也起到至关重要的作用,这种结果可以维持正常的外周耐受。Cowan 等新鉴定出了一个新的 mTEC 相关的转录因子 RELB,其对维持正常的 mTEC 形成以及胸腺 Treg 细胞的发育起重要作用。Relb 缺陷会导致胸腺中 Treg 细胞的前体细胞数量骤减,而该缺陷小鼠胸腺中"普通"T 细胞的发育则不受影响。Coquet 等最近的研究表明,CD27-CD70 共刺激通路的缺陷会导致 FOXP3$^+$ Treg 细胞的发育受阻。研究提示,CD27 信号可能是 Treg 细胞发育中伴随 CD28 刺激信号和 FOXP3 诱导的后续事件,并且 CD27 信号可以阻滞 Treg 细胞线粒体通路的凋亡。由于 CD70 特异地在胸腺髓质区 mTEC 和 CD8α+DC 上表达,缺失 CD70 表达会显著影响 Treg 细胞的发育,因此,mTEC 和 DC 可以在胸腺髓质区通过提供 CD70-CD27 刺激信号以支持 Treg 细胞的发育。

在某些特定条件下,CD25-CD4$^+$ T 细胞可以在外周被诱导表达 FOXP3,进而获得免疫抑制功能,成为 iTreg 细胞。已有的研究表明,nTreg 细胞在胸腺有严格的发育条件,而 iTreg 细胞则可以在不同的外周组织由不同因素诱导产生,如 iTreg 细胞可以存在于诱导口服耐受机体的肠系膜淋巴结、肿瘤组织、慢性炎症组织及移植物组织中。尽管目前的研究不能完全阐明诱导 iTreg 细胞的具体微环境,但无论是体内还是体外进行的 iTreg 细胞诱导,至少有以下因素是不可缺少的:①TCR 信号通路的参与;②TGF-β 及 IL-2 等细胞因子的参与 oFurtado 等人的研究指出,当来自 IL-2 缺陷小鼠的 CD25$^+$ T 细胞受到效应 T 细胞分泌的 IL-2 作用后可以转变为 CD25$^+$ T 细胞,并进而获得 Treg 细胞的相应功能。这一结果提示我们,对 Treg 细胞来说,CD25 分子本身在其执行功能过程中的作用可能有限。

从目前已经发表的研究结果来看,nTreg 细胞与 iTreg 细胞在发生和作用特异性上主要有以下一些不同之处:①发育成熟的组织不同:nTreg 细胞主要在胸腺,而 iTreg 细胞则在肠道、脾、淋巴结及炎症组织等不同的生理场所;②需要的细胞因子不同,nTreg 细胞需要 IL-2 或 IL-15,TGF-β 对其作用不明确,而 iTreg 细胞则明确需要 11-2 和 TGF-β 的作用;③需要的共刺激信号不同,nTreg 细胞需要其 CD28 与 DC 细胞的 CD80/CD86 结合激活相应的共刺激信号,而 iTreg 细胞则是其表达的 CTLA-4 发挥这样的作用;④nTreg 细胞的自身抗原特异性尚不明确,而 iTreg 细胞主要针对一些过敏原、共生微生物、癌胚抗原、同种异型抗原及炎症反应造成的自身抗原。总体来说,在功能方面,nTreg 细胞的作用主要在于抑制自身免疫病的发生并提高机体免疫应答的活化阈值,而 iTreg 细胞则倾向于维持组织的非炎症状态,抑制针对环境和食物中过敏原的免疫应答,削弱急慢性炎症反应。nTreg 细胞和 iTreg 细胞共同协作发挥维持机体免疫稳态的作用。

另外需要指出的是,人们曾经认为 CD4$^+$T 细胞向不同功能亚群的分化是个不可逆的过程,即不同亚群的 T 细胞之间不能相互转化。Ⅰ型辅助性 T 细胞(Th1)主要分泌 IFN-γ,Ⅱ型辅助性 T 细胞(Th2)主要分泌 IL-4,两者之间不能互相转换。而近年来关于 Th17 细胞和 iTreg 细胞的研究结果则提示了 T 细胞亚群的可塑性。例如,FOXP3 和 IL-17 在 T 细胞中的诱导表达并非一成不变,而是会随着微环境差异而改变。将 CD4$^+$CD25-T 细胞过继转移给同源的 SCID 小鼠,其在外周扩增过程中有部分可分化为 CD4$^+$CD25$^+$T 细胞。将这部分细胞分离,发现其高表达 FOXP3,并且在体外具有调节性 T 细胞的功能。

近年的研究结果还指出,人 CD4$^+$CD25$^+$ Treg 细胞可以诱导 CD4$^+$CD25-T 细胞转变成 Treg 细胞,通过分泌 IL-10 和 TGF-β 抑制初始 CD4$^+$T 细胞的功能。对小鼠进行类似的研究同样显示,将 FOXP3$^+$ Treg 细胞与 FOXP3-效应 T 细胞共培养,可诱导对 TCR 和 IL-2 的低反应状态,这些效应细胞依旧不表达 FOXP3,却表现出细胞接触依赖的抑制作用,而且这种抑制可以被抗 TGF-β 抗体部分逆转。

第三节　细胞的免疫调节作用

CD4$^+$CD25$^+$ Treg 细胞具有免疫无能性(anergic)和免疫抑制性(suppressive)两大功能特征。其表现在对高浓度 IL-2 的单独刺激、固相包被或可溶性抗 CD3 单抗,以及抗 CD3 单抗与抗 CD28 单抗的联合作用呈无应答状态。当经 TCR 介导信号刺激并有高浓度外源 IL-2 存在的情况下,CD4$^+$CD25$^+$ Treg 细胞可活化并增殖,但其增殖程度较 CD4$^+$CD25-T 细胞弱很多。

目前,人们对 Treg 细胞的研究体系和技术虽然已经有了长足进步但是仍不尽完善,无论是通过流式细胞分选高表达 CD25 的 T 细胞,还是用磁珠阳性选择 CD25$^+$T 细胞,所得到 Treg 细胞的纯度仍成问题。例如,磁珠分选方法中需要的细胞效靶比往往比较高,还常混有一些 CD25$^+$FOXP3-的一般活化态 T 细胞,在刺激培养过程中,这些细胞会消耗效应靶细胞所分泌的 IL-2,以此造成靶细胞增殖的显著抑制。这些都是对 Treg 细胞功能研究的一些困难,也是在解释所观察到实验现象时所必须考虑的因素。

一、CD4$^+$CD25$^+$ Treg 细胞的功能特点

CD4$^+$CD25$^+$ Treg 细胞的免疫抑制性表现在,其经 TCR 介导的信号刺激活化后能够抑制普通 T 细胞的活化和增殖。Treg 细胞的活化及其免疫抑制作用的发挥需要 TCR 介导的信号转导,但目前尚不清楚体内存在什么样的 TCR 刺激物,很可能多克隆 Treg 细胞在体内经 TCR 被 MHCⅡ和广泛存在的自身抗原肽持续活化,从而维持其免疫抑制活性。Hsieh 和 Farrar 将 Treg 细胞分化过程分为两步,首先产生的是 FOXP3-CD25$^+$的成熟 Treg 细胞,随后的 IL-2 的刺激使得这些细胞完全分化为 CD25$^+$FOXP3$^+$ Treg 细胞。由效应性 T 细胞分泌的 IL-2 可能会在局部最大化地激发 Treg 细胞的功能。Treg 细胞一旦活化,就不需要对 TCR

重复刺激;活化的 Treg 细胞发挥抑制作用不区分 $CD4^+$ 和 $CD8^+$ T 细胞;Treg 细胞几乎不分泌 IL-2、IL-4 及 IFN-γ 等效应性细胞因子。在淋巴细胞转化试验中,效靶比为 1∶1 时可达到 90% 的抑制效果,当效靶比低至 1∶16 时仍有明显的抑制作用。经 TCR 介导的信号刺激可以是用抗 CD3 单抗产生的多克隆的刺激,也可以是抗原特异性刺激。$CD4^+CD25^+$ Treg 细胞的抑制作用为非抗原特异性,也无 MHC 限制性。$CD4^+CD25^+$ Treg 细胞可由同种异型的抗原提呈细胞刺激后,抑制第三种遗传背景的同种异型 $CD4^+CD25$-T 细胞。与 $CD4^+CD25^+$ Treg 细胞的低反应状态矛盾之处是,它们介导的抑制作用是对抗原敏感的,即刺激 $CD4^+CD25^+$ Treg 细胞产生抑制作用所需的抗原浓度比活化初始 $CD4^+CD25^+$ T 细胞所需的抗原浓度低。推测这可能是由于其在发育过程中已经接触过该种抗原,并保持了对该种抗原的记忆,也可能由于它独特的作用方式或者高表达辅助分子及黏附分子。另外,在高浓度外源 IL-2 存在的情况下,$CD4^+CD25^+$ Treg 细胞的免疫抑制作用可被完全逆转。$CD4^+CD25^+$ T 细胞是如何区别对外来抗原的有效免疫应答还是对自身抗原的致病性应答呢? 目前认为这主要是依靠 TCR 介导的刺激信号的强弱来区别的。对 $CD4^+CD25^+$ T 细胞施与强刺激信号活化,其能维持抑制功能 15h,而弱刺激信号活化却可维持抑制功能 60h。强刺激信号活化的 $CD4^+CD25^+$ T 细胞可持续抵抗 $CD4^+CD25^+$ T 细胞的抑制,而弱刺激信号活化的在 38~60h 内对抑制敏感。由此可见,对 TCR 的刺激越强,靶细胞越能抵抗刺激,而通常外来抗原的刺激相比来说比自身抗原的刺激要强。

二、Treg 细胞抑制靶细胞 IL-2 基因的表达

$CD4^+CD25^+FOXP3^+$ Treg 细胞对 $CD4^+CD25$-T 细胞的抑制作用主要是抑制 IL-2 及其他一些效应细胞因子的表达,并且加入外源性 IL-2 不能逆转这种作用。Treg 细胞可以表达 IL-2 的全部高亲和力受体(CD25、CD122 及 CD132),IL-2 不仅对 Treg 细胞在体内维持稳态至关重要,同时也是其发挥免疫抑制功能必不可少的因素。另一方面,Pandiyan 等提出这样的假设,$FOXP3^+$ Treg 细胞可能通过与 FOXP3-反应性 T 细胞竞争性消耗 IL-2 从而对其增殖进行抑制,最终造成反应性 T 细胞发生由促凋亡因子 Bim 介导的凋亡。研究者猜测 Treg 细胞会表达大量的 IL-2 受体,这样才会使它成为真正有效的 IL-2 的竞争者。然而,定量分析发现这些大量存在的受体并非是 CD25,而更多的是 CD122 和 CD132。在培养体系中加入抗 CD25 的抗体并不能减弱 Treg 细胞的功能。但无论如何,如前所述,在实验操作中混杂的活化态 T 细胞对 IL-2 的竞争消耗,也是造成 Treg 细胞体外研究中抑制作用的不可忽视的影响因素。$CD4^+CD25^+$ T 细胞对 Th2 细胞的抑制作用不如对 Th1 细胞显著,因为 Th2 细胞可分泌 IL-4 和 IL-9 等细胞因子并对其产生反应,而不是 IL-2。Treg 细胞不仅能竞争消耗培养体系中的 IL-2,还能够通过降低效应性 T 细胞的 IL-2 或者其他细胞因子的 mRNA 水平来介导免疫抑制。而外源性地添加 IL-2 不能改变 Treg 细胞介导的对效应细胞 IL-2mRNA 产生的抑制作用。

三、Treg 细胞对靶细胞抑制作用的接触依赖性

早期的研究结果已经证实,Treg 细胞对靶细胞的抑制作用是接触依赖性的,即当用一层生物膜将两者分开阻止其接触,就往往检测不到 Treg 细胞的抑制作用。但是这些实验结果并不能排除 Treg 细胞分泌抑制性细胞因子的可能。Treg 细胞与靶细胞的直接接触可能是诱导

其分泌抑制性细胞因子的一种方式。另一方面,Treg 细胞与效应性细胞之间足够接近,才能使效应细胞在 Treg 细胞分泌的抑制性细胞因子的有效浓度梯度范围内。研究发现,这类介导 Treg 细胞发挥免疫抑制功能的细胞因子包括 IL-10、TGF-β 和 IL-35。IL-10 是一种与 Treg 细胞密切相关的发挥免疫抑制作用的细胞因子,但诸多的体外抑制实验表明,用 IL-10 抗体并不能阻断 Treg 细胞的免疫抑制作用。然而 IL-10 对 Treg 细胞的发育及维持其 FOXP3 的表达的确发挥了重要作用。多个体内的功能研究也已经发现,Treg 细胞分泌的 IL-10 构成了其免疫抑制功能的重要成分。

尽管 TGF-β 在诱导产生 Treg 细胞及维持 Treg 细胞的体内稳态方面十分重要,但是它作为一种免疫抑制因子的作用仍然存在争议。Nakamura 等提出了一种假设,Treg 细胞产生的 TGF-β 能够结合在细胞膜表面,以接触依赖的方式介导 Treg 细胞的免疫抑制功能实验发现,TGF-β 出现在静息态和活化态 CD25$^+$ T 淋巴细胞表面,Treg 细胞介导的免疫抑制能够被高浓度的 TGF-β 抗体阻断。这些 TGF-β 最初是以一种无活性的形式存在的,可能在同 CD25$^+$ 效应性 T 淋巴细胞的接触部位转变为活性形式从而发挥作用。但是 Picirllo 的研究却与之矛盾,没有发现 TGF-β 在 Treg 细胞介导的免疫抑制功能中的作用。然而,清除 T 细胞中 TGF-β 的产生或者加工确实会使实验动物产生自身免疫综合征。另外,TGF-β 还可能在 Treg 细胞发育成分泌 IL-10 的细胞中发挥作用,用 TGF-β 抗体处理小鼠后能够阻止 CD4$^+$FOXP3-T 细胞向 CD4$^+$FOXP3 +11-10+ 细胞的转变。

IL-35(IL-12 家族成员之一)是近年发现的介导 Treg 细胞免疫抑制功能的重要细胞因子,它可能通过直接作用于效应性 T 细胞发挥作用。Collison 等发现,用 IL-35 能够诱导初始 T 淋巴细胞产生一种新型调节性 T 细胞,其抑制作用的发挥不依赖于 IL-10 和 TGF-β,而依赖于 IL-35,这种细胞不表达 FOXP3,Collison 等称之为诱导 T35 细胞(1TR35)。IL-35 对 Treg 细胞介导的 IBD 的缓解发挥重要作用。但是 IL-35 缺陷小鼠并不出现任何炎症性或者自身免疫病。

另一个可能在 Treg 细胞与效应性 T 细胞,Treg 细胞与 DC 的相互作用中发挥抑制作用的分子是 galectin-l,它是高度保守的 β-半乳糖苷结合蛋白家族成员之一,可以作为单体被分泌,与多种糖蛋白结合(CD45、CD43 及 CD7 等)。它能够介导效应性 T 细胞的细胞周期停滞、凋亡和抑制炎症性细胞因子的产生。Galectin-l 主要表达于 Treg 细胞,并且在其受到 TCR 信号活化后表达上调。阻断 galectin-1 能够显著减弱调节性 T 细胞的作用,来自 galectin-l 分子缺陷小鼠的 Treg 细胞的活性也减弱。

四、Treg 细胞通过介导靶细胞溶解发挥免疫抑制作用

对人和小鼠 Treg 细胞的研究提示,Treg 细胞以 grazyme B 或 performn 依赖的方式介导反应性 T 细胞或 APC 细胞的裂解,当然这仍需要更多的体内实验来验证。已有的一些研究表明,CD4$^+$CD25$^+$FOXP3$^+$ Treg 细胞在抗 CD3 和抗 CD46 抗体的联合作用下被活化,并高表达 grazyme A,通过 performn 依赖、Fas/FasL 途径介导 CD4$^+$ 及 CD8$^+$ T 等细胞的凋亡。Gondek 等人的研究则指出,Treg 细胞活化后同样可以上调表达 grazyme B,以 grazyme B/perforin 依赖的方式使靶细胞溶解,而 grazyme B 缺乏的小鼠,Treg 细胞的调节功能则有所下降。体内条件下,Grazyme B 在 Treg 细胞的表达很难检测,而 Cao 等指出,在肿瘤环境下 5%

～30％的 Treg 细胞可以表达 grazyme B，以 grazyme B/perforin 依赖的方式使 NK、CTL 等细胞溶解。目前尚没有 Treg 细胞可以使 DC 细胞和 B 细胞裂解的证据。

五、Treg 细胞对 APC 的抑制作用

Thornton 等指出，当有可溶性抗 CD3 抗体刺激和 APC 共存的条件下，小鼠的 Treg 细胞是其 T 细胞增殖的潜在抑制因素；而当固化抗 CD3 抗体并缺乏抗 CD28 抗体刺激时，Treg 细胞的增殖抑制作用则非常有限；另外，在可溶性抗 CD3 抗体和抗 CD28 抗体的联合作用下，Treg 细胞的抑制作用，可以被效应细胞所分泌的高浓度的 IL-2 逆转。这些研究结果都提示，APC 可能是 Treg 细胞的主要作用靶细胞。然而，之后的一些研究表明，Treg 细胞可以抑制 CD8[+] 转基因 T 细胞对相应特异性肽段的反应性，这提示效应性杀伤 T 细胞同样可能是 Treg 细胞的靶细胞。根据靶细胞的不同，可以将 Treg 细胞的作用机制分为两类：①针对 FOXP3-T 细胞的调节作用；②针对抗原提呈细胞（APC）的调节作用。

Treg 细胞对 APC 的功能抑制实验研究的最多的是组成性表达于 Treg 细胞表面的 CTLA-4。选择性地清除了 CTLA-4 表达的动物在 7 周时会发生系统性自身免疫病。失去了 CTLA-4 的 Treg 细胞抑制作用减弱，而一般效应 T 细胞所表达的 CTLA-4 则不能发挥足够的抑制作用，最终导致动物在出生早期发生疾病。CTLA-4 缺陷不会改变 Treg 细胞在体内的发育和稳态，这些 Treg 细胞保持了免疫无能状态，在体外实验中与野生型 Treg 细胞相比免疫抑制作用减弱了。将 CTLA-4 缺陷的 Treg 细胞过继给免疫缺陷小鼠进行免疫重建，发现这些小鼠对移植肿瘤的反应性增高。Treg 细胞是唯一一个持续表达 CTLA-4 的淋巴细胞亚群，它们有可能通过 CTLA-4 与 DC 的 CD80、CD86 分子相互作用，阻断并下调它们在 DC 上的表达，从而抑制其抗原提呈功能。早期的很多研究已指出，Treg 细胞可以在体外下调人和小鼠的 DC 细胞上 CD80、CD86 分子的表达，从而限制 DC 对初始 T 淋巴细胞提供的协同刺激作用，Treg 细胞所引起的这种抑制作用可以被抗 CTLA-4 抗体所逆转。Treg 细胞的 CTLA-4 同 DC 上的 CD80，CD86 分子的相互作用，还能够诱导 DC 表达吲哚氨双氧合酶（IDO），通过对色氨酸代谢的控制来抑制 DC 对效应性 T 细胞的活化作用。另外，Treg 细胞还可以减弱 DC 等细胞的抗原提呈能力或促使其分泌抑制性细胞因子。例如，Treg 细胞可以通过其 MHC Ⅱ 分子与未成熟 DC 的 LAG-3 结合，使 DC 细胞停留在未成熟状态，失去抗原提呈能力。小鼠的几乎全部 Treg 细胞和大约 50％的人 Treg 细胞表达 CD39，这个分子是 ATP 的胞外酶，可以水解细胞外的 ATP，抑制由胞外 ATP 诱导的 DC 细胞活性增强。Treg 细胞上的 CTLA-4 也可能会同 FOXP3-T 淋巴细胞上的 CD80、CD86 分子相互作用，从而在某种程度上下调效应性 T 淋巴细胞的功能。

Nrp-1 也是在 Treg 细胞与 DC 相互作用中发挥作用的一个分子。Nrp-1 持续表达于 Treg 细胞表面，FOXP3-T 淋巴细胞诱导表达 FOXP3 后，Nrp-1 也同时被诱导表达。Nrp-1 能够使 Treg 细胞和未成熟 DC 保持长时间结合，从而阻止 DC 与效应细胞的接触和相互作用，减弱抗原提呈能力。在低浓度抗原刺激下 Nrp-1 抗体够使 Treg 细胞介导的对效应性 T 细胞的免疫抑制作用丧失，提示 Nrp-1 可能是在抗原浓度有限的条件下保证了 Treg 细胞对初始 T 细胞的抑制作用。

六、Treg 细胞与 Th17 细胞

Treg 细胞与 Th17 细胞的关系一直是免疫调节领域备受关注的课题。Treg 细胞可以通过抑制 Th17 细胞的功能来对炎症性免疫应答进行调控,其中一个主要的机制是通过其分泌的抑制性细胞因子 IL-10 对 Th17 细胞的直接作用。Huber 等发现,Th17 细胞表达 IL-10 受体 α,阻断 IL-10 信号能够选择性增加肠炎模型小鼠 Th17 细胞的数量。而 Treg 细胞能通过产生 IL-10 直接调控 Th17 细胞介导的免疫应答。Th17 细胞的产生需要多种细胞因子,其中包括 TGF-β、IL-6、11-1、IL-23 等。由于 Treg 细胞也能够产生大量 TGF-β,并且 Treg 细胞发挥免疫调节作用与 TGF-β 密切相关,这一微妙的关联使得 Treg 细胞与 Th17 细胞的关系更加复杂。Chen 等的研究反映出一个有趣的现象。在诱导 Th17 细胞炎症性免疫应答前选择性清除小鼠体内的 Treg 细胞会伴随有小鼠引流淋巴结和血液中抗原特异性 Th17 细胞的产生减少,并伴随减弱的炎症性皮肤反应。然而,这种 Treg 细胞促进 Th17 细胞产生的现象并非是由于 Treg 细胞产生的 TGF-β 的作用,而是与 Treg 细胞对 IL-2 的消耗相关。由于 T 细胞在活化早期产生的 IL-2 能够抑制 Th17 细胞的产生,因此 Treg 细胞对炎症早期局部微环境中 IL-2 的消耗有助于炎症早期 Th17 细胞的产生。

七、Treg 细胞的负调信号

Treg 细胞对于维持免疫耐受至关重要,但是也需要将这种免疫抑制作用控制在适当范围内,以便于产生对机体有益的免疫应答。Liu 等的研究发现,鞘氨醇 1-磷酸受体 1(SIP1)作为一种独特的受体系统能够传递负性调节信号,限制 Treg 细胞在胸腺中的产生,在外周的维持及其免疫抑制活性。SIP1 信号依赖于下游 Akt-mTOR 激酶的活化,进而阻断 Treg 细胞的发育和功能。同野生型 Treg 细胞相比,SIP1 敲除的 Treg 细胞能够在体外发挥更强的抑制普通 T 细胞增殖和 IL-2 产生的作用。SIP1-PI3 K-Akt-mTOR 负调信号通路的发现为我们研发新型的调节生理及病理性免疫应答的治疗试剂提供了重要线索。

八、非淋巴组织中的 Treg 细胞

Treg 细胞在淋巴组织中发挥免疫调节作用已被广泛关注,现阶段越来越多的研究揭示出 Treg 细胞在非淋巴组织中同样可以发挥重要作用。这类独特的 Treg 细胞可以出现在小鼠及人的多种非淋巴组织中,包括皮肤,肠黏膜,肺组织,肝脏,脂肪组织,感染组织等。非淋巴组织 Treg 细胞与经典的淋巴器官 Treg 细胞在表型与功能上均有明显区别。不同的组织 Treg 细胞大多显示出活化态或效应性 T 细胞的共同表型,但它们仍然具有一些可以相互区分的独特的组织特征,比如表达不同的转录因子,趋化因子受体和效应分子等。此外,它们还具有不同的抗原受体库(TCR),迁移模式以及靶向作用机制等。存在于腺组织中的 Treg 细胞是引起研究者较多关注的一类非淋巴组织 Treg 细胞。腺组织 Treg 细胞的比例甚至可以达到局部 $CD4^+$ T 细胞的 50% 以上,提示其可能在这些部位发挥重要的免疫调节作用。除了具有经典的 Treg 细胞的特征以外,腺组织 Treg 细胞还表达一系列独特的分子。其中包括趋化因子受体 CCR1、CCR2 和 CCR9,免疫抑制性细胞因子 IL-10 以及转录因子 PPAR-γ。对腺组织 Treg 细胞的 TCR 受体库进行分析,表明它们和淋巴器官 Treg 细胞具有明显区别,提示它们可能识别的是聚集部位独特的组织抗原。Rosenblum 最近的研究发现,小鼠皮肤中存在一群独特

的 Treg 细胞,具有记忆性 T 细胞的表型特征(CD45 RO+)。同外周血中的记忆性 Treg 细胞不同,皮肤记忆性 Treg 细胞(mTreg)表达不同的表面分子,并且可以分泌不同的细胞因子。mTreg 细胞表达与记忆性 T 细胞不同的 TCR,识别不同的抗原。皮肤中的这类 mTreg 细胞显示出活化表型,表达高水平的 Treg 细胞活化标记(CTLA-4、CD25 和 ICOS),并且可以产生微量的 IL-2 和 IL-17。在正常皮肤中的 mTreg 细胞具有较低的迁移能力,对刺激显示出无能状态及无增殖现象。但是在银屑病患者的皮肤中,mTreg 细胞数量强烈扩增,而且通够产生炎性因子 IL-17。这可能与炎症局部产生的促炎性细胞因子 IL-6 相关。在炎症部位,DC,EC 和 T 细胞均可以产生大量 IL-6,通过 mTreg 细胞表达的 IL-6R 传递信号,促进了 Treg 细胞向炎性细胞的转化,从而削弱了 Treg 细胞对炎症的免疫调控能力。

目前关于组织 Treg 细胞的产生比较被研究者认可的解释包括:组织局部的趋化因子对循环系统中 Treg 细胞的招募,局部微环境(特异的组织抗原及细胞因子)对 Treg 细胞的扩增,诱导局部或者循环普通 T 细胞向 Treg 细胞转化以及延长局部 Treg 细胞的存活时间等。这些解释有所区别但又相互联系,可能同时存在多种机制共同促进了组织 Treg 细胞的产生。组织 Treg 细胞的最重要的职责是控制组织局部的炎症反应。除了产生对组织局部 T 细胞应答的免疫抑制作用以外,组织 Treg 细胞还能够抑制中性粒细胞和促炎性巨噬细胞的活化,并且促进抗炎症巨噬细胞和单核细胞的活性。

第四节　Treg 细胞免疫治疗的基础与应用前景

诱导外周免疫耐受对于因免疫系统激活而导致的相关疾病具有重要意义。近年来,随着对 Treg 细胞的研究深入,人们试图利用其免疫调节作用对自身免疫病、器官移植、造血干细胞移植、过敏反应等进行干预和治疗。设计以 Treg 细胞为基础的免疫治疗方案要比单纯使用免疫抑制药物更加安全和有效,并且 Treg 细胞免疫治疗还具有其独特的优越性,例如可以在回输之前对细胞的表型和功能进行鉴定,并且准确控制治疗用细胞的数量,从而增强了治疗的安全性和可操作性等。下文介绍 Treg 细胞免疫治疗的方案设计及其在几种临床疾病中的应用。

一、Treg 细胞免疫治疗方案设计

尽管 Gershon 几十年前就提出了可以将 Treg 细胞用于免疫治疗,但其在临床上的应用仍然面临很大挑战。基于 Treg 细胞的免疫治疗需要将自体或者供体来源的 Treg 细胞进行分离、纯化,体外扩增以及后续的转输操作。在这些过程中需要对 Treg 细胞的表型和数量进行严格控制。常用的 Treg 细胞的来源是外周血或者脐带血。每份脐带血约能分离出$(5\sim7.5)\times10^6$ Treg 细胞,而运用血浆置换则能够从成年人外周血当中分离约 10^8 的 Treg 细胞。在实际操作中,常用的 Treg 细胞分离方法是以细胞表面染色为基础的流式细胞仪分选法。但是由于 Treg 细胞最具鉴定特征的 FOXP3 仅表达在细胞核中,除此之外目前尚没有别的独特的 Treg 细胞表面标志,因此,实际操作中常常需要联合运用多种细胞表面标志以准确分离 Treg 细胞。CD25 并非是一个理想的 Treg 细胞表面标志,因为活化的普通 T 细胞也表达 CD25。CD127(IL-7 受体 α 链)、CD49b(整合素 VLA-4α4βlα 链)、淋巴细胞活化基因 3(LAG-

3)、CD45 RA、CD45RO 以及 latency-associated peptide(LAP)等多种荧光抗体的联合应用是目前实际操作中可以选择的最佳方案。除了直接对体内的 nTreg 细胞进行分离以外,体外诱导 CD4$^+$CD25-T 细胞转化成 iTreg 细胞是替代 nTreg 细胞免疫治疗的另一种办法。能诱导 CD4$^+$CD25-或者 CD4$^+$CD45RO-T 细胞产生 iTreg 细胞的条件通常包括 TGF-β、IL-2、11-10、维生素 D3indoleamine 2,3-dioxygenase,全反式维甲酸,感染表达 Foxp3 的逆转录病毒等。在实际应用中 iTreg 细胞同 nTreg 细胞一样也能够显示出显著的免疫调节效果。

关于过继转移 Treg 细胞的有效治疗数量目前仍没有严格的标准,而且治疗效果还受到其他因素,如 Treg 细胞的活力,疾病状态和活动度以及使用的 Treg 细胞的抗原特异性等影响。在临床试验中,有效的使用剂量通常在每次转输(1~100)×10^5/kg 体重之间。在动物实验中这一剂量可能需要更大,才能检测到显著的免疫调节效果。因此这就给 Treg 细胞的体外扩增技术提出了相当大的考验。目前常用的方法是联合 CD3 和 CD28 抗体,同时加入重组人 IL-2 多克隆激活 Treg 细胞。Tang 等人报道,抗 CD3 单抗和抗 CD28 单抗包被的磁珠在 1000~2000 单位重组 IL-2 存在的条件下能够诱导 Treg 细胞大量扩增。在这种培养条件下,Treg 细胞可在 14 天内迅速扩增 200~250 倍。这些扩增后的细胞保持了 Treg 细胞的表型且表达 FOXP3。最重要的是,它们能够在体外抑制 T 细胞的增殖和细胞因子的产生,其抑制能力与新分选的 Treg 细胞相似或更强。同时,体内实验显示,将这些细胞过继转移给 NOD 小鼠可抑制糖尿病的发生,说明这些细胞在体内具有明确的调节功能。另外,使用供者来源的 APC 对 Treg 细胞进行激活和扩增可以获得比上述仅使用抗体多克隆激活更加安全和有效的 Treg 细胞。有研究证实,使用荷载 CD3 抗体的经过人工改造的基于 K562 的 APC 能够更加有效地扩增 Treg 细胞,以此得到的 Treg 细胞具有高纯度以及更好的免疫调节活性。

除了上述体外获得 Treg 细胞的方法以外,研究者已经开发出了几种体内扩增 Treg 细胞的方法。例如,在同种异体移植前给受者小鼠注射供体来源的同种异体抗原和抗 CD4 抗体可以显著扩增 Treg 细胞,从而达到抑制同种异体排斥的效果。另外还有研究表明,注射 IL-2/IL-2 单克隆抗体复合物能在体内有效扩增 Treg 细胞大约 10 倍。用这种方法处理的小鼠显示出免疫耐受状态,能够抵抗自身抗原肽诱导的 EAE 发生。

二、Treg 细胞与自身免疫病

目前,Treg 细胞过继转移疗法已进入治疗某些自身免疫病的临床试验阶段,主要实施办法是:从病人体内分离出部分 Treg 细胞,经过体外活化和扩增,再输回病人体内。例如,对自身免疫性糖尿病——1 型糖尿病(typel diabetes,TID)的研究指出,TID 病人及其模型小鼠 NOD 小鼠体内的 Treg 细胞发生缺陷,而对患有 TID 的机体过继多克隆或抗原特异性的 Treg 细胞,可以明显抑制 TID 的发生。一个有意思的临床现象是,大约 80% 的 IPEX 病人在婴幼儿期患有 1 型糖尿病。Marek-Trzonkowska 等近期的研究表明,给刚出现 1 型糖尿病的患儿过继自身来源的 Treg 细胞能够有效保护胰岛 p 细胞的功能,缓解 1 型糖尿病的发病。另外,对系统性红斑狼疮(SLE)的研究指出,缺少 Treg 细胞的小鼠会出现以产生大量抗双链 DNA 抗体为特点的症状;SLE 病人体内的 Treg 细胞数量较健康人明显减少,缺乏正常免疫调节活性,并且更容易发生由 Fas 介导的凋亡;当体外扩增 SLE 病人的 Treg 细胞时,其免疫调节活性有所恢复,向病人回输后可以改善病情。

尽管 Treg 细胞免疫治疗在 1 型糖尿病、系统性红斑狼疮、重症肌无力等自身免疫病中取得了良好的效果,但是已有的研究表明,Treg 细胞免疫治疗在其他多种自身免疫病模型中的效果尚差强人意。这种结果的差异可能与自身免疫病患者体内微环境不同密切相关。有证据显示,机体炎症状态下,Treg 细胞的免疫调节作用减弱。炎性环境中的多种促炎性细胞因子能显著抑制过继的 Treg 细胞的免疫调节活性,并可能将其转化为致病性的 T 细胞。多发性硬化症(MS)患者常常表现出全身或邻近器官炎症,过继 Treg 细胞治疗时,往往需要先使用如 alpha-l antitrypsin 等抗炎因子以保证 Treg 细胞最大限度的发挥免疫调节功能。另外,过继 iTreg 细胞可能比 nTreg 细胞效果更好,因为前者具有更好的功能稳定性,可以更好地抵抗自身免疫病患者体内促炎性环境对 Treg 细胞功能的影响。

三、Treg 细胞与抗肿瘤免疫

越来越多的研究证据表明,肿瘤细胞能够利用 Treg 细胞来抑制机体产生抗肿瘤免疫应答,从而逃避免疫清除。在癌症病人的外周血和肿瘤微环境中发现有大量的 $CD4^+CD25^+$ $FOXP3^+$ Treg 细胞存在。在一些上皮细胞肿瘤(例如卵巢癌、乳腺癌和肝癌)中,肿瘤组织中浸润的 Treg 细胞越多则患者的预后越差。由于肿瘤组织中 $CD8^+$ T 淋巴细胞浸润被认为是预后良好的表现,因此计算肿瘤组织中的 Treg/$CD8^+$ T 细胞比值是一个更好地反映患者存活率的指标。这些研究结果提示我们,肿瘤微环境中的淋巴细胞组成(Treg 细胞 vs 效应性 T 细胞)会影响免疫应答与免疫耐受之间的平衡。另外,Treg 细胞是如何被招募到肿瘤组织中并发挥抑制抗肿瘤免疫应答也引起研究者们的广泛关注。Curiel 的研究发现,卵巢肿瘤微环境中的肿瘤细胞和巨噬细胞能够产生趋化因子 CCL22,介导 Treg 细胞向肿瘤组织的迁移。这种特异性的对 Treg 细胞的招募可能代表了一种肿瘤免疫豁免的机制。Mizukami 等研究了胃癌病人的情况,发现肿瘤细胞表达的 CCL17 和 CCL22 在早期胃癌发展中有助于 Treg 细胞的浸润。Gobert 等报道了乳腺肿瘤组织周围淋巴结中 Treg 细胞与患者预后不良密切相关。体外的研究结果表明,这些 $CD4^+CD25^+FOXP3^+$ 细胞可能是天然 Treg 细胞,它们表达趋化因子受体 CCR4,能够通过 CCR4/CCL22 的相互作用被选择性地招募到肿瘤微环境中。

同普通 $CD4^+$ T 淋巴细胞相同,Treg 细胞的活化也具有 MHCⅡ限制性。但是,大部分的肿瘤细胞并非起源于抗原提呈细胞,因此不表达 MHCⅡ分子,不能直接向 $CD4^+$ Treg 细胞提呈抗原。肿瘤相关抗原可能是以交叉提呈的方式,由 APC 加工处理后活化 Treg 细胞的。Ghiringhelli 等发现,一种髓系未成熟表型的 DC 亚群在肿瘤发展过程中被招募到引流淋巴结中,能够以 TGF-β 依赖的方式选择性地促进天然 Treg 细胞的增殖。总的来说,肿瘤组织对 Treg 细胞的招募和活化是一种多步骤和多信号的过程,其中趋化因子发挥了向肿瘤微环境中招募 Treg 细胞的作用,而 APC 则利用 MHCⅡ依赖的方式向 Treg 细胞提呈肿瘤相关抗原,在 APC 发挥的抗原提呈以及共刺激信号的作用下 Treg 细胞被活化,进而发挥免疫抑制功能。另外,肿瘤细胞及其他免疫细胞产生的细胞因子也可能在天然 Treg 细胞的扩增以及 Treg 细胞的诱导方面发挥作用,这些细胞因子以及其他蛋白质分子也可能会增强 Treg 细胞的免疫抑制功能。

Treg 细胞在肿瘤免疫中发挥的重要作用应引起我们的思考,因为以肿瘤抗原为基础的疫苗研究常常效果欠佳,这可能是由于 Treg 细胞发挥了抑制抗肿瘤免疫应答的作用。肿瘤疫苗被发现能够激活 Treg 细胞,阻碍产生有效的抗肿瘤免疫应答。这样看来,拮抗 Treg 细胞的功能可能有助于抗肿瘤免疫应答的产生。Denileulin diftitox(Ontak)是由 diphtheria toxin 和人 IL-2 组成的重组融合蛋白,最初被用来治疗 T 细胞淋巴瘤。Ontak 能够结合 IL-2 受体,进而发生由受体介导的细胞内吞过程,Ontak 的内化会抑制蛋白质的合成,导致细胞死亡。最近的实验发现,Ontak 能够选择性地造成 Treg 细胞的毒性,在转移肿瘤、卵巢癌、血液肿瘤病人中能够产生有益的临床效果。另外,利用 CTLA-4 的单克隆抗体(ipilimumab 和 tremelimumab)治疗转移性肿瘤也已经通过了 II 期临床试验,并且显示出乐观的临床效果。选择性地清除 Treg 细胞或者抑制其功能能够促进抗肿瘤免疫应答的产生,但是这些治疗策略也会同时诱导自身免疫病的发生。研究发现,清除小鼠的 CD25$^+$ Treg 细胞能够诱导各种自身免疫病。阻断 CTLA-4 的作用也会伴随自身免疫毒性作用,包括肠炎、皮炎、肺泡炎、垂体炎等。这些研究结果都促使我们去更加深入地探索 Treg 细胞在肿瘤免疫中发挥的作用,从而发展出更有效的方法,在选择性拮抗 Treg 细胞发挥的对肿瘤细胞的免疫抑制作用的同时又不会破坏 Treg 细胞介导的对自身抗原的免疫耐受。

四、Treg 细胞与抗感染免疫

在病原体引起的慢性感染中,CD4$^+$CD25$^+$T 细胞在机体对病原体的耐受中起主要作用。感染疟疾后经常出现免疫抑制,去掉患者体内 CD4$^+$CD25$^+$ Treg 细胞可使机体对疟原虫产生更强而有效的免疫。在丙型肝炎病毒(HCV)感染的慢性病人和恢复期病人的 T 细胞研究中发现,CD4$^+$CD25$^+$T 细胞的数量与 HCV 持续感染有关(其在外周血中的比例显著增加),能够抑制 HCV 特异的 CD8$^+$T 细胞。人 CD4$^+$CD25$^+$ Treg 细胞可以抑制 T 细胞对 HIV 和巨细胞病毒的抗原特异免疫应答,推测慢性病毒感染将引起抑制抗病毒免疫的调节性 T 细胞的产生。

五、Treg 细胞与过敏性疾病

比较过敏病人和正常人的 CD4$^+$CD25$^+$ Treg 细胞功能发现,过敏症患者的 Treg 细胞对其自身 CD4$^+$CD25$^+$T 细胞的抑制功能显著降低。推断过敏性疾病是由于 Treg 细胞和致敏的 Th2 细胞之间的平衡被打破,CD4$^+$CD25$^+$T 细胞抑制功能缺失或 Th2 细胞被过强活化。因此在预防和治疗过敏性疾病中应降低致敏的 Th2 细胞活化,同时增强 CD4$^+$CD25$^+$ Treg 细胞应答能力。同时,过敏病人和正常人的 Treg 细胞都具有无反应性,可抑制 Th1 细胞分泌 IFN-γ,抑制 Th2 细胞分泌 IL-4、IL-5,但不抑制 IL-10 的分泌。抗 IL-10、抗 TGF-β、抗 CTLA-4 抗体都不能逆转这种抑制作用。

六、Treg 细胞与移植免疫

鉴于 CD4$^+$CD25$^+$ Treg 细胞在体内对免疫应答的抑制作用,可利用 Treg 细胞抑制排斥反应。免疫抑制剂西罗莫司(rapamycin)在病人和小鼠模型中用于控制对同种异体移植的排斥反应。检测治疗剂量的西罗莫司对成年大鼠胸腺和外周 T 细胞亚群的影响发现,西罗莫司诱导胸腺的萎缩,加速 CD4$^+$CD8$^+$胸腺细胞的凋亡,但外周淋巴细胞不受影响。在胸腺细胞 CD4$^+$亚群中,CD4$^+$CD25$^+$T 细胞可以抵抗西罗莫司诱导的加速凋亡,导致外周 CD4$^+$CD25$^+$比 CD4$^+$CD25$^+$T 细胞比例增加,这一特征有利于 CD4$^+$CD25$^+$T 细胞发挥免疫抑制功能。另外,有报道显示免疫抑制剂西罗莫司在体外可选择性地扩增小鼠的天然 Treg 细胞,这些 Treg 细胞可在体外抑制同源 T 细胞的增殖,也可以防止体内同种异体移植物排斥反应。同种异体造血干细胞移植(HSCT)可引起移植物抗宿主反应。Taylor 等的研究表明,在移植过程中,将新鲜分离或体外扩增的供者 Treg 细胞过继给受体后,可以明显抑制急慢性移植物抗宿主反应(GVHD)。

七、Treg 细胞过继疗法尚需解决的问题

尽管基于 Treg 细胞的免疫疗法前景美好,但是在实际操作中仍然存在很多困难。其中一个最大的问题是如何维持 Treg 细胞的功能稳定性。体外扩增的 Treg 细胞是否有恢复为普通 T 细胞的可能,尤其是自身抗原特异性的 T 细胞,Zhou 等人关于 T 细胞分化可塑性的研究提示我们应该更加关注这种可能性。由于机体微环境的改变,转输的 FOXP3$^+$ Treg 细胞可能会丢掉 FOXP3 的表达,甚至可能在促炎性微环境的作用下转变成分泌 IL-17 的炎性细胞。稳定 FOXP3 基因表达将有助于维持 Treg 细胞的功能稳定性 FOXP3 基因上游调控区域的甲基化以及染色质改变都会影响到 Treg 细胞的功能稳定性,在 Treg 细胞免疫治疗时使用 DNA 甲基化酶抑制剂或者组蛋白脱乙酰酶抑制剂有助于维持 Treg 细胞的功能稳定性,在转输 Treg 细胞时使用 IL-2 也有助于促进 Treg 细胞功能的稳定。另外,研究者们还有一种担心,向体内输入大量具有免疫抑制功能的 Treg 细胞,是否会增加感染和肿瘤发生的可能。Richer 等的研究结果显示,Treg 细胞通过 TGF-β 可以使 NOD 小鼠免于 1 型糖尿病,而这些小鼠对其他入侵病原的抵御能力并没有受到影响,这在某种程度上增加了 Treg 细胞过继治疗的可行性。更有意思的是,在 GVHD 中使用 Treg 细胞并没有增加罹患感染的风险,相反还可能有助于增强对感染的免疫应答能力。然而,大量研究表明,Treg 细胞确实能够抑制抗肿瘤免疫的产生。这就要求研究者们在运用 Treg 细胞作为免疫治疗手段时需要衡量多方面的因素以产生理想的效果。

第六章 Th1/Th2/Th17 细胞分化与功能的研究进展

第一节 前言

获得性免疫是高等动物体内非常重要的一种免疫反应,这种免疫反应主要由 CD4$^+$ 的 T 辅助细胞(Th 细胞)所介导。因此,Th 细胞的分化与调节,以及其在生理条件下的免疫调节作用和在病理条件下如何影响自身免疫疾病的发病进程与疾病的转归,一直是免疫学研究的难点和热点。幼稚 CD4$^+$ Th 细胞通过接触 3 种信号,可以被活化并分化成熟为有不同功能的效应性 Th 细胞。这 3 种信号分别为:①TCR 信号;②共刺激信号;③细胞因子信号。

IL-12 与 IFN-γ 能促进幼稚 Th 细胞分化为 Th1 细胞亚群,Th1 分泌大量的 IFN-γ,其在清除细胞内病原体、诱导器官特异性自身免疫病以及器官移植排斥反应中发挥重要的作用。IL-4 能促进幼稚 Th 细胞分化为 Th2 细胞亚群,其分泌大量的 IL-4。Th2 细胞对清除寄生虫感染,辅助 B 细胞产生抗体,以及在过敏性疾病的诱发中起到关键的作用。成熟的 Th1 和 Th2 细胞,可以产生效应分子 IFN-γ 和 IL-4。一方面,这些分子可以进一步促进自身 Th 细胞亚群的功能。另一方面,这些分子可以抑制其他 Th 细胞亚群的分化。例如,IL-4 可以抑制 Th1 和 Th7 细胞的分化;而 IFN-γ 可以抑制 Th2 细胞的分化。这种 Th1 与 Th2 细胞之间通过效应分子的相互拮抗作用,最终使得各种病理情况下体内的 Th1 与 Th2 细胞分化呈现出各具特色的 Th 细胞分化的偏向性。

Th1 和 Th2 细胞亚群的理论最早在 1988 年,由 Mosmann 和 Coffman 提出,很好地解释了细胞免疫和体液免疫等获得性免疫应答的生物学机制,但是其对自身免疫疾病的解释有明显的不足。在 2005 年,第三种效应性 Th 细胞亚群 Th17 被发现,这种由 TGF-β、IL-1、IL-6、IL-21、IL-23 所诱导的细胞亚群能分泌大量的 IL-17A、IL-17F 和 IL-22,在清除胞外病原体和抗真菌感染中发挥重要的作用。同时,Th17 细胞在组织炎症和自身免疫性疾病发生的过程中起到重要的调节作用。Th17 细胞的研究,已取得了令人瞩目的进展,对于 Th17 细胞的分化与调控机制的认识也越来越明确。

Th1/Th2/Th17 三类 Th 细胞亚群的分化有着类似但又各自鲜明的特征:诱导分化需要特定的细胞因子,有关键的转录因子和各自的效应分子,以及分化后独特的基因组修饰造成的细胞命运的程序性变化。这些特点构成了三类细胞亚群在功能和细胞表型上的巨大差异,使它们被区分为独立的 Th 细胞亚群。

第二节　Th1/Th2/Th17 的诱导分化

一、Th1 细胞的诱导分化

在研究 CD4$^+$T 细胞和特异性抗原之间关系的时候，研究人员发现把经加热灭活的李斯特菌(Listeriamonocytogenes)加入细胞培养液中，细胞会倾向于分泌 IL-12，而 IL-12 是促使幼稚 T 细胞向 Th1 细胞分化的主要细胞因子。

IL-12 最初主要是由抗原提呈细胞(antigen-presenting cell，APC)特别是活化的树突状细胞(dendriticcell，DC)产生，DC 的 TLR3、TLR4、TLR7、TLR8、TLR9 和 TLR11 被激活后，特别是在 IFN-γ、CD40L 的共同刺激下，能产生大量的 IL-12。在 IL-12 的刺激下，Th 细胞产生 IFN-γ，进而形成一个正反馈环，表达 T-bet 和更多的 IFN-γ。IL-12 还能诱导 NK 细胞分泌大量的 IFN-γ，进一步促进 T 细胞朝着 Th1 方向分化。

除了树突状细胞，其他细胞如巨噬细胞(macrophage)、单核细胞(monocyte)、嗜中性粒细胞(neutrophils)、B 细胞也能分泌一部分 IL-12。IL-12 由 p35 和 p40 两个亚基组成，p35 的表达相对广谱，而 p40 的表达受到 NF-KB、IRF-1 及 IRF-8 等一系列转录因子的调控。p35 和 p40 在细胞内组装成为有活性的 p70 并分泌到胞外。

诱导 Th1 细胞分化的另外一个重要分子 IFN-γ，能促进 T-bet 的表达，进一步促进 IFN-γ 自身的表达，形成一个正反馈机制。抑制 IFN-γ 能明显减弱 Th1 细胞的分化，IFN-γ 不仅可以稳定 Th1 细胞的分化，亦可以抑制 Th2 细胞的分化。缺失 IFN-γ 受体信号的 Th1 细胞并不稳定，在 IL-4 的作用下会向 Th2 方向分化。在 Th1 细胞分化的后期，IL-18 受体高表达，IL-18 能够与 IL-12 发挥协同作用，在无 TCR 信号激活的状态下，也能诱导 IFN-γ 的表达，对进一步提升 Th1 细胞反应有重要的作用。

二、Th2 细胞的诱导分化

Th2 细胞分化主要的经典信号通路是由白细胞介素-4(interleukin 4，IL-4)来起始的。幼稚 T 细胞表面表达一定量的 IL-4 受体(IL-4R)，当 T 细胞被抗原激活之后并且有 IL-4 存在的条件下，IL-4 激活 IL-4 受体，使之酪氨酸磷酸化，招募并磷酸化下游的 STAT6，激活一系列信号通路。机体早期的 IL-4 来源，即早期产生 IL-4 的先天性免疫细胞如何诱导 Th2 分化，并进一步诱导过敏性反应正成为研究热点。嗜碱性粒细胞被认为是早期分泌 IL-4 的主要来源，剔除机体内嗜碱性粒细胞能阻止 Th2 反应以及过敏性哮喘的诱导。除此以外，嗜碱性粒细胞还能处理抗原并通过 MHC Ⅱ 提呈抗原肽给幼稚 Th 细胞，诱导 Th2 的分化。Th2 细胞分化过程中产生的 IL-4 进一步通过自分泌作用，加强自身的分化进程，形成正反馈。

IL-2 曾经一度被视为 T 细胞生长和存活所依赖的细胞因子，但是越来越多的研究表明它对于 Th2 细胞的分化也起着相当关键的作用。IL-2R 是由 α(CD25)、β(CD122) 和 γ(CD132) 三个亚基组成的。其中 β 和 γ 亚基负责向胞内传递信号，当 α 亚基与另外两个亚基结合之后，就能显著增加 IL-2R 与 IL-2 之间结合的亲和力，从而增强向下游传递的信号。IL-2R 激活 STAT5，使之入核并结合到 il4 locus 的 HSⅡ 和 HSⅢ 位点，从而使这些位点保持一种持续开放的状态。没有 IL-2 信号,即使在外加 IL-4 的情况下,Th 细胞也无法完成 Th2 的分化进程。总之,IL-2 和 IL-4 这两条信号通路的协同对于 T 细胞获得分泌 Th2 类细胞因子的能力相当关键。

三、Th17 细胞的诱导分化

Th17 细胞的完整分化过程需要 3 个步骤:诱导、扩增和稳定/维持。①首先,Th17 的分化通过 TGF-p 和 IL-6 的共同作用来起始;②接着,新分化的 Th17 细胞分泌 IL-21,IL-21 进而促进 Th17 细胞的扩增;③最后,Th17 细胞特征的稳定和维持需要 IL-23 信号来实现。

Th1 和 Th2 细胞的分化都依赖于它们对应的效应性细胞因子(IFN-γ 和 IL-4)。而 Th17 细胞的分化并不需要 IL-17 的参与,而是通过 TGF-β 和 IL-6 这两个有相反作用的细胞因子共同诱导。IL-6 是一个致炎因子,在先天性免疫系统有特定模式识别受体(如 TLR 和 C 型凝集素受体)参与的细胞中有很强的表达。因此,感染或局部炎症能产生大量 IL-6。TGF-β 则被认为是抗炎性细胞因子。在小鼠中,TGF-β 和 IL-6 的组合是 Th17 细胞体外分化实验的分化因子刺激条件。Bettelli E 等人发现,用 MOG35-55 联合完全弗氏佐剂(CFA)免疫 TGFb 转基因小鼠(该免疫手段能产生大量 IL-6)后,由于 Th17 细胞数目的增多,转基因小鼠表现出更严重的实验性自身免疫性脑脊髓炎(expe-imental autoimmune encephalomyelitis,EAE)的症状。FlavellR.A.和 Stockinger B.的合作研究表明,由于 Th17 的产生受到抑制,在 T 细胞中无 TGF-β 应答的小鼠能避免产生 EAEo Flavell R.A. 实验室又有研究发现,当在 CD4 细胞条件性剔除 TGF-B 基因时,Th17 细胞无法产生,小鼠 EAE 症状也相应减轻。同样,Kuchroo V.K 等人研究发现,IL-6 缺失的老鼠无法产生 Th17 细胞应答,也能避免 EAE 疾病的产生。

IL-21 是 IL-2 家族的成员,它在 Th17 细胞中有大量的分泌。IL-21 和 TGF-β 的组合也能引起 Th17 细胞的分化。当 IL-6 缺失的情况下,由 NK 细胞和 NKT 细胞产生的 IL-21 也可以诱导 Th17 细胞的分化。另一方面,当 IL-6 存在时,IL-21 受体缺失的小鼠表现出 Th17 细胞分化水平的降低,体内和体外实验均是如此。同时有研究表明,IL-21 由新分化的 Th17 细胞产生,以自分泌的形式促进 Th17 细胞的分化。

IL-23 是 IL-12 家族的成员,它由 p19 和 p40 两个亚基组成。早期研究发现,IL-23 p19 缺失的小鼠不能诱导 EAE 的发病,也不能在体内生成分泌 11-17 的细胞。此外,IL-23 可以体外提高分泌 IL-17 的致病性 Th 细胞的增殖能力。这些证据显示出 IL-23 在致病性 Th17 细胞的产生中起非常重要的作用。然而 IL-23 并不参与 Th17 细胞最初的分化过程,而是作用于已经分化完成的 Th17 细胞。有研究表明,仅 TGF-β 和 IL-6 组合所诱导产生的 Th17 细胞不能在组织细胞引起炎症反应。当加入 IL-23 进一步培养后,才能引起组织细胞的炎症。这说明 IL-23 作用于已分化完成的 Th17 细胞,并起到稳定和维持 Th17 细胞特性的作用。

最近发现 IL-1 在 Th17 的分化过程中起到非常重要的作用,虽然在体外分化实验中不需要外源性添加 IL-1,但 il-lab 基因敲除小鼠或者受体敲除小鼠体内不能产生 Th17,也不能诱导 EAE。

人类的 Th17 细胞的分化与小鼠有很大不同,以前认为,无须外加 TGF-β,IL-1 与 IL-6 就足以在体外诱导 Th17 细胞的分化。但目前研究表明,TGF-β 是一个不可缺少的细胞因子。早先的实验中,缺少 TGF-β 也能成功培养 Th17,是因为培养液的血清成分中有微量但足够的

TGF-β。但是最近的研究发现，体内情况比想象的要复杂：虽然在 EAE 模型里，TGF-β 信号的缺失会导致 Th17 细胞亚群不能产生，但是在小肠固有层（intestinallamina propria）里，TGF-β 受体组成性缺失的情况下，IL-17 阳性的 Th17 仍然能够产生。而且这种 Th17 伴随着 T-bet 和 IFN-γ 的高表达，是一种强烈致病 Th 亚群。这种混合性质亚群的发现，暗示了 Th1 和 Th17 在功能上的合作关系，也为未来发现新的 Th 细胞分化模型的建立提供了思路。各种研究均证明，TGF-β 浓度升高，虽然 Th17 细胞的 IL-17 水平也随之上升，但是这种 Th17 高表达 IL-10，低表达 T-bet 和 IFN-γ，并不能有效诱发自身免疫疾病，甚至还起到了抑制作用，这也再次印证了 TGF-β 作为免疫抑制剂的地位。

第三节　Th 细胞分化的信号传导机制与转录调控因子

一、Th1 细胞分化的调控

表达 IL-12 受体的细胞在接受 IL-12 信号刺激后，p40 和 p35 分别和 IL-12Rβ1 和 IL-12Rβ2 结合，激活 Tyk2 和 Jak2，并通过 JAK 家族分子招募并激活 STAT4。STAT4 对诱导 Th1 细胞分化有非常重要的作用。STAT4 活化后组成同源二聚体，进入细胞核并能直接激活与 Th1 分化有关的基因，如 Ifng。在 Th1 分化后期，IL-18 能够与 IL-12 协同作用，在无 TCR 信号激活的状态下，也能诱导 IFN-γ 的表达，其本质是通过 NF-KB 通路活化与 STAT4 协同作用，可以绕开 TCR 信号而促进 Th1 细胞分化。最近关于 T-bet 和 STAT4 关系的研究又有了深入，以前认为，在 Th1 分化过程中，IL-12 下游的 STAT4 磷酸化，激活 T-bet 的表达，从而实现了信号传递。实际上，STAT4 和 T-bet 并不仅仅是这种简单的信号上下游关系。首先，在 STAT4 基因敲除小鼠细胞分化时加入 IFN-γ 并不能完全恢复 IL-18rl、ccr5、Etvs、Ifng 等 Th1 特异性基因的表达；其次在 Tb.x21/Stat4 基因双敲除老鼠细胞内过量转入 T-bet，Th1 的特异性分化也得不到恢复；最后，在表观遗传学水平上，Hlx 基因 H3、H4 组蛋白位点的乙酰化修饰，需要 T-bet 和 STAT4 的共同参与。因此，在 Th1 细胞的分化中，磷酸化的 STAT4 不仅起到了激活 T-bet 等重要转录因子的作用，其自身也进入核内，直接参与到 Th1 特异性效应基因和转录因子的激活。

T-bet 含有高度保守的 T-box DNA 结合结构域，作为 Th1 的主要调节因子（master regulator），在 Th1 细胞分化中起到最关键的作用。T-bet 缺失会导致 Th1 分化严重受阻，而在 Th2 细胞中强制高表达 T-bet 能逆转 Th2，使之高分泌 IFN-γ，同时降低 IL-4 的分泌。IL-12 在早期通过刺激自然杀伤细胞（NK cell）分泌 IFN-γ，IFN-γ 作用于 CD4$^+$ T 细胞，激活 STAT1 信号，与 TCR 下游信号共同促进 T-bet 的大量表达。当 T-bet 的量达到一定水平后就能形成正反馈，进一步上调自身的表达。T-bet 在 Th1 分化过程中有以下作用：①能够直接诱导 CD4$^+$ T 细胞自身 IFN-γ 的表达；②提高 IL-12Rβ2 的表达，提高 Th 细胞对 IL-12 的反应性；③染色质 DNA 重塑（chromatin remodeling）功能，使得 Ifng 基因经表观遗传学水平上的修饰，更有利于 IFN-γ 的表达。同时 T-bet 能抑制 Th2 的主要调节因子 GATA3 对 Th1 细胞分化的阻碍作用。IL—12 和 IFN-γ 由此相互促进，形成一个正向反馈的过程。

Runx(runt-related transcription factor)家族分子是由其进化保守的 DNA 结合域,Runt 结构域而得名的。Runx 分子在转录调控中的作用主要由其结合的转录因子所处的微调控环境所决定。与共激活分子结合,Runx 就能行使激活的功能,和共抑制子结合则发挥抑制作用。早期的研究发现,Runxl 可以阻止 CD4$^+$ T 细胞向 Th2 细胞方向分化。最近 Runx 家族的研究又有了新的进展,Runx 3 是 Th1 特异性表达的转录因子,其表达受 T-bet 的调控,并和 T-bet 共同作用促进 CD4$^+$ T 细胞朝 Th1 方向分化的趋势。这种促进作用需要另一个 T-bet 下游分子 Hlx(H2. O-like homeobox l)的参与,通过在表观遗传学水平对 IL-1 因位点的修饰来实现。HLX 与 Runx3 也受 T-bet 的诱导表达,并与 T-bet、STAT4 共同作用,共同促进 IFN-γ 的转录。Runx3 基因敲除小鼠 IFN-γ 表达受到抑制。

在 CD8$^+$ T 细胞中,对 IFN-γ 表达起重要作用的 Eomesodermln 也在 CD4-l-T 细胞中起了一定作用,Tbx2,基因敲除小鼠(无 T-bet 蛋白)中也表达一定的 IFN-γ,这部分 IFN-γ 可能就是 Eomesodermin 补偿性的结果。

在表观遗传学方面,Th1 和 Th2 细胞的特异性细胞因子基因的启动子位置都有不同的染色体重塑,这进一步决定并巩固了细胞的分化命运。含有 Brahma-related gene l(BRGl)的染色体修改复合物,在 STAT4 的帮助下修改了 Th1 染色体中 Ljn,g 基因启动子的结构,使其更容易打开。在 Ifng 基因启动子的 CNS-22(稳定非编码序列 conserved non-coding sequence)和 CNS-34,存在低量的 H3 和 H4 组蛋白乙酰化位点,在 Th1 分化环境下,这些位点被打开,从而有利于染色体结构的疏松化,最终促进 IFN-γ 的表达,在 Th1 分化条件下刺激 17 个小时,这种乙酰化修饰就会产生。IL-2 下游信号分子 STAT5 既可以通过直接结合到 CNS-6 的方式,也可以通过协助 CNS+18 和 CNS-22 的乙酰化,以方便 T-bet 结合到 Ifng 基因启动子的方式来帮助 IFN-γ 的表达。IL-12 下游的 STAT4 主要通过结合到 Ifng 基因启动子的方式来激活基因表达。也有研究发现,STAT4 可以帮助 CNS-22 位置乙酰化,也可以帮助招募含有 BRG-1 的染色体修饰复合体。T-bet 在 Ifng 基因的启动中起了最关键的作用,Ifng 基因的增强子(enhancer)上有多个 T-bet 的结合位点。T-bet 还可以与 RUNX3 一起结合到 Ifng 基因的启动子上,或者结合到 Il-4 基因的沉默子(silencer)上,来提高 Th1 细胞和降低 Th2 细胞的分化。同样,Ifng 基因启动子附近也存在 CNS-54、CNS-6 和 CNS+18 等甲基化位点,在 Th2 分化条件下,这些位点被甲基化,影响了 IFN-γ 的表达,使 CD4$^+$ T 细胞最终朝着 Th2 的方向分化。这种表观遗传上的改变一般认为比较稳定,不会随着细胞环境的变化而发生根本性的变化。

在 T-bet 基因敲除小鼠中,即使 IL-4 信号引发的 GATA3 的表达受到抑制,IFNγ+细胞也能正常分化产生。而 T-bet 之前的研究就证明了其在修饰 IL-4 转录位点,从而抑制 IL-4 表达过程中就起了很重要的作用。可以推断,Th2 细胞的分化是一种 IL-4 诱导的外源性作用的结果,而 Th1 细胞的分化,可能是 CD4$^+$ T 细胞的一种倾向。

幼稚 Th 细胞向 Th1 方向分化还受到 Notch 信号通路的影响。Notch 是一种在细胞膜表面的异二聚体受体,介导多种细胞内的信号通路。在鲁氏不动杆菌(Acinetobacter lwofii)以及乳酸乳球菌(lactococcus lactis)等细菌的刺激下,以及在 CpG 激活 TLR 后,DC 会表达 Notch 的配体 Delta-like ligands(DLL),体外实验和体内实验都表明,强制性高表达 DLL 分子有助于 CD4$^+$ T 细胞向 Th1 方向分化,而加入了 DLL 的中和性抗体之后,Th1 分化受到抑制。在 IL-12 基因敲除小鼠中过量表达 DLL 可以在某种程度上补偿 IL-12 信号。在受到 DLL 信号刺激后,跨膜 Notch 分子被剪切成胞内 Notch 分子并入核,和转录因子(combination signal bindingprotein for immunoglobulin KJ region,RBPJ)一起协助 Tbx21 基因的启动,同时可以和组成 NF-KB 的亚基 p50 和 p65 一起帮助 IFN-γ 的表达。

除了转录因子这种反式调控元件(trans-acting element)外,位于染色体上的顺式调控元件(cis-acting ele-ment)对基因调控也起着非常重要的作用。通过寻找保守的非编码序列(conserved noncoding sequences,CNS)和分析 DNase 超敏感位点,可以找到调节 IFN-γ 表达的顺式调控元件。其中,CNS-34、CNS-22、CNS-6、CNS-18～20 和 CNS-29 被证明是主要的调控元件,能够招募多种反式调控因子来促进 Ifng 基因位点重构。

二、Th2 细胞分化的调控

当 T 细胞被抗原激活时,IL-4 刺激 IL-4 受体,启动 Th2 细胞分化的历程。IL-4 受体有两种,分别由 2 个亚基构成:Ⅰ型(IL-4 Rcx 和 1c 链),Ⅱ型(IL-4Rcx/IL-13 Rcxl),Ⅱ型受体还可以与 IL-13 结合。当 IL-4 结合 IL-4 Rα 后引起受体的异源二聚化,导致胞内的 C 末端被 Jak 激酶磷酸化,招募并激活 STAT6。

STAT6 作为 IL-4 经典信号通路上的一个重要调控点,被磷酸化后会自发形成同源二聚体,二聚体会进入到细胞核当中,参与启动 IL-4、IL-5、IL-13、C-maf 等下游分子的转录。不过其最重要的作用还是与 TCR 信号通路共同转录 GATA3。

GATA3 作为 Th2 的主要调节因子(master regulator),在 Th2 细胞分化中起到最关键的作用。GATA3 能选择性地诱导幼稚 CD4$^+$ Th 细胞朝着 Th2 方向分化,当利用逆转录病毒将 GATA3 强制性地表达到 Th 细胞后,Th 细胞可以在不加外界诱导的情况下分化为 Th2 细胞。甚至当把 GATA3 转入到早期 Th1 诱导环境中的 Th 细胞后,Th1 细胞的分化被逆转并表达 Th2 细胞相关的细胞因子。GATA3 除了在早期调控 Th2 细胞的分化,其对终末分化的 Th2 细胞的主要表型的维持也必不可少。

作为 Th2 细胞内部极其重要的一个转录因子,Gata3 对于 Th2 细胞的几个主要标志性细胞因子的调节却是依赖着不同的机制。在 IL-5 和 IL-13 的启动子区域都具有 GATA 结合位点,体外实验也证明 GATA3 能特异性地结合到这些位点上并激活相应靶基因的转录。虽然在 IL-4 上游 800bp 的启动子区域也发现有 GATA 结合位点,但含有这一段区域的报告基因被 GATA3 激活的程度却非常弱,而且当把这个位点突变掉之后启动子的活性并没有受到太大的影响。后续的实验发现 GATA3 可能主要是通过染色质重塑的过程来调节 IL-4 的表达的。随着 Th2 分化的进行,细胞核内的基因组也发生了可遗传的变化,从而保证这些已分化的细胞即使在没有外界诱导条件的情况下也能表达相应的细胞因子。IL-4、IL-5 和 IL-3 三个基因排列于染色体的同一个座位(locus)上,因此除了单基因水平的激活,对于它们的调节还存在一个整体性的问题。当 DNA 的结构发生改变以后(例如 DNA 甲基化和组蛋白的乙酰化),就会暴露出很多 DNase I 超敏感位点(DHS),目前在 IL-4、IL-5 和以 IL-3 所在的座位已经发现了很多 Th2 细胞特异性的 DHS。在这些 DHS 附近发现了许多 GATA 结合位点,通过染色质免疫沉淀的方法证实 GATA3 确实能结合到这些位点上。

经过染色质重塑,同时使其他的转录因子如 C-maf、NFAT、AP1 等高表达并发挥功能,Th2 细胞就可以很顺利地表达 IL-4。与 GATA3 不同,C-maf 仅仅调控 IL-4 基因的转录,而对 IL-5、IL-13 并没有作用。NFAT 与 AP1 也能结合于 IL-4 启动子的相应位点上,招募转录组蛋白乙酰转移酶 CBP/p300,进一步促进 IL-4 的转录。被分泌出来的 IL-4 又可以对自身和周围其他 T 细胞发挥作用,从而使整体的 Th2 细胞的数目变多,分化的比例变大,分泌的 IL-4、IL-5、IL-13 等 Th2 的细胞因子的量也变多。

除了 IL-4 信号通路外,IL-2 的信号通路对 TH2 细胞的分化也有至关重要的作用。IL-2R 激活 STAT5,使之入核并结合到 IL-4 位点的 HSⅡ 和 HSⅢ 位点,从而使这些位点保持一种持续开放的状态。没有 IL-2 信号,即使在外加 IL-4 的情况下,T 细胞也无法完成 Th2 的分化进程。Gfi-1 在 Th2 分化早期被诱导,对 IL-2 信号介导的 Th2 细胞增殖起到重要的作用。近年来,Th2 细胞分化机制研究又有了新的突破,我们发现一种具有螺旋-环-螺旋结构的转录因子 Dec2,在 Th2 细胞中特异性高表达。在 Th2 细胞中过量表达 Dec2,细胞能产生更多的 IL-4、IL-5、11-10、IL-13 等 Th2 细胞特征性的细胞因子,而且,在 STAT6 基因敲除小鼠中的研究发现,Dec2 引起的这种细胞因子的增加是依赖于 STAT6 的。进一步研究发现,Dec2 可以增加 Th2 细胞中 JIJ-2 受体 α 亚基,即 CD25 的表达,从而增加 IL-2 信号强度,最终促进 Th2 细胞的分化。另有研究发现,Dec2 也参与到 JunB 和 CATA3 基因位点的结合,直接促进了 CATA3 的表达。因此,Dec2 在 Th2 分化和增殖的两方面都起到了重要的作用。

TIST2,即 IL-33 受体,在 Th2 细胞中的表达依赖于 GATA3。Th2 细胞在静息状态下,GATA3 和 TIST2 的表达都维持在一个本底水平,当 Th2 细胞受到 IL-33 的刺激之后,STAT5 磷酸化并入核,可以同时强烈提升 GATA3 和 TIST2 的表达。Th2 中 TIST2 高表达后,IL-13 的产生水平随之上升,而 IL-4 的水平并没有很明显的变化。这种 IL-13 水平的提高,需要 NF-KB 和 P38 的参与,而 NFAT 在其中并没有起作用。这些现象都说明了 IL-1 受体家族成员在 Th 细胞各亚群的分化中,都起到了相似的作用。

Th2 细胞的分化同样受 Notch 信号调控。虽然很多研究指明 Notch 信号通路对于 Th1 的 INF-γ 和 T-bet 有正向的调控,并且对 Th2 细胞分化有抑制的作用,但是也有文章证明 Notch 信号通路也可能对 Th2 细胞分化有正向的调控作用。Notch1 和 Notch2 被认为是 Notch 家族中能促进 Th2 细胞分化的成员。它们可被 Th2 类型的抗原,如寄生虫虫卵,过敏原等激活。与此同时 Notch 的细胞内结构域与细胞外结构域被 γ-secretasecomplex 剪切,细胞内结构域会转运到细胞核中。在 MAML1 和 RBPJ 两个信号分子的辅助下,Notch 细胞内结构域可以一方面激活 GATA3 的表达,从而使下游的 IL-4 大量产生;另一方面可以直接作用到 IL-4 启动子(promoter)的 HS5 位点上,促进 IL-4 的转录。另外还有一些其他类似的分子,如 TCF1(T cell factor 1)也可以直接激活 T 细胞的 GATA3 表达,而不依赖于 STAT6 的经典信号通路。

在表观遗传学方面,人们在很早就开始研究 Th1 和 Th2 细胞在分化以后是否可以逆转的问题。例如,在 Th1 环境中分化 2 天的 T 细胞中高表达 GATA3 就可以使部分 Th1 细胞转变为 Th2 细胞;反之,用 T-bet 也可以使 Th2 细胞转变为 Th1 细胞。这就说明 GATA3 和 T-bet 具有某种改变 T 细胞重要基因表观遗传学的能力。

GATA3 的作用主要通过调控 IL-4 等细胞因子基因的表观遗传学的状态来控制 Th2 细胞分化的。在幼稚 Th 细胞中以 IL-4 基因的抑制是通过甲基化的 DNA（MED2）分子与抑制的染色质（nucleosome remodeling andhistone deacetylase，NURD）连接来实现的。MED2（methyl-CpG-binding domain protein 2）与 NURD 组成 MeCPl 复合物。这个抑制的位点与反式激活的关键位点相重合，如 CNSl（conserved non-coding sequence l），CNS2（conserved non-coding sequence 2），也就是说如果 IL-4 基因要高度被转录就需要 MeCPl 复合物的解离，从而暴露出这个位点以供相应的转录因子的结合。这个激活的过程分两步：第一步，GATA3 介导 MBD2 的转移，并且导致染色质的变化如组蛋白乙酰化；第二步，这种基因外变化如 CpG 稳定的脱甲基，沿着，IL-4 的基因继续下去。经过 GATA3 对染色质的改造之后，IL-4 基因就可以顺利被转录，诱导 Th2 分化。IL-4 基因位点包含了约 200kb 的区域，包括 IL-4、IL-3 和 RAD50 基因。RAD50 下游是 IL-5 基因。与 Ifng 一样，关于 IL-4 位点的重要顺式调控元件的研究也是目前的热点。研究发现，一个沉默元件（HS-Ⅳ）的缺失会导致对 IL-4 表达的去抑制，T-bet 和 Runx 也与此沉默子的功能发挥有关。很多顺式调控元件（HS-I、Ⅱ、VA、V），以及 Th2 特异性的细胞因子启动子，都是 NFAT 或其他由 TCR 诱导的转录因子，以及 Th2 特异的转录因子如 STAT6 和 GATA3 的直接靶标。

我们的研究还发现，Th2 细胞成熟后期，会高表达细胞外基质蛋白 1（extracellular matrix protein-l，ECM1）。ECM1 会结合到 IL-2 受体 β 亚基（CD122）上，从而降低 STAT5 磷酸化水平，最终使 Th2 细胞中的鞘氨醇-1-磷酸受体 1（sphingosine-l-phosphate receptor l，SlPl）重新高表达。SIP1 是 Th 细胞迁移的一种重要导向分子，在 CD4$^+$ T 细胞发育成熟，迁移出胸腺时，需要 SIP1 的介导。Th 细胞进入淋巴结，面对 APC 的抗原提呈之后，SIP1 的表达降低到本底水平，这就保证了激活过程中的 Th 细胞停留在淋巴结等次级淋巴器官中，有充分的时间激活和增殖。当 Th 细胞到了激活后期，SIP1 会重新高表达，帮助 Th 细胞迁移出淋巴结。现在，Th2 细胞中 SIP1 再次高表达的原因已经初步探明，而 Th1 和 Th17 细胞中 SIP1 的调控机制还基本处于空白状态。

三、Th17 细胞分化的调控

Th1 和 Th2 细胞的分化都依赖于它们对应的效应性细胞因子（IFN-γ 和 IL-4）。而 Th17 细胞的分化并不需要 IL-17 的参与，它是由 TGF-β 和 IL-6 这两个在宏观上具有相反功能的细胞因子的共同诱导产生。TGF-β 能够诱导 FOXP3 与 RORγt，分别对 Treg 细胞和 Th17 细胞的分化发挥重要作用。在缺少 IL-6 的时候，TGF-β 诱导的 FOXP3 能抑制 Th17 细胞的进一步分化，但 IL-6 通过活化 STAT3，能够抑制 FOXP3 的表达并阻止其与 RORγt 的相互作用，从而使得 RORγt 的表达大幅增加。

STAT3 的活化，如同 STAT4 对 Th1 细胞的作用，STAT6 对于 Th2 细胞的调控作用一样，是 Th17 分化中的重要调控点。许多对 Th17 分化起到促进作用的细胞因子都能够激活 STAT3 通路。在分化早期，IL-6 就是通过活化 STAT3，抑制 FOXP3，使得 RORYt 的表达大幅增加。在 Th17 分化的中期，细胞自身产生的 IL-21 通过活化 STAT3，促进 RORYt 的表达，起到正反馈的作用，同时 IL-21 能促进 IL-23 受体的表达，使得细胞能够接受 IL-23 的刺激。IL-23 也是通过 STAT3，进一步促进 Th17 的稳定，促进 IL-22 的产生以及抑制 IL-10，从而使得 Th17 得以完全分化。

　　与 Th1 和 Th2 细胞亚群类似,Th17 细胞也有主要调节因子(master regulator)一类固醇受体型核受体 RORγt。RORγt 是 RORγ 的一个剪切形式,它选择性表达在 TGF-β 和 IL-6 组合诱导产生的 Th17 细胞中。利用逆转录病毒系统在幼稚 T 细胞中过表达 RORγt 能够诱导 Th17 细胞的分化,然而在 Rorc 缺失小鼠中,分泌 IL-17 的细胞只是减少而不是完全消失,这说明 RORγt 并不是 Th17 细胞唯一的转录因子。随后的研究发现,Th17 细胞的分化是通过 RORγt 和 RORα 的共同作用来介导的。RORα 是类维生素 A 受体家族的成员,它和 RORγt 一样在 Th17 细胞中高表达。缺失这两个转录因子中的任何一个,都只能部分抑制 Th17 细胞因子的表达,只有这两个分子同时敲除才能完全阻断 Th17 的分化。但是这两个转录因子如何调控 IL-17 表达的机制还未完全阐明。STAT3 和 RORγt 这两个转录因子似乎协同调控 IL-17 的分泌。

　　此外,还有研究表明 IRF4 也是 Th17 分化的重要转录因子。利用 IRF4 缺失小鼠进行实验,体内和体外的 Th17 分化都被完全抑制。随着研究的深入,将会发现更多的 Th17 细胞分化特定的转录因子。

　　Dong C.实验室的研究表明,IL-1 信号在 Th17 细胞分化早期起到非常关键的作用。IL-6 引起 T 细胞上调表达 IL-1R1 是诱导 EAE 及体内早期的 Th17 分化所必需的。通过基因敲除小鼠实验发现,IL-1 是通过活化 IRAK4 这条经典通路促进 Th17 的分化。因此,IL-1 能够协同 IL-6 和 IL-23 一起调控 Th17 细胞的分化,维持效应性 Th17 细胞的细胞因子表达。

　　由于 Th17 和 Treg 细胞的分化共用了 TGF-β 这个细胞因子,提示它们在分化过程中有某种关联,也存在一定的平衡。Th17 和 Treg 细胞的分化是相互拮抗的。最初研究发现,幼稚 Th 细胞在 TGF-β 刺激的情况下趋向于表达 FOXP3,从而成为 Treg 细胞。若同时存在有炎性因子 IL-6 或 IL-21,能抑制 TGF-β 诱导的 FOXP3 的表达,从而阻止 Treg 细胞的分化,使得幼稚 T 细胞向 Th17 细胞分化。单独的 TGF-β 或者 11-6/IL-21 都不促使幼稚 T 细胞大量产生 IL-17,只有两者同时作用才能引起 IL-17 的大量分泌。因此 IL-6 或 IL-21 是控制 FOXP3/RORγt 平衡的开关,在 Treg 和 Th17 细胞的平衡中发挥了关键作用。RORγt 和 RORα 都能和 FOXP3 结合从而发挥彼此拮抗作用。

　　在缺少 TGF-β 和 IL-6 的条件下,过量表达 RORγt 和 RORα,只能回复 IL-17A 的基础表达量。另外,在 IL-1 受体 1 基因敲除小鼠中,RORγt 和 RORα 表达正常,但是 IL-17A 却没有表达,这些都预示着 IL-17 还可能同时受到其他重要分子的调控。最近又发现一些转录因子,例如 IKB,可以激活 IL-17 的表达。IKB 在 Th17 细胞中高表达,与 RORγt 或者 RORα 一起外源性表达 IKB 能让 IL-17 的水平到很高的水平。此外,Njkbiz 基因敲除小鼠无法诱导产生 IL-17,对 EAE 也有抵抗力。IKB 被发现与 Il-17α 的启动子有直接的结合,说明 IKB 确实是 Th17 分化过程中一个非常重要的转录因子。

　　Th17 与 Th1 和 Th2 细胞相比,其有更强的可塑性。IL-17 和 IFN-γ 双阳性细胞在体内的发现,暗示 Th17 至少能部分像 Th1 一样发挥功能。这种可塑性可用 IL-17F 的报告基因小鼠进一步检验。Th17 细胞能够在 TGF-β 和 IL-23 的共同存在下,得以维持。但是,在没有 TGF-β 存在的情况下,加入 IL-12 或 IL-23 重刺激后,Th17 会很容易就被变成能分泌 IFN-γ

的群体。类似的转变在体内细胞模型中也能发生。

利用 IL-17α 基因的报告小鼠能进一步理解体内 Th17 细胞的应答反应。利用 YFP 标记 IL-17 的表达,可以通过检测 YFP 来跟踪所有的"ex-Th17 细胞"。在 EAE 模型中,几乎所有能进入 CNS 的抗原特异性 CD4$^+$T 细胞都是 YFP＋的,表明它们来源于 Th17 细胞,虽然有的细胞已经失去了分泌 IL-17A 的能力,转变成了分泌 IFN-γ 或其他细胞因子的细胞。这种在体内的细胞命运转变是严格依赖 IL-23 的。然而,在一个由念珠菌引起的急性皮肤病中,Th17 能够严格保持分泌 IL-17 的特性,这可能是由于 IL-23 在局部的表达量低所导致。因此,体内诱导的小鼠 Th17 细胞的稳定性和可塑性,依赖于微环境中的细胞因子的浓度。这与体外的 Th17 细胞分化情况是一致的。位于 I117-1117f 基因位点的 CNS2 被发现能够特异性调节以 IL-7 和 IL-7F 基因的转录。CNS2 能结 IL-7 和 IL-7F 基因启动子,并影响对组蛋白修饰酶 p300 和 JMJD3 的招募。CNS2 的缺失引起 IL-17 和 IL-17F 表达的大量减少。

第四节 Th 细胞亚群之间的交叉调控

Th 细胞亚群在分化过程中会形成相应的正反馈,例如 IFN-γ 能促进 Th1 细胞的分化,IL-4 能促进 Th2 细胞的分化,IL-21 能促进 Th17 细胞的分化。亚群之间也存在相互的抑制作用。Th1 细胞分化所需的 IL-12 与 IFN-γ 能抑制 Th2 细胞的分化,相反,IL-4 能抑制 Th1 细胞的分化。TGF-β 对 Th1 和 Th2 细胞都有抑制作用,而 IFN-γ 和 IL-4 对 Th17 细胞也有抑制作用。

亚群之间的相互抑制实际上是通过细胞内的关键性转录因子之间的相互作用而实现的。在 Th1 细胞中过表达 GATA3 能促进 IL-4 的产生,相反在 Th2 细胞中过表达 T-bet 能促进 IFN-γ 的产生。研究显示,T-bet 能直接与 GATA3 相互作用而彼此抑制,另外,T-bet 能下调 GATA3 的表达,GATA3 能下调 STAT4 的表达。其他还有如 Runx3 能通过结合 IL-4 位点的 HSIV 区域抑制 IL-4 的表达。

在 IL-6 缺失小鼠中,Th17 细胞的明显减少和 Treg 细胞的显著增多,证明 IL-6 对 Treg 和 Th17 细胞分化发挥完全相反作用。研究发现 IL-2 能促进 Treg 细胞的生长,而抑制 Th17 细胞的产生。同样证明,同一分子对 Treg 细胞和 Th17 细胞分化有不同的作用。近期研究已解决了已分化的 iTreg 细胞和 Th17 细胞间能否重新分化(reprogramming)的问题。在 TGF-β 和 IL-6 同时存在下,iTreg 细胞可以重新分化为 Th17 细胞的表型,在 TGF-β 和 IL-6 的重刺激下,FOXP3 的表达下调;然而,在视黄酸存在时,IL-6 不能从 FOXP3$^+$T 细胞中诱导出 IL-17,在 FOXP3$^+$T 细胞中重新表达 Th17 细胞需经过 2 个步骤:FOXP3 表达的下调以及解除 FOXP3 对 RORγt 和 RORα 的抑制作用。

Runxl 在 Th17 细胞中被发现可以和 IL-17 激活过程中很重要的前 2kb 启动子结合,而且这种结合可以极大增强 IL-17 的分泌。Runxl 对 IL-17 的激活作用依赖于 RORγt,而且,Runxl 的存在对于 Th17 细胞的分化是必需的。Th1 和 Th17 细胞的竞争性分化也存在 Runxl 介导的机制。T-bet 可以通过 304 位赖氨酸位点与 Runxl 结合,这种结合会抑制 Runxl

激活 IL-17 功能的行使,使得细胞朝 Th1 方向分化。近年来,IFγ＋IL-17＋双阳性细胞的发现,以及这种细胞在自身免疫疾病中的重大功能,预示着 Th1 和 Th17 也许有更紧密的关系。

第五节　Th 细胞的效应分子与疾病

一、Th1 细胞

Th1 细胞主要分泌的细胞因子有 IFN-γ、淋巴细胞毒素 α(lymphotoxin-α,LTα)和 IL-2。IFN-γ 主要活化巨噬细胞,增强它们的吞噬病原菌能力。LTα 被认为是多发性硬皮病患者的临床指标,LTα 缺失的小鼠不容易诱导实验性自身免疫性脑脊髓炎(EAE)。Th1 细胞表面高表达 IL-12β 受体,对 IL-12 有高反应性。IL-18 受体也高表达,IL-18 与 IL-12 共同刺激能协同促进 IFN-γ 的表达。

IFN-γ 会刺激炎症部位产生 CCL3、CCIA、CCL5、CXCL9、CXCL10、CXCL11、CXCL12 等趋化因子,同时 Th1 表面会表达 CCR5、CXCR3、CXCR6 等趋化因子受体,感受其对应配体的浓度变化,从而被招募到炎症部位发挥功能。有研究发现,在哮喘等 Th2 介导的免疫反应中,Th1 被招募到炎症部位,有助于 Th2 细胞功能的抑制和炎症症状的减轻。

Th1 细胞对介导机体清除细胞内病原菌发挥重要的作用。同时 Th1 还被发现和诸多自身免疫疾病有关,最典型的如实验性自身免疫性葡萄膜炎(experimental autoimmune uveoretinitis,EAU)和实验性自身免疫性脑脊髓炎(experimental autoimmune encephalitis,EAE)。过继性输入 Th1 细胞会导致 EAE,在 EAE 病灶部位——中枢神经系统部位,也发现了 IFN-γ＋细胞的存在,且含量和病情呈正相关。另外,给小鼠注射外源性的 IL-12 会导致胶原蛋白引导的关节炎(collagen-induced arthritis,CIA)的发生。T-bet 和 STAT4 等 Th1 关键性转录因子的敲除,在小鼠可以抑制 EAE 的发生。但是,当 IFN-γ 的敲除会加重 EAE 病情,其中的具体机制至目前还不清楚。目前认为自身免疫疾病需要 Th1 和 Th17 的共同参与。除外自身免疫疾病,Th1 细胞在抗肿瘤和抗感染,诱导器官移植排异反应和诱发迟发性超敏反应中都起了至关重要的作用。

二、Th2 细胞

Th2 细胞主要产生 IL-4、IL-5、IL-9、11-10、IL-13、IL-25 和双向调节因子(amphiregulin)。IL-4 诱导 B 细胞产生 IgE 型抗体,IgE 能结合嗜碱性粒细胞以及肥大细胞表面的 FC8RI。IgE 再次结合多价抗原,会导致 FC8RI 的交联,使得细胞释放出活性物质如组胺和 5-羟色胺,引起过敏反应。IL-5 能招募并激活嗜酸性粒细胞。IL-13 可以使气道平滑肌收缩加剧,气道敏感性加强,肥大细胞脱颗粒等哮喘的临床症状。

Th2 细胞对介导机体清除细胞外寄生虫非常关键,也是引起机体哮喘以及其他过敏性疾病的罪魁祸首。在呼吸道及肺部,变应原(包括花粉和尘螨等)在受到树突状细胞(dendritic cell, DC)或嗜碱性粒细胞俘获后通过循环系统回流到淋巴结中。由于过敏原刺激 DC 产生较少量的 IL-12 和早期嗜碱性和嗜酸性粒细胞产生的 IL-4,在淋巴结中大部分 T 细胞会分化成 Th2 细胞。而这些 Th2 细胞表面会表达趋化因子受体 CCR4;同时受肺部发病部位的 CCL17

的招募,趋化到肺部病灶部位引起过敏反应。有研究表明高剂量的过敏原反而可以使机体产生大量的IL-12,促使T细胞朝着Th1细胞方向分化,所以只有保持适当的剂量才是促使Th2细胞分化和哮喘产生的必要条件。

在肠道多形螺旋线虫(heligmosomoides polygyrus)感染模型中,$IL-4^+$的Th2细胞在B细胞区大量出现,并帮助生发中心(germinal center)形成。这种Th2细胞高量表达Bcl-6、CXCR5、PD-1、ICOS等Tfh细胞的标志性分子,并帮助IgG、IgE抗体转变的发生。这预示着Tfh细胞可能并不是一种单一的细胞亚群,而仅仅是某些起调节抗体生成作用的Th2细胞或其他亚群。

三、Th17细胞

Th17细胞能分泌IL-17A、IL-17 F、IL-21和IL-22。由于Th17细胞产生大量的IL-17A,因此绝大多数Th17细胞介导的效应都是通过IL-17A而产生的。除了Th17细胞外,其他多种细胞也能产生IL-17A和IL-17F,包括γδT细胞、NKT细胞、NK细胞、中性粒细胞和嗜酸性粒细胞。先天性免疫和获得性免疫系统中的细胞都可以产生IL-17A和IL-17F,说明它们作为效应分子参与的免疫桥接了先天性免疫和获得性免疫。IL-17A和IL-17F有着相似的功能,可以作用于多种细胞诱导产生细胞因子(包括TNF、IL-1β、IL-6、GM-CSF),趋化因子(CXCL1、CXCL8、CXCL10)和金属蛋白酶。此外,人的Th17细胞自身可以分泌CCL20。CCL20是CCR6的配体,同时具有抗菌和趋化能力。IL-17A和IL-17F同时也是招募、活化和迁移中性粒细胞的关键性因子。

IL-21和IL-22都不是Th17细胞所特有的,但是它们倾向于在Th17细胞中分泌。IL-21以自分泌的形式调控Th17的分化。IL-22是IL-10家族的成员,主要由活化的T细胞和NK细胞产生。IL-22通过它的受体(IL-10R2和IL-22R链的复合物)来发挥效应。有意思的是,高浓度TGF-13能抑制IL-6诱导的IL-22的表达。此外,尽管在体外分化中TGF-β和IL-6的组合能产生分泌大量IL-17A和IL-17F的Th17细胞,IL-22的大量分泌还需要额外加入IL-23,这暗示着IL-22是可以代表终端分化的Th17细胞所产生的终点效应性细胞因子。

自身抗原特异性Th17细胞可以引起严重的自身免疫性组织炎症。然而Th17细胞最初的功能并不是诱导自身免疫病,而是作为适应性免疫的一个分支来清除Th1和Th2细胞免疫无法处理的特定类型的病原体。革兰阳性菌痤疮短棒菌苗、革兰阴性菌肺炎杆菌、拟杆菌、耐酸结核杆菌、类真菌卡氏肺孢子虫和白念珠菌等都能引起强烈的Th17应答。

在感染性疾病、自身免疫病、移植排斥反应、过敏反应和肿瘤等实验性动物的研究基础上,研究者们发现Th17细胞和相关的细胞因子也与一系列人类疾病相关。尽管现在缺乏人类Th17细胞作为主要致病因素的证据,很多间接证据表明Th17细胞在人类牛皮癣、风湿性关节炎、多发性硬化、炎性肠病、过敏和一些细菌和真菌感染中起到一定的作用。

在牛皮癣患者皮肤损伤处获得的T细胞显示出明显的Th17表型,这与炎症细胞被招募到上皮组织需要CCL20/CCR6信号参与的发现是一致的。此外,p40单抗的Ⅱ期临床试验表明它对减少牛皮癣皮肤区域相当有效。然而,由于这个抗体能同时中和IL-12和IL-23,因此该临床效果不能完全归功于IL-23/IL-17这一轴线,尽管小鼠中类似牛皮癣皮肤病的研究表明IL-23和IL-22对于损伤的形成比IL-12/IFN-γ更加重要。

在一个风湿性关节炎的两年远景调查中,同样发现 TNF、IL-1 和 IL-17 的表达是关节损伤的前兆,而 IFN-γ 起到保护作用。而且 Th17 细胞表面 RANKL 的表达可以诱导破骨细胞形成,促进软骨和骨头破坏/再吸收,证明了 Th17 细胞在风湿性关节炎中的作用。软骨细胞和造骨细胞通过上调致炎性因子、趋化因子和蛋白酶对 IL-17 产生强烈应答,IL-17 诱导产生的 TNF、IL-1 和 IL-6 可能通过反馈作用使关节微环境中的 Th17 细胞进一步扩增。

在多发性硬化症中,Th17 细胞的作用有待进一步发掘。多发性硬化损伤部位表达最高的基因中就有 IL-17 和 IL-6,多发性硬化症病人的血清和脑脊髓液中 IL-17 的表达水平也有上升。相关研究发现:IL-17 和 CXCL8(IL-8)在视神经脊髓型多发性硬化症(opticospinal multiple sclerosis,OS-MS)病人中的表达要比在传统多发性硬化症病人中更高。有趣的是,核磁共振成像(magnetic resonancelmaging,MRI)检测发现,视神经脊髓型多发性硬化症病人脑脊髓液中 IL-17 的水平与脊髓损伤有显著关联。一个体外实验证实,人的 Th17 细胞有能力突破血脑屏障从而浸润至中枢神经系统实质。在多发性硬化症病人外周血单核细胞来源的 DC 中,IL-23p19 的表达上升,这些 DC 诱导 T 细胞分泌 IL-17 的能力增强。综合近年来的研究,表明 IL-23/IL-17 这一轴线在多发性硬化症的发病机制中起到重要作用。

Th17 细胞产生的细胞因子使得 Th17 细胞与多种免疫或者非免疫细胞产生联系。IL-21 主要作用于其他免疫细胞(如 B 细胞),然后通过正反馈作用促进 Th17 细胞应答的进一步放大,其他的细胞因子,包括 IL-17、IL-17F 和 IL-22,能在多种类型的细胞上发挥广泛的作用,诱导致炎性细胞因子和趋化因子的产生,招募中性粒细胞至炎性部位,以及产生抗菌肽直接巩固宿主防御。

第六节　结语

自 1984 年由 Mosmann&Coffman 提出 Th1/Th2 概念开始,人们见证了对它们的研究历程。Th 细胞的分化具有非常相似的过程:TCR 信号的活化都必不可少,各自的诱导因子如 IL-12/IFN-β、IL-4、TGF-β/IL-6,都是通过 Jak/Stat 途径激活下游分子,有各自的主要调节因子:T-bet、GATA-3、RORγt,有各自的正反馈等。有了前面的经验,尽管 Th17 的发现至今才短短的几年,对它的认识已经变得相当全面。最近又有一种新高分泌 IL-9 的细胞被命名为 Th9,也可能是一种新型的 CD4$^+$T 细胞亚群。另一方面,随着各种非经典 Th 细胞亚群的发现,Th 细胞亚群的定义和确立标准方面也产生了一些争议,这种争议牵涉到表观遗传学、疾病发生机制等各个方面,也推动了 Th 细胞的研究不断进步。

但是 Th 细胞分化却是一个非常庞大又精细的调控过程,实际上调控网络远不止本章昕介绍的内容,不断有新的调控分子和效应分子被发现,也会有新的细胞亚群被发现。例如孙兵实验室最近的研究发现一个新的转录因子 Dec2,在 Th2 细胞中特异性高表达,能够通过上调 IL-2 受体,加强 IL-2 的信号通路,进一步促进 Th2 细胞的分化。发现在过敏性哮喘中,嗜酸性粒细胞也可能是机体早期的 IL-4 来源之一,过继性转移嗜酸性粒细胞能诱导小鼠 Th2 高反应。Th 细胞的信号调控是一个随着时间、抗原、佐剂、个体差异的不同而各有差异的精密过程,目前,对 Th 细胞分化调控网络还有很多空白,取得的研究结果也有很多无法解释或者自相矛盾的地方,这都给未来的研究留下了空间。

以前认为分化完全的 Th 细胞具有不可逆性,但越来越多的研究显示 Th 细胞亚群具有一定的可塑性(plasticity),即维持平衡的问题。特别是 Th17 与 Treg 细胞之间的转化和不稳定性,由于表观遗传学方面的改变对 Th 细胞的分化有重要的作用,这种细胞亚群之间的转化也为我们研究 Th 细胞分化过程中的染色质重塑提供了很好的模型。在 EAE 模型研究中发现致病性的 Th 细胞更可能是一种 IFN-γ、IL-17 双阳性的细胞,这也说明体内 Th 细胞的分界似乎变得不太清晰。

近年来兴起的高通量分析技术极大地扩展了对 Th 细胞亚群的认识。对 Th 细胞亚群的全基因组染色体组蛋白 H3 K4 和 H3 K27 三甲基化位点的分析表明,虽然亚群特异性细胞因子的基因修饰基本与细胞命运决定呈现一致性,在转录因子基因的修饰方面,却没有那么严格的特异性。如在 Th17 中,Tbx21 的基因启动子同时出现 H3 K4 和 H3 K27 的修饰,这能解释这些细胞的相对不稳定性和倾向性,在 IL-12 的存在下能向 Th1 方向分化。人类 Th1 和 Th2 的组蛋白表观遗传修饰谱也被报道,揭示了体外分化 72h 的 Th1 和 Th2 中的增强子元件。Zhao K.和 Zhu J.实验室在不同的 T 细胞亚群中通过 RNA-seq 分析了 GATA3 的结合位点,发现虽然 GATA3 的结合表现出共有的或特异性的模式,但很多基因在不同细胞中可表现出被 GATA3 正向或负向的调控,暗示 GATA3 发挥作用是依赖其他辅助性分子的协同作用。他们还对 Th 细胞的 lincRNA 谱进行了分析,发现多种 lincRNA 均可结合重要的亚群特异性转录因子如 T-bet、GATA3、STAT4 等,并能被它们调控,暗示 lincRNA 在 Th 细胞分化和功能中发挥重要作用。这些高通量的信息为更好地理解 Th 细胞中的基因表达提供了大量的线索。

毋庸置疑,Th 细胞在获得性免疫应答反应以及许多疾病发生过程中起着关键性的作用,对 Th 细胞分化的研究必然会给免疫学理论和疾病治疗,药物作用靶点的研究带来革命性的推动作用。

第七章　B细胞研究进展

B淋巴细胞,简称B细胞,是参与机体免疫应答的数量最多、作用最关键的免疫细胞之一。B细胞能分化为浆细胞,通过合成和分泌抗体,介导机体体液免疫应答;作为细胞免疫应答的重要组成部分,B细胞是一类重要的抗原提呈细胞,参与对抗原的摄取、加工、提呈,帮助T细胞活化;B细胞还能通过分泌多种细胞因子和趋化因子等,调控机体天然和获得性免疫应答。来自基础研究和临床实验的大量证据表明,针对B细胞的靶向性治疗已经成为自身免疫性疾病、肿瘤、感染等多种疾病的重要治疗手段,具有广阔的应用前景。目前,B细胞的发育机制及其调控网络、新型B细胞亚群的鉴定和功能研究、B细胞抗体非依赖的非经典功能研究、自身免疫性疾病和肿瘤等疾病状态下B细胞的功能机制和靶向性治疗等都已成为基础和临床免疫学研究的新热点。本章将结合理论知识和研究新进展,从B细胞发育、B细胞功能、B细胞亚群及B细胞与疾病的关系四个方面作一概述,以期丰富研究者对B细胞的性质和免疫功能机制的认识,促进完善对B细胞相关的免疫网络的理解,并为B细胞相关疾病的临床治疗提供新思路。

第一节　B细胞的发育分化及调控

一、B细胞的发现

B细胞于1965年发现于鸟类的法氏囊。1972年研究者们在慢性淋巴细胞白血病病人外周血淋巴细胞上发现了膜表面免疫球蛋白(immunoglobulin,Ig)表达,这一发现被用来区分正常和恶性B细胞,作为白血病和淋巴瘤诊断和治疗的金标准。成熟的B细胞经外周血迁出,进入脾脏、淋巴结,主要分布于脾小结、脾索及淋巴小结、淋巴索及消化道黏膜下的淋巴小结中,受抗原刺激后,一部分分化增殖为具有抗体分泌功能的核浆比较大的浆细胞,介导机体体液免疫应答;另一部分B细胞则分化成为记忆B细胞,当再次遇到相同抗原时,记忆B细胞能迅速做出反应,大量分化增殖。B细胞还是一类重要的抗原提呈细胞,参与对抗原的摄取、加工、提呈。B细胞在骨髓和集合淋巴结中的数量大约占淋巴细胞总数的40%～60%,在血液和淋巴结中的数量则相对较少,约占淋巴细胞总数的20%～40%。B细胞的细胞膜上有许多表面标志,主要是表面抗原及表面受体,如CD19、CD20、CD45R(B220)等。B细胞在体内存活的时间较短,仅数天至数周,但其记忆细胞在体内可长期存在。

二、B细胞的发育分化

B细胞发育过程分为抗原非依赖阶段和抗原依赖阶段,前者指由骨髓干细胞-共同淋巴细胞前体(com-mon lymphoid progenitor,CLP)-祖B(Pro-B)细胞-前B(Pre-B)细胞-未成熟B细胞,出现特有的表面标志——B细胞抗原受体(B cell receptor,BCR),这一过程在骨髓中进行,轻链基因重排完成和表面 IgM 的表达标志 B 细胞抗原非依赖阶段发育的完成;继而,骨髓中未成熟 B 细胞迁移到外周淋巴器官如脾脏进一步发育成熟,同时表达 IgM 和 IgD,在此阶段经抗原刺激后,可继续分化为记忆性 B 细胞或合成和分泌抗体的浆细胞,行使免疫调节和免疫应答功能,即抗原依赖的分化阶段。

(一)抗原非依赖阶段的 B 细胞发育

早期 B 细胞在骨髓内的增殖分化与其微环境密切相关。骨髓微环境是由造血细胞以外的基质细胞及其分泌的细胞因子和细胞外基质组成。其中基质细胞包括血管内皮细胞、成纤维细胞、前脂肪细胞、脂肪细胞、巨噬细胞等。基质细胞一方面合成分泌多种类的细胞因子,另一方面分泌纤黏连蛋白、胶原蛋白及层黏连蛋白等形成细胞外基质。基质细胞分泌的细胞因子调控造血细胞的增殖与分化,骨髓微环境中的黏附分子介导造血细胞与间质细胞直接接触,从而促进造血细胞的定位和成熟 B 细胞迁出骨髓。

B 细胞在骨髓内分化各阶段的主要变化为免疫球蛋白基因的重排和膜表面标志的表达。B 细胞发育始于重链基因座的 VDJ 基因片段组合重排以及轻链基因座的 VJ 基因片段重排,Tonegawa S 因这一免疫球蛋白基因结构研究获得了 1987 年诺贝尔医学生理学奖。经过重链和轻链基因有序重排所形成的成熟 B 细胞库,能够通过其表达的多样性的抗体识别多达 5×10^{13} 种不同抗原。根据重链和轻链重排的进程,B 细胞在骨髓内的发育可分为三个阶段。

1.Pro-B 细胞(IL-7 R+c-kit+CD43$^+$ B22010 AA4.1+)

这种发育早期的 B 细胞阶段,在人胚胎约第 9 周开始,小鼠约第 14 天开始。此时在重组活化基因(recombination-activating gene,RAG)编码蛋白 RAG1 和 RAG2 催化下,重链的 D-J 片段重排,然后再进行 V-DJ 片段重排。Pro-B 细胞尚未表达 B 细胞系的特异表面标志,但开始表达组成 BCR 复合物的跨膜蛋白 Igcx(CD79a)和 Ig(3(CD79b)。但 Pro-B 细胞的晚期可出现 B 细胞谱系特异标志,如 B220、末端脱氧核苷酸转移酶(Terminal Deoxynucleotidyl Transferase.TdT)、mb-l ,B29 等分子。

2.Pre-B 细胞(B22010 CD19+ AA4.1+CD43-pre-BCR+)

Pre-B 细胞约占成人骨髓有核细胞的 5%。Pro-B 细胞进入 Pre-B 细胞的标志是 lg 重链基因重排完成,随后在胞浆中可检测出 IgM 的重链分子,即 μ 链。Pre-B 细胞无轻链基因重排,因此也无膜 Ig 表达。但人们利用小鼠前 B 细胞株克隆出 2 个前 B 细胞特有的基因,入 λ5 和 Vpre-B 基因,其与 Cγ 与 Vγ 同源,编码的蛋白 Vpre-B 和 λ5 非共价结合,形成替代型轻链。此替代型轻链可与 μ 链和 IgM/lgβ 一起构成 pre-BCR,表达于 Pre-B 细胞膜上,成为 Pre-B 细胞期最重要的特征。虽然目前对于 pre-BCR 的配体尚知之甚少,但 pre-BCR 介导的信号能暂时性抑制 IgG 基因表达,阻止另一条染色体的 Ig 重链基因片段的重排,并引起 Pre-B 细胞扩增。此阶段的 Pre-B 细胞表达 MHCⅡ、CD19、CD10、CD20 和 CD24 等分化抗原,其中 CD19、CD20 和 CD22 在细胞质中的出现均早于 μ 链。Pre-B 细胞对抗原无应答能力,不表现免疫功能。

3.未成熟 B 细胞(B22010 CD19+mIgM+mIgD-)

此阶段 RAG 基因表达再次上调,发生免疫球蛋白轻链基因重排,K 链和 λ 链基因重排完成后所形成的轻链蛋白取代了替代型轻链,与 μ 链结合组成 IgM,并表达于膜表面。mIgM 是

B细胞分化成熟过程中首先出现的BCR,也是未成熟B细胞的重要标志,其表达是未成熟B细胞离开骨髓进入外周生存和发育的必要条件。此时的未成熟B细胞不表达mIgD,也不再表达CD10和TdT,但可表达CD22、CD21、FcR,且CD19、CD20以及MHCⅡ类分子表达量增加。若未成熟B细胞的BCR此时识别并结合机体自身抗原,使膜受体交联,则会引起细胞凋亡导致克隆流产,从而保证B细胞的自身耐受。

4.B细胞在骨髓内发育的调控

目前,大量对B细胞骨髓内发育的调控研究,所获得的发现主要集中在B细胞发育的两个不同时期,一是由CLP向Pro-B细胞发育阶段,二是由Pro-B细胞向Pre-B细胞发育阶段。而人们对B细胞骨髓内后期发育的调控因素尚知之甚少。我们将B细胞发育各阶段的发育调控分子做一归纳。

(1)PU.1:Ets转录因子家族包含PU.1、Ets-1、Ets-2、Elf和Spi-B等多个成员。其中参与B细胞早期发育的最主要是PU.1。PU.1能结合IL-7 Rα基因启动子,通过调控CLP的增殖和分化,并调控其向髓系或淋巴系细胞的发育。PU.1-/-小鼠发生胚胎致死,且B细胞缺失。PU.1的调控效应与其表达量相关:PU.1低表达,可激活IL-7R,从而诱导CLP向淋巴细胞分化;而当PU.1高表达时,则抑制IL-7 R,促进髓系细胞分化。而近期的研究表明,向B淋巴细胞分化也将下调PU.1转录表达,而向巨噬细胞分化则通过延长细胞周期诱导PU.1聚集,PU.1通过正反馈方式促使细胞进入稳定的分化状态。

(2)Ikaros:Ikaros是一种锌指转录因子,由mRNA剪切方式的不同,产生多种拼接变异体,在造血细胞谱系广泛表达。N端含有三个锌指以上的Ikaros分子可形成能与DNA结合的二聚体,具有转录激活作用,而N端含有三个锌指以下的Ikaros分子则具有显性负调控作用。对Ikaros调控靶基因进行筛选发现,有一半以上的B细胞谱系特异性分子都是Ikaros的靶基因,如R_AG-l、Igoe、Vpre-B、λ5和TdT等,因此Ikaros参与了CLP向Pro-B细胞分化的调控。研究证明,敲除Ikaros基因可引起小鼠胚胎缺失B细胞和NK细胞,且B细胞发育被阻断在Pro-B细胞期之前;这一结果在人体内也得到证实,Ikaros缺陷病人可发生NK细胞和B细胞发育缺陷,罹患急性淋巴细胞白血病。当Ikaros基因DNA结合区突变后,Ikaros蛋白无法与DNA结合,造血细胞及淋巴细胞发育均严重受抑,发生急性前体B细胞白血病。

(3)E2A:骨髓中B细胞分化方向的调控主要依赖于转录因子E2A.EBF和Pax5。E2A属于碱性螺旋环螺旋(base helix loop helix,bHLH)转录因子家族,主要表达于B细胞,编码E12、E47等多种蛋白。E2A基因敲除,免疫球蛋白重链DJ重排受阻,Pro-B细胞发育被阻断。E2A蛋白的功能受到Id蛋白负调控。Id仅表达于Pro-B细胞,Id转基因小鼠拥有与E2A敲除小鼠相似的表型。

(4)EBF:早期B细胞因子(early B cell factor,EBF)表达于B细胞早期发育的各个阶段,但不表达于浆细胞。EBF和E2A能协同诱导免疫球蛋白替代轻链Vpre-B和λ5的表达。EBF缺失,将在Pro-B细胞阶段阻断B细胞发育,不发生免疫球蛋白重链DJ片段重排,Pro-B细胞也不再表达RAG-1、RAG-2、替代轻链、Igα-和Igβ。

(5)Pax5:Pax5,又名B细胞特异性激活蛋白(B-cell-specific activating protein,BSAP),主要在B细胞和神经系统中表达,调控B细胞早期发育和中脑发育。Pax5能促进免疫球蛋白重链 V-DJ 重排,抑制 B 细胞多系分化,并上调 B 细胞特异性标志(mb-l、Vpre-B、λ5、CD19 等)表达。因此 Pax5 突变,则 B 细胞在 Pro-B 细胞向 Pre-B 细胞分化被阻断,且此时的 Pro-B 细胞获得多系分化的能力,因此 Pax5 是保证 B 细胞分化的重要转录因子。近期的研究发现组蛋白乙酰转移酶 p300 结合 Pax5 C 端,乙酰化赖氨酸残基,从而促进 Pax5 介导的转录活性。Pro-B 细胞中 Pax5 表达一方面能够促进免疫球蛋白重链 V 区片段 H3-K9 去甲基化,并促进重链 V(D)J 片段染色质乙酰化,从而促进 B 细胞的定向分化。

(6)Foxpl 和 Foxol:Foxpl 是在小鼠 B 淋巴瘤细胞系 BCL1 中被首次克隆出,且在机体各组织中广泛表达。生发中心形成前后的人 B 细胞中均表达 Foxpl。此外,在 B 细胞发育各个阶段,Pro-B 细胞、Pre-B 细胞低表达 Foxpl,但活化的 B 细胞能高表达 Foxpl。Hu H 等人的研究采用 Foxpl-/-小鼠胎肝细胞对 RAG2-/-小鼠进行移植重建,发现小鼠 T 细胞发育基本正常,但脾脏和淋巴结中 B 细胞数量显著降低,骨髓细胞中 Pro-B 细胞向 Pre-B 细胞发育受阻,且胞内外表达 μ 链的 B 细胞数量较采用 Foxpl＋/-胎肝细胞重建的小鼠显著下降,表明 Foxpl 致使 B 细胞在 VDJ 重排这一环节出现功能障碍,而 Foxpl 作为一个关键的转录因子,通过结合 Erag 增强子的多重序列元件来调控 B 细胞 RAG1 和 RAG2,从而调控 B 细胞发育的 VDJ 基因重排。

Foxol 属于 Fox 家族成员,主要参与 DNA 损伤修复、细胞凋亡应激、肿瘤发生、血管生成和糖代谢等生理过程。大量研究表明,Foxol 的靶基因包括一系列影响 B 细胞发育的关键调控因子,如 EBF1、IL-7 R、RAG1、RAG2 和 BLNK,因此 Foxol 在 B 细胞早期发育的多个阶段中均发挥重要作用。

(7)Btk:Bruton 酪氨酸激酶(Bruton tyrosine kinase, Btk),是一种与 T、B 淋巴细胞及肿瘤细胞增殖、分化密切相关的非受体类酪氨酸蛋白激酶,在 B 细胞中主要介导 pre-BCR 或 BCR 的下游信号,激活 MAPK 级联反应,并通过调控 NF-KB 等转录因子活性实现其生物学功能。与小鼠不同的是,人 B 细胞的骨髓内发育依赖其 Btk 的活性。高达 97% 的低丙种球蛋白血症患者被发现有 X 染色体上 Btk 基因突变,这类病例又称作 X 连锁无丙种球蛋白血症(X-linked agammaglobulinemia.XLA)。虽然 XLA 患者骨髓内早期 B 细胞前体数量和功能与正常人相似,但却出现 IgV＋ Pre-B 细胞数量和增殖异常,致使外周 B 细胞缺乏,血清中各型免疫球蛋白滴度显著降低,体液免疫缺陷。而在小鼠中,Btk 缺失也导致中外周 B 细胞降低,血清免疫球蛋白中 IgM 和 IgG3 滴度显著降低,其他亚型的滴度水平基本正常。

(8)BLNK:人体内,B 细胞连接蛋白(B-cell linker protein,BLNK,又名 SLP65)缺陷的 B 细胞从 Pro-B 细胞期开始停止发育,出现类似 Btk 缺陷的表型,出现外周 B 细胞显著减少,IgM 和 IgA 滴度降低。而在小鼠体内,BLNK 缺陷导致骨髓中 Pro-B/Pre-B 异常增殖,发生前 B 细胞急性淋巴细胞白血病。

(9)BCR 复合物:研究发现任一种 BCR 复合物组成蛋白(如 μ 链、Igα、Igβ 等)突变,均能导致 B 细胞早期发育受阻。例如,虽然 μ 链表达缺失的受试者骨髓内 Pro-B 细胞水平稳定,但却缺乏 Pre-B 细胞,其外周也相应缺乏成熟 B 细胞,患有严重的低丙种球蛋白血症,这些症状与 μ 链敲除的小鼠症状吻合。CD79b 基因突变可阻止 Igα 和 Igβ 间二硫键的形成,B 细胞无法表达 Pre-BCR,引起严重的 B 淋巴细胞减少症。BCR 交联后,BCR 信号下游分子 Caspase

募集结构域蛋白 11(caspase recruitment domain-containing protein11,CARD11)可与 BCL10 和黏膜相关淋巴组织淋巴瘤转移蛋白(mucosa-associated lymphoid tissue lymphomatranslocation protein l ,MALTl)结合,活化经典 NF-KB 通路。若 CARD11 纯合子缺失,将导致 B 细胞分化受阻,抗体生成障碍。而 CARD11 点突变的小鼠则发生类似 B 细胞淋巴瘤症状,自身反应性 B 细胞异常增殖,诱导浆细胞分化和自身抗体产生,B 细胞凋亡受阻。

(10)OBF-1:OBF-1 是淋巴细胞特异性转录共刺激因子,属于 Oct 家族。研究表明,OBF-1 基因缺陷对骨髓内 B 细胞发育无影响,而一旦小鼠内 OBF-1 与 Aiolos 同时缺陷,则 Pro-B 细胞向 Pre-B 细胞发育受阻,而机制未明。

(二)抗原依赖阶段的 B 细胞发育

1.B 细胞在骨髓外的发育过程

完成抗原非依赖期发育的未成熟 B 细胞离开骨髓进入外周淋巴器官,寻找入侵抗原。此时形成的重链 μ 链和 δ 链与轻链 κ 或 λ 链在 B 细胞膜表面形成 mlgM 和 mlgD。若未接受抗原刺激,则 mIgM＋mIgD＋B 细胞发生凋亡;只有接触抗原,B 细胞才能进一步发育成熟。

未成熟 B 细胞在外周淋巴器官中的发育,需要经历两个短暂的未成熟过渡期即 Tl、T2 期(Tl B 细胞,CD24hi CD21-B220＋;T2B 细胞,CD24h CD21＋ B220＋)。在体内,Tl B 细胞在 48h 内发育为 T2B 细胞,T2B 细胞除了能在脾脏和淋巴结的滤泡中分化成为 $CD24^+$ CD21＋ B220＋滤泡(follicular,FO)B 细胞外,这一过程也在 1～2d 内完成;还可以在脾脏中分化为 CDldhi CD2111i 的边缘区(marginal zone,MZ)B 细胞。

未成熟 B 细胞在外周淋巴器官内的迁徙和发育主要依赖于 T 细胞区和 B 细胞区微环境内的趋化因子和 B 细胞表面表达的趋化因子受体相互作用,参与作用细胞则主要是是滤泡树突状细胞(follicular dendriticcells ,FDC)、基质细胞、T 细胞和 B 细胞。FDC 能够通过 FcR 和补体受体结合和捕获抗原,形成抗原抗体补体复合物,并能和基质细胞一起为 B 细胞提供 B 淋巴细胞趋化因子(B lymphocyte chemoattractants,BLC/CXCL13)。而 FDC 的成熟,也需要 B 细胞持续供给的 LT 和 TNF,与 FDC 自身表达的 LTβR 和 TNFR1 相互作用。

未成熟 B 细胞首先进入初级淋巴滤泡,此时 B 细胞能表达 CXCR5,主要识别基质细胞和 FDC 来源的 CXCL13;当识别 FDC 或单核巨噬细胞上结合的抗原后,B 细胞成为致敏 B 细胞,其表面开始表达 CCR7,与 T 细胞区来源的 CCL19 和 CCL21 相互作用,使 B 细胞进入 T 细胞区与 T 细胞发生相互作用。经历了抗原识别和活化的 T 细胞提供的第二信号,B 细胞的一部分分化为产生 IgM 的浆细胞,剩余大部分在 CXCR5-CXCL13 作用下又返回淋巴滤泡,并大量增殖和分化。这时的 B 细胞与少量抗原特异性 T 细胞和巨噬细胞一起,形成生发中心,初级淋巴滤泡演化为次级淋巴滤泡。B 细胞在生发中心经过体细胞高频突变,产生大量表达亲和力各不相同的 BCR 的 B 细胞克隆(中央细胞),再经过由 FDC 捕获的抗原对 B 细胞克隆的选择,大部分表达低亲和力的中央细胞发生凋亡,被巨噬细胞细胞清除,而表达高亲和力的中央细胞免于凋亡,在 FDC 和 T 细胞协助下,进一步增殖分化成记忆性 B 细胞和浆细胞,离开生发中心,进入外周循环。

B 细胞分化为浆细胞后,B 细胞表面的部分标志性分子(如 CD19 和 CD22)不再表达,并开始表达浆细胞特征性分子(如 CD138 等)。这一阶段可以发生 Ig 的类别转换,从产生 IgM

转换为产生 IgG、IgA 或 IgE,但一种浆细胞只能产生一种类别的 Ig 分子,丧失产生其他类别的能力。这一过程中,部分 B 细胞停止增殖分化,不再表达 mIgD,形成记忆性 B 细胞,当再次与抗原接触后,能被迅速活化并继续分化为浆细胞,唤起机体快速高效的再次应答。

2.B 细胞在骨髓外发育的调控

B 细胞在骨髓外发育的每个阶段可受到受体、转录因子、DNA 修复酶等多种分子介导机制的调控。

(1)BAFF:BAFF 即 B 细胞激活因子(B-cell activating factor),属于 TNF 家族分子,主要由外周单个核细胞分泌,如巨噬细胞、单核细胞、DC、粒细胞、B 细胞,T 细胞也可分泌少量BAFF。BAFF 被认为是促进 B 细胞生存、活化和增殖的最重要因素之一,其与 anti-IgM 联合能促进 B 细胞增殖,而当与 CD40L 联合则能阻止 B 细胞凋亡。自身免疫疾病病人如系统性红斑狼疮(systemic lupus erythematosus,SLE)、多发性硬化(mul-tiple sclerosis,MS)等病例常伴随血清 BAFF 和自身抗体滴度伴随显著增高,且 BAFF 转基因小鼠能自发发生 SLE 样症状,说明 BAFF 的过度产生能诱导自身反应性 B 细胞过度活化和产生自身抗体。

BAFF 有三个受体:BCMA、TACI 和 BAFF-R。BAFF-R 最早表达于骨髓发育阶段的未成熟 B 细胞,当 B 细胞向 FO B 和 MZ B 细胞时,BAFF-R 表达进一步上调;但骨髓内的长寿命浆细胞并不表达 BAFF-R,仅表达 BCMA;TACI 则表达于 MZ B 细胞和记忆性 B 细胞。TNF 家族的另一个重要分子增殖诱导配体(aproliferation inducing ligand ,APRIL)仅结合BCMA 和 TACI。

BAFF 基因敲除后,B 细胞发育被停止在 T1~T2 期,T2B 细胞缺失,FO B 和 MZ B 细胞消失,相应的,体液免疫应答显著受损。BAFF-R-/-小鼠表现出与 BAFF-/-小鼠相似的表型,其外周成熟 B 细胞数量和抗体分泌水平降低,然而当对 BAFF-R-/-小鼠体内注射 T 细胞非依赖性(T-cell independent,TI)或 T 细胞依赖性(T-cell dependent ,TD)抗原后,该小鼠特异性抗体分泌明显增加,表明 BAFF-R 是介导 B 细胞存活的主要受体,但不是抗原诱导的体液免疫应答的主要介导者。

TACI-/-小鼠脾脏内各 B 细胞亚群比例与野生型小鼠相符,但体内 B 细胞总数显著增多,自身抗体滴度增高,出现类似自身免疫疾病的症状,且其 TI 应答反应受损,这说明 TACI 可能不影响 B 细胞在外周淋巴器官的发育。而进一步研究表明,TACI 信号能引起 B 细胞凋亡,这可能是 TACI 调控外周 B 细胞数量平衡的主要机制。TACI 在 B 细胞存活中起负向调控作用。此外,在人的变异性免疫缺陷(common variable immunodefi-clency,CVID)病例筛查中发现 BAFF-R 广泛缺陷,B 细胞数量减低,但是 T1B 和 T2B 细胞数量增加。减少的 MZ B 细胞和记忆性 B 细胞也导致血清 IgM 和 IgG 滴度降低,TI 应答受到抑制。值得注意的是,CVID 病人血清 IgA 水平却与正常人相似,BAFF-R-/-小鼠外周 IgA 水平也保持正常;但若敲除小鼠 TACI 或 A-PRIL 或使人 TACI 编码的 TNFRSF13B 基因突变,则 IgA 水平显著降低。这些证据说明血清 IgA 水平的维持依赖于 TACI-APRIL 相互作用。TACI 缺陷病人外周血IgA 和 IgG 水平降低,其 B 细胞在 APRIL 或 BAFF 作用下也无法发生抗体类别转换,这说明TACI 在 B 细胞抗体类别转换中起重要作用;而 TACI 数量降低会导致外周大量 BAFF 与BAFF-R 结合,从而帮助 B 细胞存活和过度增殖,从而导致自身免疫性疾病的发生。

BCMA-/-小鼠 B 细胞的比例和数量正常,但出现骨髓长寿命浆细胞数量减少。新研究发现,在自发性红斑狼疮小鼠模型中,BCMA 缺陷反而促进短寿命和长寿命浆细胞的分化增殖,自身抗体水平上升。因此 BCMA 在浆细胞的生存和分化中的作用可能比过去认为的更为复杂,其机制有待进一步研究。

(2)Blimp-l 和 XBP1:B 细胞诱导成熟蛋白 1(B lymphocyte-induced maturation protein 1,Blimp-l)和 X 盒结合蛋白 1(X-box binding protein l)是成熟 B 细胞向浆细胞分化的最重要的两个转录因子。Blimp-l 仅表达于外周 B 细胞发育后期和浆细胞,而在生发中心前期 B 细胞内表达较低。在外周发育前期,Bcl-6 能促进生发中心的形成,Pax-5 能抑制生发中心 B 细胞向浆细胞发育,此时两者抑制 Blimp-l 的表达。而到了生发中心后期,Blimp-l 表达开始上调,反过来下调 Pax-5 和 Bcl-6 的表达,解除其对生发中心 B 细胞向浆细胞分化的抑制。此外 Blimp-l 诱导 XBP1 表达,XBP1 能启动未折叠蛋白反应,因此 Blimp-l 和 XBP1 能共同促进浆细胞的发育和免疫球蛋白的分泌。

(3)AID 和 UNG:活化诱导胞嘧啶脱氨酶(activation-induced cytidine deaminase,AID)是一种抗体变异蛋白。活化的生发中心 B 细胞能上调 AID 的表达。AID 促使 DNA 中胞嘧啶残基脱氨基,形成尿嘧啶残基,而 DNA 修复酶尿嘧啶 DNA 糖苷酶(uracil-DNA glycosylase,UNG)能切断 DNA 中错误插入的尿嘧啶与糖基之间的 N-糖苷键,移去尿嘧啶,剩下无碱基位点,DNA 聚合酶和 DNA 连接酶识别该位点并修复突变或受损的 DNA,机体通过这一机制启动免疫球蛋白可变区的体细胞高频突变,从而改变抗体对抗原的亲和力。体细胞高频突变成为在骨髓内的免疫球蛋白基因重组之后,诱导产生抗体多样性的又一个重要机制。此外,AID 还可以诱导免疫球蛋白类别转换,最终促进生发中心 B 细胞发育成为记忆性 B 细胞和浆细胞。当参与 DNA 高频突变或抗体类别转换成分的编码基因(如 AID、UNG、错配修复蛋白基因 PMS2 等)突变时,记忆性 B 细胞和浆细胞的发育受损。

(4)CD40 和 CD40L:由于外周 B 细胞的发育需要依赖其与滤泡 Th 细胞的相互作用,因此介导其相互作用的分子如 CD40、CD40L、共刺激分子等的缺陷也将导致浆细胞和记忆性 B 细胞发育缺陷,体液免疫受损。

(5)DOCK8:尽管目前为止,MZ B 细胞在脾脏中的发育机制未明,但通过对某些免疫缺陷病例的研究,研究者们已经开始获得初步结果。DOCK8 是一种鸟嘌呤核苷酸交换因子,能直接与 Rho 激酶家族的 cdc42 相互作用,调控细胞形态、分裂和细胞骨架运动。临床研究发现,DOCK8 缺陷病例会发生更为严重的细菌感染症状,血清 IgE 水平过度升高,发生高 IgE 综合征;缺乏 MZ B 细胞,无法在疫苗免疫后产生保护性抗体,且记忆性 B 细胞数量降低。新研究发现,CpG 刺激后,能促使 DOCK8 与 MyD88.Pyk2 协同形成一个三聚体复合物,活化 Src 激酶,与 Syk 协同,促使 STAT3 磷酸化。因此 DOCK8 能参与 Toll 样受体(Toll-like receptors,TLR)9 介导的 B 细胞活化信号通路,促进 B 细胞的扩增、抗体分泌以及免疫记忆的形成。由于在 CD40 刺激后,DOCK 缺陷的 B 细胞的扩增功能并不受影响,因此 DOCK8 可能更倾向于调控 TI 抗原诱导的 B 细胞免疫应答。

(6)L-plastin:除了 DOCK8 以外,另一细胞骨架运动调控分子 L-plastin,能参与 BCR 下游信号传导,并促进 B 细胞向边缘区迁移,在 MZ B 细胞的发育中也发挥重要作用。在 L-plastin 缺陷小鼠体内,MZ B 细胞减少超过 80%,FO B 细胞数量减少 40%。

(7)WAS:临床研究发现,WAS 基因缺陷也能引起细胞骨架重建和 B 细胞应答受损,导致威斯科特-奥尔德里奇综合征(Wiskott-Aldrich syndrome,WAS,其临床表现为血小板减少伴T、B 细胞免疫缺陷)。针对其机制研究发现,由于 WAS 基因缺陷引起 B 细胞迁移能力受损,而 MZ B 细胞需在趋化因子如 SIP 等的作用下在滤泡和边缘区移行,因此 WAS 基因缺陷能相应地抑制 MZ B 细胞的发育。

第二节　B 细胞的免疫功能

一、B 细胞与体液免疫应答

体液免疫的过程可以分为抗原识别,B 细胞活化、增殖与分化,合成分泌抗体并发挥效应三个阶段。

B 细胞对抗原的识别是通过其表面的抗原识别受体来进行的。B 细胞的抗原识别受体能直接识别蛋白质抗原,或识别蛋白质降解而暴露的抗原决定簇,而无需抗原提呈细胞(antigen-presenting cells,APC)对抗原的处理和提呈。B 细胞表面的抗原识别受体识别抗原是产生 B 细胞活化的第一信号,结合了抗原的 B 细胞称为致敏 B 细胞,只有这些细胞在接受 T 细胞的辅助时才能够活化来产生抗体。也就是说,B 细胞的活化需要两个信号:抗原信号和活化的 T 细胞信号(并不是提呈抗原,而是通过其他的分子信号提供),并需要 T 细胞所分泌的细胞因子。在体液免疫中,CD4$^+$ T 细胞通过提供刺激信号、分泌细胞因子等方式辅助 B 细胞,T 细胞区周围滤泡的 B 细胞一旦被活化,能在滤泡外形成短寿命浆细胞,然后再向记忆性 B 细胞和分泌高亲和力抗体的浆细胞分化。这些浆细胞进入骨髓中的生存龛(少量进入脾脏红髓),形成不分裂的长寿命浆细胞。需要指出的是,抗原特异性 B 细胞和 T 细胞所识别的抗原决定簇是不同的,但两者必须识别同一抗原分子的不同抗原决定簇,才能相互作用。因此,B 细胞分化为浆细胞是一个复杂的过程,依赖于树突状细胞、T 细胞、B 细胞三者之间的复杂相互作用。这一过程中,B 细胞来源的 LT 和 TNF-α 能促进 FDC 成熟和移行到 B 细胞区,对次级和三级淋巴组织中多个淋巴结构如 GC 和 T 细胞区的形成和 B 细胞成熟、浆细胞分化、高亲和力抗体的产生均具有关键性的调控作用。

浆细胞如同一把双刃剑。当细菌、病毒等病原体刺激时,浆细胞分泌的大量(高达 10000 分子/秒)特异性抗体成为抗感染免疫的重要防线,清除病原体,并减轻炎症反应。但由于其表面 MHCⅡ类分子和共刺激分子表达下调,因此浆细胞不再拥有如同 B 细胞和记忆性 B 细胞抗原加工提呈能力。另一方面,浆细胞可参与某些病理过程,例如被证实诱导 SLE、干燥综合征及自身免疫性糖尿病等自身免疫性疾病发病。持续的自身抗原刺激自身反应性 B 细胞,促进非自身反应性 B 细胞增殖,并促使自身抗体分泌,即使在静止期,长寿命浆细胞也能够维持自身抗体的滴度,因此导致标准的免疫抑制治疗方案常常疗效不佳。

二、B 细胞与细胞免疫应答

当病原体入侵时,机体调动 B 细胞介导的体液免疫和 T 细胞介导的细胞免疫应答联合起来清除病原体。研究表明 CD4$^+$T 细胞一方面能辅助 B 细胞参与体液免疫应答,另一方面通过分泌细胞因子增强细胞免疫应答;但 B 细胞如何调控 T 细胞应答,目前的研究仍有待深入。早期有人发现 B 细胞缺陷小鼠的 CD4$^+$T 细胞和 CD8$^+$T 细胞应答受损,但也有人认为 B 细胞对抗原特异性 T 细胞应答的产生和维持并无影响。但此后,由于有研究发现小鼠胚胎期 B 细胞缺失会发生免疫系统功能异常,如派式结形成缺陷、滤泡样树突状细胞和脾脏 gp38$^+$ 基质细胞缺失、脾脏树突状细胞稳态被打破,以及胸腺和脾脏中 T 细胞数量减少,这些发现提示 B 细胞缺陷小鼠存在的多种发育缺陷势必影响 T 细胞应答,B 细胞参与 T 细胞免疫应答调控功能的研究因而尤为重要。

(一)B 细胞不影响体内 CD4$^+$T 细胞的稳态

研究者采用利妥昔单抗(anti-CD20)剔除 B 细胞之后,胸腺和外周中的 CD4$^+$T 细胞无论是数量、表型、亚群构成还是转录因子谱都和正常对照小鼠一致。而且,B 细胞剔除小鼠来源的 T 细胞对诸如 CD3/CD28 之类的多克隆激活剂反应性与正常小鼠相似。因此,B 细胞剔除对 T 细胞的作用可能不是在其正常的发育和内稳态维持中,而是发生在 B-T 细胞相互作用中。

(二)B 细胞参与 CD4$^+$T 细胞的活化、分化和维持

大量的实验数据表明,B 细胞在 CD4$^+$T 细胞遭遇抗原后最初的增殖和记忆形成中发挥作用。例如肠道寄生线虫(heligmosomoides polygyrus,HP)感染后,在 B 细胞缺陷或者剔除小鼠体内,分泌 IL-4 的抗原特异性 T 细胞数目要比正常小鼠低 10 倍。尽管抗原持续存在,这种 CD4$^+$T 细胞低反应性将持续数周,说明 B 细胞对 HP 诱导的 CD4$^+$T 细胞的活化和增殖是必需的。此外,在寄生虫感染诱导的记忆性 Th2 细胞的维持和再激活中,B 细胞通过分泌 IL-2 同样发挥着重要的作用。虽然 HP 有效免疫需要抗体形成,但 Th2 细胞的初次和再次应答却依赖于抗原特异性 B 细胞的帮助。沙门菌感染引发的小鼠 T 细胞 IL-17 分泌水平在 B 细胞 IL-6 表达敲除后出现显著降低;而特异性阻断 B 细胞的 IL-6 分泌,不仅抑制了自身反应性 T 细胞的 IL-17 分泌及 RORγt 表达,也抑制了 T 细胞的 T-bet 表达,因此 B 细胞能通过分泌 IL-6 促进 Th17 和 Th1 分化,促进机体抵抗感染或诱导自身免疫性疾病发生。另一方面,B 细胞来源的 IL-10 和 IL-35 可抑制 Th1、Th2 和 Th17 分化及免疫应答,B 细胞来源的 TGF-β 则抑制 DC 的抗原提呈功能,因此,B 细胞可以从 T 细胞应答的多个方面调控 CD4$^+$T 细胞的活化和分化。

同样,淋巴细胞性脉络丛脑膜炎病毒(Lymphocytic choriomeningitis virus,LCMV)感染后,B 细胞缺陷小鼠形成的分泌 IFN-γ 的效应性 CD4$^+$T 细胞要比正常对照组减少 60%,而且记忆性 T 细胞更是骤降 95%。而在 B 细胞抗体分泌功能缺陷的小鼠中,T 细胞记忆是正常的,提示 B 细胞并不是通过抗体形成来促进 T 细胞记忆的。B 细胞缺失后,CD4$^+$T 细胞在感染后一个月几乎完全消失,而在正常小鼠却能够形成稳定的记忆,这说明 B 细胞是在记忆性 T 细胞的形成和早期维持中发挥作用的。

B 细胞在记忆性 T 细胞的激活中同样也是必需的。机体对单纯疱疹病毒(Herpes simplex virus,HSV)的清除依赖于分泌 IFN-γ 的 CD4$^+$T 细胞。对 HSV 免疫过的小鼠再次感染 HSV,如果单纯剔除 B 细胞、树突状细胞或者巨噬细胞,记忆性 CD4$^+$T 细胞的激活都不

受影响;但是如果同时剔除了 B 细胞和 DC,记忆性 CD4[+] T 细胞所介导的保护作用就完全消失。这些证据说明 B 细胞和 DC 共同激活了记忆性 CD4[+] T 细胞,对 HSV 再次感染产生保护。

(三)B 细胞诱导调节性 CD4[+] T 细胞产生进而抑制 T 细胞应答反应

B 细胞除了激活 T 细胞,同样也可以调控 Treg 的发育、增殖和存活。在体外培养人的 CD19+B 细胞和 Treg,加上 IL-2 和 antl-CD28 抗体,能够扩增 Treg 40 倍,且扩增后的 Treg 表达 Foxp3,也具备与普通 Treg 同样的抑制功能。利用 CD40L 激活的 B 细胞和初始 T 细胞共培养,能够得到一群高表达 CD25 ,Foxp3 ,CTLA4 和 GITR 的 CD4[+] T 细胞,这群细胞抑制 B 细胞介导的 T 细胞活化。由于在这个体系中只有活化的 B 细胞,没有其他刺激因素,因此 B 细胞表面高表达的 MHC Ⅱ类分子及 CD80、CD86 等共刺激分子足以提供 Treg 细胞形成必需的信号。

在 Treg 细胞介导的免疫耐受中,B 细胞也同样重要。卵白蛋白(Ovalbumin,OVA)特异性的 Treg 可以通过过继回输初始 CD4[+] T 细胞再反复采用 OVA 和霍乱毒素 B 免疫而获得。但若采用 B 细胞缺陷小鼠,以上方法所形成的 Treg 数目将大大减少。对 B 细胞缺陷小鼠回输 B 细胞和 OVA 特异性的 CD4[+] T 细胞,能在一定程度上增加 Treg 形成,从而抑制 OVA 和免疫佐剂激发的免疫反应。在这些形成耐受的受体小鼠中分离出来的 B 细胞能分泌大量的 IL-10,将这些 B 细胞回输到正常小鼠体内后同样能够抑制 OVA 激发的免疫应答,说明分泌 IL-10 的 B 细胞促进了 Treg 的形成。同样,在过敏性呼吸道疾病中,回输抗原特异性的 B 细胞能有效降低 OVA 诱导的过敏性炎症症状,如白细胞和嗜酸性粒细胞聚集和组织损伤等,而这一效应则是由 B 细胞分泌的 TGF-3 诱导 CD4[+] CD25-效应 T 细胞向 CD4[+] CD25-Foxp3[+] Treg 分化而引发的。

(四)B 细胞诱导 CD8[+] T 细胞失能

脂多糖(lipopolysaccharide,LPS)活化的 B 细胞膜表面高表达 TGF-β,与 anti-CD40 刺激的 B 细胞相比,LPS 刺激后 B 细胞不能诱导 CD8[+] T 细胞扩增、细胞因子分泌和细胞毒作用,反而诱导了 CD8[+] T 细胞失能。B 细胞来源的 TNF-α 和 IL-10 抑制 CD8[+] T 细胞介导的肿瘤杀伤。

因此,B 细胞参与初次反应中 T 细胞的增殖,以及记忆性 Th1 和 Th2 细胞的形成、维持和再激活,这一过程是抗原特异性的,不依赖抗体分泌;同时 B 细胞也可以调控 Treg 形成,促进 CD8[+] T 细胞的失能。以上证据表明 B 细胞在 T 细胞应答中扮演着双重角色,它可能通过其不同的效应性和抑制性功能亚群促进或抑制 T 细胞应答。

三、B 细胞与天然免疫应答

(一)B 细胞通过产生天然抗体参与机体天然免疫应答

Bl 细胞(主要是 Bla 细胞)和 MZ B 细胞在 TI 抗原刺激后,能迅速产生大量低亲和力多反应性的天然抗体(natural antibody,NA),主要是 IgM,其次是 IgA 和 IgG。NA 的多反应性是指一种 NA 可以识别两种以上的抗原。NA 能识别的抗原种类众多,如蛋白质、核酸(单链 DNA 等)、脂类(胆固醇、磷脂)和多糖,它们甚至可以识别细胞因子、激素、MHC 分子、T 细胞受体、CD4、CD8 等。除识别自身抗原以外,Bl 和 MZ B 细胞产生的 NA 还能识别多种病原体成分,如细菌细胞壁上磷脂酰胆碱、A 型溶血型链球菌的 N-乙酰葡萄糖胺、阴沟肠杆菌的 α1-3 右旋糖酐等,因此 Bl 和 MZ B 细胞也被认为参与构成机体抵抗病原体感染的第一道防线。TLR4 激动剂 LPS 和革兰阴性菌感染能诱导腹腔 Bl 细胞迅速移行至脾脏分化为浆细胞并产生 IgM,而肺炎链球菌感染也能诱导 Bl 细胞和 MZ B 细胞迅速分化为分泌 IgM 的短寿命浆细胞。这些天然抗体能够在机体获得性免疫应答发生前抑制病原体增殖,促进其清除,控制炎症,保护受感染的宿主。

(二)B 细胞通过产生细胞因子调控机体天然免疫应答

B 细胞产生 IFN-α 能促进 NK 细胞分泌 IFN-γ 及细胞毒作用,促进机体对李斯特菌的清除。此外,在李斯特菌、水疱性口炎病毒(vesicular stomatitis virus,VSV)感染和 TLR 配体刺激后,小鼠脾脏、淋巴结和骨髓中还出现一群诱导性 B 细胞亚群,通过高分泌 IFN-γ 增强巨噬细胞的活性和炎性因子 TNF-α 和 NO 的产生,促进机体抗感染免疫应答,发挥天然免疫调控功能。LPS 等 TLR 配体刺激诱导 B 细胞产生 GM-CSF,这群分泌 GM-CSF 的 B 细胞缺失将导致中性粒细胞大量募集,其病原体吞噬能力减弱,而炎性细胞因子过度释放,导致内毒素休克。新生儿极易受微生物感染,在这种情况下新生儿的 B 细胞可能在抗感染免疫应答中扮演双重的角色。一方面,Bla 细胞产生的 IL-10 会损伤巨噬细胞等天然免疫细胞的免疫应答,导致病原体易于入侵机体,同时 IL-10 也抑制获得性免疫应答,避免机体对病原体的过度应答,从而维持了机体的免疫平衡状态;另一方面,病原体成分激活 Bla 细胞还会分泌大量的天然 IgM,这促进了机体清除入侵的病原体。

第三节　B 细胞的亚群及分布

大量基础和临床科研证据表明,B 细胞在机体处在不同的刺激和微环境中发挥的功能表现出了明显的异质性,这提示在免疫应答被激活后,B 细胞分化为不同的功能亚群参与并调控免疫应答。近年来一系列研究也再次证实了 B 细胞非经典即抗体非依赖功能的存在,这一系列振奋人心的发现引发了人们对 B 细胞在感染、自身免疫疾病、肿瘤等病理状态中的多样化功能的热切关注,对于 B 细胞亚群的研究称为一个前沿热门课题。

一、根据表面分子、定位和功能特点对 B 细胞亚群进行划分

根据表面分子、定位和功能特点的不同,B 细胞被分为 Bl 细胞、FO B 细胞和 MZ B 细胞。Bl 细胞主要在胚胎的胎肝、网膜中发育,分布于腹腔、胸腔和肠壁固有层中。腹腔中的 Bl 细胞表达 Mac-I(CD11b),脾脏中的 Bl 细胞不表达 CDllb。Bl 细胞又分为 Bla 细胞(CD11b＋ CD5$^+$)和 Blb 细胞(CD11b＋ CD5-)。B1 细胞在 IL-10 帮助下保持自我更新能力,其 BCR 缺乏多样性,通过识别某些细菌表面共有的多糖抗原和一些变性的自身抗原,Bla 细胞及其分泌的自身抗体在幼儿的抗感染免疫中提供有效保护,而 Blb 细胞在感染时则能对多糖和其他 TI 的抗原产生长效的抗体应答。MZ B 细胞则能在炎症和抗原刺激后迅速分化为浆细胞,产生抗体,参与机体抵抗病原体感染的天然免疫应答过程。

由于 Bl、FO B 和 MZ B 细胞的分布、移行能力不同,因而这三种细胞在 TD 和 TI 应答中所发挥的作用各不相同。

（一）B1 细胞

长期以来，人们一直认为 Bl 细胞是天然抗体的主要来源，并能在不同实验条件下诱导自身免疫反应。这些天然抗体参与了细菌和病毒感染后机体的早期应答，其分泌不依赖 T 细胞辅助，但需要补体的参与。在某些特殊的微环境中（如抗肠道黏膜共生菌的 IgA 应答），Bl 细胞被认为是连接天然免疫应答和获得性免疫应答的纽带。Bla 细胞主要发挥天然免疫应答样的功能，Blb 细胞则主要参与获得性免疫应答。研究者们在小鼠实验中证实胸、腹膜腔微环境对小鼠 Bla 和 Blb 乃至 FO B 细胞的功能均具有重要影响。Bl 细胞在 TI 抗原（如磷脂酰胆碱）刺激后，48h 内即可产生以 IgM 为主的低亲和力抗体，产生 IgM 介导的免疫应答。与此同时，Bl 细胞从腹膜移行到肠系膜淋巴结，再到肠黏膜固有层。在这一过程中，TLR 信号下调整合素和 CD9 表达，从而帮助 Bl 细胞离开腹膜。IL-5、IL-10 参与了 Bl 细胞的活化和分化，而网膜细胞分泌的 CXCL13 可能也参与 Bl 细胞出入腹膜的过程。众所周知，Bl 细胞通过自我更新来维持数量平衡，但 Bl 细胞是否需要进入脾脏进行自我更新尚存争议。Bl 细胞进入肠黏膜后，能够分化为分泌 IgA 的浆细胞，介导 TI Ag 的 IgA 应答。值得注意的是，Bl 细胞的分化过程不发生 Ig 类别转换，且 Bl 细胞再次接受抗原刺激后，其抗体效价与初次应答无明显差异，说明 Bl 细胞没有免疫记忆。

鉴于 Bl 细胞独特的功能特征，其活化机制也受到了人们的关注。肠黏膜固有层中 DC 提呈的细菌共生体可能活化 Bl 细胞。而 LPS 和其他 TLR 配体能促进 Bl 细胞增殖并分化为分泌 IgM 的短寿命浆细胞。目前传统的 αβT 细胞是否活化 Bl 细胞尚不明确，但有研究表明 γδT 细胞可能活化 Bl 细胞，并促使其分化为抗体分泌细胞。另外，有研究发现，在赫氏疏螺旋体慢性感染诱导的鼠回归热模型中，B2 细胞在骨髓和外周血中被活化，并分化为 Blb 细胞，新生的 BIL 细胞通过分泌抗原特异性 IgM 抵抗赫氏疏螺旋体感染。

目前公认的脾脏 Bl 细胞表型为 CD19＋IgMh CD2310 CD5$^+$，但在其他器官中的 Bl 细胞表型尚不明确，因此很难检测。CD9 和 CD43 等一些蛋白质虽然在腹腔 Bla 和 Blb 细胞表面显著增高，但并不用于作为鉴定 Bl 细胞的唯一特征性表型。2006 年，一项研究发现并鉴定了一群新型腹腔 Bl 细胞的存在（被命名为 Blc 细胞）。这群 Blc 细胞能够高表达 Bl 细胞特征性的免疫球蛋白 V 基因 V(H)ll 和 V(H)12，被 Bl 细胞丝裂原 PMA 活化，但对 B2 细胞刺激剂 anti-lg 并无反应，并组成性分泌 IgM。随后，2011 年 Blood 发表的研究发现了另一群被命名为 B1d 的腹腔 Bl 细胞。这群 Bld 细胞虽然既不表达 CD5，也不表达 CDllb，但却能自发产生 IgM、IL-10 和抗磷脂酰胆碱抗体。Bld 细胞的主要特征是具有高活性的非典型性趋化因子受体 D6，通过其内化清除趋化因子，促进 Bl 细胞分化和天然抗体的形成，抑制 CXCL13 介导的 B1 细胞移行。

（二）FO B 细胞

一旦 FO B 细胞成熟，就获得了在脾脏或骨髓中再循环的能力，它们在外周血、淋巴结的 B 细胞区、派氏结以及脾脏中反复移行。在滤泡中定居的初始 FO B 细胞能摄取、加工、处理、提呈 TD 抗原，活化 T 细胞。因此滤泡区是外周循环中的 B 细胞介导 T 细胞依赖性免疫应答的部位。

关于 TLR 配体是否参与 TD 抗原诱导的 B 细胞活化的问题一直广受争议,人们推测滤泡区的 FO B 细胞在微生物病原体来源的 TD 抗原刺激后的活化可能同时需要 BCR、CD40 和 TLR 信号协同参与。只有 BCR 和 CD40 活化后,TLR 活化才可能帮助活化的 B 细胞向抗体分泌细胞分化。虽然小鼠 FO B 细胞表达的 TLR 种类和 MZ B 细胞及 B1 细胞相同,但与后两者不同的是,仅仅 TLR 信号刺激只能诱导 FO B 细胞活化,而不能诱导其分化为抗体分泌细胞。此外,TD 抗原还可以诱导活化的 FO B 细胞分化为短寿命浆细胞。但生发中心 B 细胞则分化为浆母细胞,移行至骨髓,在骨髓基质分泌的 APRIL 和/或 BAFF 的作用下,进一步分化为长寿命浆细胞。

（三）MZ B 细胞

MZ B 细胞定位于脾脏,因而能够接触到流经边缘区和红髓的血流中的多种抗原成分。在缺乏 BCR 信号刺激时 MZ B 细胞能分化为短寿命浆细胞,发挥天然免疫细胞样功能。在 LPS、连接葡聚糖的 anti-IgM 或 anti-IgD、或 CD40L 刺激后,MZ B 细胞能产生比 FO B 细胞更强的免疫反应。研究表明,啮齿动物的 MZ B 细胞能对外周血中的病原体产生 TI 应答。在这一过程中,LPS 和其他细菌产物会降低整合素的黏附能力,并促进活化 B 细胞从边缘区移行至脾脏红髓,在 3 天内分化为分泌 IgM 的短寿命浆细胞。

值得注意的是,CD21 的高水平表达有利于 MZ B 细胞摄取抗原,因此 MZ B 细胞通过在边缘区和脾脏滤泡区反复穿梭,帮助免疫复合物中的抗原转运至滤泡区,从而参与脂类抗原诱导的 T 细胞依赖的 B 细胞应答。人 IgM+记忆性 B 细胞也拥有与小鼠 MZ B 细胞功能相似的功能,能摄取抗原并将其转运至淋巴结滤泡区。

MZ B 细胞同样能够参与蛋白抗原诱导 T 细胞依赖性的应答。一方面,MZ B 参与蛋白抗原转运至滤泡区;另一方面,MZ B 细胞还能被 TD 抗原直接活化,并接受 T 细胞的活化信号;由于高表达 MHCⅡ类分子、B7-1 和 B7-2,所以 MZ B 细胞也拥有提呈抗原和活化 T 细胞的能力。

此外,MZ B 细胞与 iNKT 细胞的相互作用也是人们关注的焦点。膜表面高表达的 CD1d 使 MZ B 可能提呈脂类抗原给 NKT 细胞,而 NKT 细胞通过 CD40L-CD40 相互作用诱导 MZ B 细胞发生抗体类别转换,快速启动抗体介导的免疫应答。

近期的研究发现,MZ B 细胞的缺陷降低了 MZ 内巨噬细胞清道夫受体 SIGN-R1 的表达,不仅抑制了巨噬细胞对外来抗原的吞噬,也反过来抑制了 MZ B 细胞自身的抗原捕获能力。

二、根据细胞因子分泌特点对 B 细胞进行划分

此外,B 细胞还可以按其细胞因子谱来进行功能性分类,并发挥抗体非依赖的免疫调控功能。Lund FE 等人的研究表明,Th1 型细胞因子存在时,T 细胞活化、抗原或 TLR 配体刺激可以诱导 B 细胞分泌 IFN-γ 和 IL-12p40（小鼠）或 IFN-γ 和 IL-12p70（人类）,这类 B 细胞被定义为 Be1 细胞。Be1 细胞还可以分泌 IL-10、TNF 和 IL-6,但不分泌 IL-4、IL-13 和 IL-2。而在 Th2 型细胞因子存在时,被抗原或 T 细胞激活能分泌 IL-4、IL-13 和 IL-2 的 B 细胞称为 Be2 细胞。Be2 细胞还可以分泌 IL-10、TNF 和 IL-6。近年来,越来越多的具有特定细胞因子分泌能力的 B 细胞被发现,如分泌 IL-17、GM-CSF、IL-35、11-10 等的 B 细胞亚群。其中,调节性 B 细胞亚群最受研究者们的关注,其特征为在抗原、CD40L 和 TLR 配体的协同刺激下分泌 IL-

10、TGF-β 或 IL-35,发挥免疫负调控功能。

(一)IL-2

1995 年有研究报道,体外 CD40 交联引起人 B 细胞的 IL-2 分泌。过去人们认为 B 细胞分泌的 IL-2 主要促进 Th1 分化。然而 2009 年的一项研究颠覆了这一理论,证明了分泌 IL-2 的 B 细胞在 Th2 分化中的作用。HP 感染后,在 B 细胞的 IL-2 分泌能力缺陷的小鼠体内,其寄生虫感染负荷只能被部分控制,且 anti-CD3 刺激并不能使从 IL-2-/-骨髓细胞重建的 uMT 小鼠体内分离的 T 细胞向 Th2 细胞分化。这项研究最终证实,B 细胞分泌 TNF-α 并维持其本身的抗体分泌水平,而由 B 细胞分泌的 IL-2 则在抵抗寄生虫感染的 Th2 细胞的扩增分化过程中发挥重要的作用。

(二)IL-4

IL-4,过去认为主要来源于活化 T 细胞、肥大细胞、粒细胞,是重要的 Th2 细胞的分化诱导因子。而体外研究将小鼠脾脏抗原特异性 B 细胞与抗原和 Th2 细胞共培养,发现 B 细胞的 T-bet 和 IFN-γ 表达被下调,B 细胞分泌 IL-4。在小鼠体内,线虫感染也可引起 B 细胞分泌 IL-4。在人体外周淋巴器官如扁桃体或结肠黏膜,CD24$^+$ CD38$^+$ CD10+CD40+HLA-DR+Bcl-2 生发中心 B 细胞为主要的 IL-4 分泌细胞。关于 IL-4 的产生机制,研究发现,线虫感染后,在 IL-4Rcx-/-或 CD4-/-小鼠的脾脏 B 细胞并不能检测到 IL-4 分泌,这说明 B 细胞 IL-4 的分泌依赖于 IL-4 信号和 CD4$^+$ T 细胞,并推测 B 细胞和抗原特异性 T 细胞可能通过形成 IL-4 分泌的正反馈,促进机体的 Th2 型应答。目前人们对于 B 细胞分泌 IL-4 的功能研究主要集中在对 Th2 细胞分化的调控作用方面,但仍未得到明确实验证据。然而 IL-4-/-B 细胞回输能够恢复 uMT 小鼠体内 Th2 细胞的分化,而缺乏 OX40L 表达的活化 B 细胞却不能恢复 Th2 细胞应答,这说明 B 细胞分泌的 IL-4 可能并非是影响 Th2 分化的重要因素。

(三)IL-6

IL-6,又名 B 细胞刺激因子(B cell stimulator factor 2,BSF2)。早在 1988 年,从 SLE 病人的外周血和巨大淋巴结增生症病人的增生淋巴结中分离的 B 细胞就被发现具有 IL-6 分泌能力,因此 IL-6 一直被认为是 B 细胞参与自身免疫性疾病发病的重要调控因子。对实验性脑脊髓炎(experimental autoimmune encephalyelitis,EAE)和 MS 小鼠模型中,特异性阻断 B 细胞的 IL-6 分泌,不仅抑制了致病性 T 细胞的 IL-17 分泌及 RORγt 表达,也抑制了 T 细胞的 T-bet 表达,因此 B 细胞不仅可以通过发育成为自身反应性浆细胞,还能通过分泌 IL-6 促进 Th17 和 Th1 分化,诱导自身免疫性疾病发生。而对于细菌感染,若特异性阻断 B 细胞分泌 IL-6,沙门菌感染引发的小鼠 T 细胞分泌 IL-2、IL-10 和 IFN-γ 不受影响,但是 T 细胞 IL-17 分泌水平却显著降低,说明 B 细胞分泌的 IL-6 促进 Th17 细胞的免疫应答。而 B 细胞在这些特殊的病理状态下如何被诱导产生 IL-6,这群 B 细胞是否有特异性表面标志,仍有待进一步研究。

(四)IL-10

分泌 IL-10 的 Breg 细胞是一类具有重要负向调控功能的 B 细胞亚群,在自身免疫性疾病、肿瘤、感染等疾病的发病进展中被广泛研究,是目前 B 细胞研究的一大热点。

B 细胞分泌 IL-10 需要多种信号的参与,如 TLR、BCR、共刺激信号等,其中发挥最关键作用的是 TLR 信号。小鼠 B 细胞表达所有的 TLR 家族受体,能在 LPS 和 CpG-ODN 刺激下分泌 IL-10。研究表明,B 细胞的 TLR4、TLR9 或 MyD88 表达缺失,小鼠将更易于发生 MOG 诱导的 EAE;且与 B 细胞缺陷小鼠和 B 细胞 IL-10 表达缺陷小鼠相似,B 细胞缺失 TLR4、TLR9 或 MyD88 表达的突变小鼠的 Th1 和 Th17 应答显著增强。

然而,有时候仅仅 TLR 信号并不足以独立完成诱导 B 细胞分泌 IL-10 的任务,BCR 和 CD40 信号也是参与这一过程不可缺少的部分。Cao X 实验室的研究发现调节性 DC 可以在体外诱导脾脏 B 细胞分化成为一群独特的具有 IL-10 分泌能力的 CD19hi FcYRⅡbhi Breg,但在同样条件下,CD40-/-脾脏 B 细胞不能被诱导出这一 B 细胞亚群。此外,多项研究证明,CD19 缺陷小鼠其 MOG 诱导的 EAE 症状显著加重;与野生型小鼠 B 细胞不同,CD40-/-小鼠体内特异性 B 细胞在抗原刺激下无法产生 IL-10;体内缺乏表达 CD40 的 B 细胞,MOG 诱导的小鼠 EAE 症状在免疫 20 天后无法自发缓解。野生型小鼠诱导 EAE 后,BCR 和 CD40 刺激在症状缓解期分离的 B 细胞,能诱导其分泌 IL-10,而 LPS 预刺激后的 B 细胞受到 BCR 和 CD40 刺激后也能分泌 IL-10。因此,BCR 和 CD40 信号可能是 B 细胞在 TLR 信号预激后维持和增强其 IL-10 分泌能力的重要因素。近期一项新的研究发现,BCR 交联后,缺乏 STIM1 和 STIM2(钙通道传感器)的 B 细胞,其活化 T 细胞核因子(nuclear factor of activated T cells,NFAT)活化受阻,导致这群 B 细胞 IL-10 分泌障碍,从而提出了 B 细胞 IL-10 分泌的新的调控蛋白。

尽管近年来关于分泌 IL-10 的 B 细胞亚群的表面标志有大量报道,但是目前为止并没有发现这群细胞的独特表型。例如,研究者们在慢性肠炎小鼠的肠道相关淋巴组织发现了分泌 IL-10 的 B 细胞亚群,其特征为表面 CDld 上调,抑制 IL-1 相关炎症反应和 STAT3 活化。随后,通过胞内染色的方法,TedderTF 等人鉴定了小鼠脾脏具有 IL-10 分泌能力的 B 细胞亚群的表型为 CDldhj CD5+CD19+,且证实 CD1dhiCD5+ B 细胞在接触性超敏反应(Contact hypersensitivity,CHS)模型脾脏中显著扩增,对 CD19-/-小鼠或 B 细胞剔除小鼠回输 CDld11i CD5+ B 细胞能有效抑制 T 细胞介导的炎症反应。此外,新研究发现 CDldhlCD5+ B 细胞高表达 IgM,低表达 IgD,基本不表达 IgA 和 IgG,但具有向抗体分泌细胞分化的能力。另一项研究证实,TIM-1 结合信号能够促进 B 细胞分泌 IL-10 产生负向调控作用,并且 TIM-1 也是分泌 IL-10 的 Breg 的一个重要表面标志。而人的外周血中的 IL-10 分泌的 B 细胞大部分都是 CD2411i CD27+,这群 B 细胞在体外能够抑制巨噬细胞产生 TNF-α。此外,高表达 CD38 和 CD24 也被认为是人分泌 IL-10 的 B 细胞亚群的重要特征。产生 IL-10 的 B 细胞亚群不仅能通过诱导 Treg 产生,调控 Th1/Th2 分化,抑制 Th17 应答,还能通过抑制炎性细胞因子产生,下调 MHC-Ⅱ类分子和共刺激分子表达等多种机制来发挥其免疫负向调控作用。

(五)IFN-α

20 世纪 80 年代 EBV 转化的人 B 淋巴细胞就被发现具有 IFN-α 分泌的潜能,但这群 B 细胞的表型和功能长期以来仍有待进一步研究。Cao X 实验室的工作发现,在李斯特菌感染早期发现了一群具有 IFN-α 分泌能力的 B 细胞亚群,其表型为 PDCA-1+Siglec-H-CD19+。这一结果与 Kwon BS 等人的研究结果相似,它们发现 TLR 配体 LPS 或 CpG 刺激能引起 PDCA-1+B 细胞产生Ⅰ型 IFN 和 IDO,并具有抗体分泌能力。而这群 PDCA-1+Siglec-H-

CD19＋B 细胞是由巨噬细胞通过 CD40-CD40L 信号诱导产生的,通过促进 NK 细胞的 IFN-γ 分泌和杀伤作用,参与机体在李斯特菌感染早期快速有效清除病原体。

(六)IFN-γ

在体外,IL-12 刺激的小鼠 B 细胞能分泌 IFN-γ,并通过活化 STAT4 促进 Th1 分化。同时,IL-12 刺激后,B 细胞分泌的 IFN-γ 通过自分泌方式促进其 STAT1 活化,B 细胞高表达 T-bet,正反馈促进 IFN-γ 产生。目前的研究揭示 B 细胞来源的 IFN-γ 具有多样化的免疫调控效应。例如,B 细胞来源的 IFN-γ 能抑制其自身 IL-4 依赖的 IgE 和 IgG1 产生,促进 IgG2a 产生;另一方面,B 细胞来源的 IFN1 能抑制整合素介导黏附作用,从而阻止未成熟 B 细胞在发育成熟前过早迁移到淋巴结及炎症部位。Cao X 等人近期的工作提出了 B 细胞产生 IFN-γ 的新的作用机制。在李斯特菌、VSV 感染和 TLR 配体刺激后,研究人员在小鼠脾脏、淋巴结和骨髓中发现了一群诱导性的 CD11ahiFc γRⅢ新型 B 细胞亚群。研究发现,这群 B 细胞亚群来源于 FOB 细胞,由 DC 通过 CD40 信号交联诱导产生。该细胞亚群出现在感染或刺激后的天然免疫阶段,其高分泌的 IFN-γ 能够显著增强巨噬细胞活化,促进机体抗感染免疫应答,发挥天然免疫调控功能。尽管产生 IFN-γ 的 B 细胞亚群一直吸引了研究者们浓厚的兴趣,但其在不同病理条件下的产生、功能和分子调控机制仍有待进一步探讨。

(七)LT

B 细胞来源的 LT 对次级淋巴器官的淋巴结构的形成有不可替代的作用。例如,FDC 能通过分泌 CXCL13 趋化 B 细胞并分泌 BAFF 来引发生发中心应答,而 B 细胞分泌的 LT 则能够介导 FDC 和基质细胞成熟,促进 GC 和 T 细胞区形成,维持体细胞突变和高亲和力抗体的产生。此外,B 细胞产生的 LT 对于炎症和自身免疫病等病理条件下异常淋巴结构的形成也具有重要作用。一系列研究证明,B 细胞产生的 LT 诱导 FDC 成熟和 CXCL13 分泌,促使这群 B 细胞向炎性部位迁移,并促进局部炎症部位的 GC 和 B 细胞滤泡形成。B 细胞来源的 LT 也是 DC 和 T 细胞向淋巴结迁移所必需的,一旦剔除 B 细胞将破坏 DC 和 CD4-l-T 细胞在淋巴结中的共定位,抑制 HP 感染后 Tfh 和 Th2 细胞分化。

(八)TNF-α

TNF-α 和 LT,都是 TNF 超家族成员。与 LT 相似,B 细胞分泌的 TNF-α,也参与了脾脏 FDC 的成熟和淋巴结构的形成。另一方面,在 B 细胞失去 TNF-α 分泌能力的小鼠体内,抗原特异性 IgGl 分泌显著降低,说明 B 细胞来源的 TNF-α 对于维持体液免疫所必需的抗体分泌具有不可替代的作用。然而,B 细胞来源的 TNF-α 抑制 CD8$^+$ T 细胞分泌 IFN-γ 及其介导的肿瘤免疫应答,促进肿瘤发生。

(九)TGF-β

研究者们早在 1996 年就发现 MRL/lpr 小鼠 B 细胞来源的 TGF-β 能降低金黄色葡萄球菌感染后的中性粒细胞数量,并抑制其吞噬功能。此后关于 B 细胞来源的 TGF-β 的免疫负向调控机制就开始引起研究者们的关注。有研究表明,LPS 刺激后的 B 细胞膜表面表达 FasL 并分泌 TGF-β,将这些 LPS 刺激的 B 细胞回输给 NOD 小鼠,能有效抑制 T 细胞增殖和 IFN-γ 分泌,并促进 Th1 细胞凋亡,同时这群 B 细胞能抑制 APC 的抗原提呈功能;另一项研究也发现,LPS 刺激后 B 细胞膜表面高表达 TGF-β,与 anti-CD40 刺激的 B 细胞相比,LPS 刺激后

B 细胞不能诱导 CD8[+] T 细胞扩增、细胞因子分泌和细胞毒作用,反而诱导了 CD8[+] T 细胞失能;一系列体内外实验还证实,B 细胞来源的 TGF-β 除了抑制 CD4[+] T 细胞和 CD8[+] T 细胞的功能之外,还能诱导 CD4[+] CD25[+] Foxp3[+] Treg 细胞产生,抑制自身免疫性疾病的发生。

(十)IL-17

过去认为,在内外源刺激如病原体感染等病理条件下,Th17 和天然淋巴样细胞(Innate lymphoid cells,ILC)可以高分泌 IL-17,诱导机体炎症反应,而 IL-17 的分泌是由 STAT3 和 RORYt 介导的。2013 年,一项发表于 *Nature Immunology* 的研究颠覆了人们的认识。Ra-w-lings DJ 等人在克氏锥虫感染后,胞内染色筛选发现早期大量分泌 IL-17 的细胞并非过去认为的 Th17 等细胞,而是一种具有浆母细胞表型的 B 细胞。当采用克氏锥虫分泌的一种反式唾液酸酶体外直接刺激初始 B 细胞时,将修饰 B 细胞表面糖蛋白,触发由 CD45、Src 和 Btk-Tek 介导的信号通路,导致 B 细胞表达 IL-17,这一过程并不依赖转录因子 RORYt 和 Alir。一旦小鼠体内 B 细胞缺乏 IL-17,则无法控制克氏锥虫感染,受感染的缺陷小鼠存活率下降,且表现出更严重的肝脏损伤,说明 B 细胞产生的 IL-17 在小鼠抵抗原虫感染的免疫应答中至关重要。研究人员进一步发现 B 细胞会利用一种完全不同的信号级联放大、通过 B 细胞的表面分子 CD45 的反式唾液酸化作用来触发并产生 IL-17 的表达。

(十一)GM-CSF

分泌 GM-CSF 的 B 细胞于 2012 年被 Swi-ski FK 小组发现并鉴定。LPS 等 TLR 配体刺激能迅速在骨髓和脾脏诱导 B 细胞高分泌 GM-CSF。TLR 配体刺激后,Bla 细胞移行至脾脏,由 MyD88 依赖性通路介导,发育为分泌 GM-CSF 的新型 B 细胞,其独特表型为 IgMh CD2310W CD43highCD93[+] IgDIoW CD21 CD138[+] VLA4 LFAlhghCD284[+] CD5int。这群分泌 GM-CSF 的 B 细胞缺失时,小鼠机体无法清除病原体,发生细胞因子风暴,并出现内毒素休克。除了在病原体感染的过程中发挥重要作用外,2014 年新公布的研究发现,这群 B 细胞能诱导 DC 扩增,促进 Th1 分化,并促进了对氧化脂蛋白的免疫球蛋白应答,从而加重动脉粥样硬化病情。

(十二)IL-35

IL-35,属于 IL-12 细胞因子家族,这个异源二聚体细胞因子家族还包括 IL-12、IL-23 和 IL-27。这一家族的细胞因子都是由一条 α 链(p19、p28 或 p35)和一条 β 链(p40 或 EBI3)组成。IL-35 由 p35 和 EBI3 组成。EBI3 由 EB 病毒感染的 B 淋巴细胞诱导产生,是编码为 34kDa 的糖蛋白。IL-35 一直被认为主要来源于 Treg,而发表于 2014 年 Nature 的一项新研究拓展了人们对于 IL-35 的来源和功能的认识。研究证明,B 细胞也具有 IL-35 分泌能力,且通过 IL-35 介导在 EAE 和肠道沙门菌感染中发挥重要的免疫负向调控作用。研究者首先发现 TLR4 配体 LPS 单独刺激可诱导 B 细胞分泌 IL-10,而采用 LPS 联合 CD40 刺激后,B 细胞分泌 IL-35。随后当采用 EAE 和肠道沙门菌感染两种小鼠模型进行研究时,一旦缺乏 B 细胞来源的 IL-35,模型小鼠的 EAE 病情无法自发缓解;而另一方面,这批小鼠对沙门菌感染抵抗力增强,抑制细菌增殖,促使小鼠生存期延长。深入挖掘其机制发现,B 细胞分泌的 IL-35,能减少 CD4[+] T 细胞和巨噬细胞聚集在炎症部位,抑制 T 细胞活化,并抑制其自身的抗原提呈能力,从而在疾病进程中发挥免疫负调控作用。这群分泌 IL-35 的 B 细胞和分泌 IL-10 的 B 细胞均来源于一群 mIgM＋CD13811i TACI＋ CXCR4⁺CDl dIn Timl 的浆细胞,但采用单细胞 PCR 等技术证明这两群细胞是来源于该细胞群的不同个体。

(十三)趋化因子

此外,B 细胞还被发现能分泌多种趋化因子调控感染和在炎症免疫中发挥调控作用。例如,B 细胞分泌的 CCL5 能通过自分泌作用促进 LPS 诱导的 B 细胞增殖和 IgM 分泌,但这一过程不依赖于 CCR5 受体介导信号,提示 CCL5 可能通过 CCR1 或 CCR3 受体,作为 B 细胞的共刺激剂促进 B 细胞活化。2013 年 *Nature Medicine* 的一项研究还发现,B 细胞可以分泌 CCL7 促进 Ly6C 单核细胞募集至心脏,导致组织损伤,并诱导心衰,该研究证实外周血 CCL7 和 BAFF 水平与心衰病人的预后密切相关。

综上,独特的细胞因子和趋化因子分泌能力为 B 细胞在感染、自身免疫疾病、肿瘤等多种免疫相关疾病中发挥多样化调控作用提供了强大的工具,对这些 B 细胞亚群的研究也有助于人们全面认识了解相关疾病的发生发展机制,为疾病的诊疗提供新靶标。

第四节　B 细胞与疾病

一、自身免疫疾病

过去认为,自身免疫疾病的致病机制主要可以分为两个方面:一是 T 细胞介导炎症反应及组织损伤,另一个就是 B 细胞产生的自身抗体,及其与自身抗原形成的免疫复合物。然而,越来越多的研究表明 B 细胞在自身免疫疾病的发病中的作用可能并不仅仅如此。大量动物模型和临床病例的研究显示,通过分泌抗体、调节 T 细胞应答和分泌细胞因子等途径,B 细胞在自身免疫疾病的发生发展过程既具有致病性,也具有保护性作用,虽然目前对其作用仍存在争议,但是临床治疗中已经确认了 B 细胞作为靶点在自身免疫疾病治疗中的重要性。例如,采用利妥昔单抗治疗复发缓解型多发性硬化症(relapsing-remitting multiplesclerosis ,RR-MS)能显著改善疾病症状,减少大脑炎性病变,并降低临床复发比例。一方面,在自身免疫病例中,B 细胞来源的自身抗体可以通过结合自身抗原并加工提呈给 T 细胞,促进自身反应性 T 细胞增殖活化;通过经典途径激活补体;促进吞噬细胞的吞噬,发挥调理作用;结合 NK 和巨噬细胞,发挥细胞介导的细胞毒作用;趋化炎症细胞至病变区域等。然而有研究发现,利妥昔单抗治疗后的临床症状改善发生于病人血清自身抗体滴度降低之前,说明在另一方面,B 细胞还能通过其他机制发挥致病作用。

对于 EAE,早期研究发现,IL-6 缺陷会帮助小鼠抵抗 MOG 诱导的 EAE,减少淋巴细胞扩增,抑制局部炎症和中枢神经系统的脱髓鞘;而近期研究发现,B 细胞缺失 IL-6 分泌后,将伴随 EAE 和 MS 小鼠 Th17 应答受到抑制;说明 B 细胞来源的 IL-6 也参与诱导自身免疫疾病发病。尽管如此,分泌 IL-10 的 Breg 在这一过程中的作用也不可忽视。B 细胞无法分泌 IL-10,将导致小鼠无法自发进入 EAE 的恢复期,T 细胞的 IFN-γ 和 IL-17 产量上升。而剔除 B 细胞或 Breg 将导致 EAE 诱导后致病性 T 细胞的快速扩增,但如果在 MOG 注射 7 天后剔除 B 细胞则不会对小鼠 EAE 病程有任何影响,这些实验证明分泌 IL-10 的 Breg 主要抑制 EAE 早期发病,而对其疾病进展无明显影响。

IL-6/IL-6R 信号同样在 SLE 发病中不可或缺,若将其阻断,将减少 B 细胞自身抗体分泌。对于 NZB/NZW 自发性小鼠狼疮模型(NZB/NZW 小鼠),anti-IL-6 处理将阻断 anti-dsDNA 产生,并减少蛋白尿,延长小鼠生存期;但在这一模型中,分泌 IL-10 的 Breg 数量也显著增多,这群 Breg 能够促进 Treg 产生和生存,若将其剔除,则加速狼疮症状的发生。而分泌 IL-10 的 B 细胞在 SLE 发病过程中的负向调控作用也不可忽视。尽管与野生性小鼠相比,NZB/NZW 小鼠中分泌 IL-10 的 Breg 的表型相似,但其数量大大增加,将 B 细胞剔除后,NZB/NZW 小鼠红斑狼疮发病提前;当回输 CDld11i CD5$^+$ Breg 给 CD19-/-NZB/NZW 小鼠后,将诱导内 Treg 扩增,并显著延长小鼠生存期。

临床研究发现,类风湿性关节炎(theumatoid arthritis,RA)病人的病变关节处出现 T 细胞、B 细胞和 DC 组成的异位生发中心,分泌 LT 的 B 细胞参与了这一结构的形成,从而促进自身抗体的产生和释放。而 B 细胞分泌的 TNF-α 和 IL-6 则增强了此时的自身反应性 T 细胞应答。但有研究发现,一群表型为 CD21h1CD23$^+$IgM+ 的 T2-MZ 前体 B 细胞通过分泌 IL-10 抑制关节炎模型中的 Th1 细胞分化,阻止疾病发生;而 CD1dCD5$^+$ 的 Breg 细胞则抑制 Th17 细胞的产生,从而减轻炎症和关节损伤。

Tedder TF 等人在小鼠接触性超敏反应模型中第一次鉴定出了 CDldhi C D5$^+$ 分泌 IL-10 的 B 细胞亚群及其表型,发现过继回输 CD1dCD5$^+$ 分泌 IL-10 的 B 细胞亚群给 CD19-或 B 细胞剔除小鼠能显著抑制原本增强的 T 细胞介导的过敏反应。另外,过敏原刺激能增加 Bla 细胞 FasL 和 IL-10 表达,从而促进 Th 细胞凋亡,抑制哮喘的发生。而分泌 TGF-β 的 B 细胞则能促进 CD4$^+$ CD25$^+$ 效应 T 细胞转化为 CD4$^+$ CD25$^+$ Foxp3$^+$ Treg 细胞,抑制 OVA 诱导的呼吸道炎症。

需要说明的是,尽管分泌 IL-10 的 B 细胞在控制自身免疫病发病方面作用显著,但由于其总数量相对致病性 B 细胞较低,因此阻断 B 细胞活化或生存信号(如 BAFF、CD22 等),对于自身免疫性疾病的治疗仍具有重要的意义和充足的可行性。

二、病原体感染

Bl 细胞和 MZ B 细胞作为机体天然抗体的主要来源,能在病原体感染后,迅速活化并介导对机体的免疫保护。例如,弗兰西斯菌来源的 LPS 能迅速募集 Bl 细胞到脾脏,Bl 细胞扩增并快速分化为浆细胞,血清抗体水平增高。西北美回归热螺旋体感染能在 72h 内活化 MZ B 细胞并产生抗原特异性 IgM;当 MZ B 细胞被敲除后,不仅出现抗原特异性 IgM 水平下降,抗原特异性 IgG 的分泌和 CD4$^+$ T 细胞应答均被显著抑制,这说明 MZ B 细胞不仅可以通过分泌 IgM 参与病原体感染的天然免疫应答,还能促进 T 细胞应答以及依赖于 T 细胞的体液免疫应答的产生。FO B 细胞则能在免疫应答后期成为抗体分泌细胞介导抗感染体液免疫应答。

除了分泌抗体以外,B 细胞还可以通过分泌细胞因子来实现其在感染免疫应答中的调控作用。对于细菌感染,这些分泌细胞因子的 B 细胞所发挥的功能根据不同细菌种类各不相同。沙门菌感染后,MyD88 信号介导分泌 IL-10 的 CD19+CD138$^+$ B 细胞在脾脏快速产生,不仅抑制了 NK 细胞、中性粒细胞以及炎性 CD4$^+$T 细胞应答,还削弱沙门菌疫苗对机体的保护,缩短受感染小鼠的生存期,从而在抗沙门菌感染应答中发挥负向调控作用。而李斯特菌感染早期,分泌 IFN-α 的 PDCA-1＋ Siglec-H-B 细胞亚群和分泌 IFN-γ 的 CDllahiFcγRⅢI1i B 细胞亚群在脾脏、淋巴结及骨髓中快速产生,分别通过活化 NK 细胞和巨噬细胞,促进两者释放 IFN-γ、TNF-α 和 NO 等炎性因子,促进李斯特菌清除,增强细菌感染早期免疫系统对机体的保护作用。

抗原特异性抗体和 Th2 细胞介导了机体对抗寄生虫感染的免疫应答。而 Th2 细胞的分化需要 B 细胞分泌的细胞因子的参与。anti-CD3 刺激从无法分泌 IL-2 的 HP 感染小鼠脾脏中分离的 T 细胞,其 IL-4 分泌水平下降;而 B 细胞缺乏分泌能力,HP 感染小鼠体内血清 HP 特异性 IgGl 水平降低,表明 B 细胞产生的 IL-2 主要促进 Th2 细胞增殖分化,而 B 细胞来源的 TNF-α 则是维持机体体液免疫应答的重要因素。此外,Th2 和 Tfh 细胞的免疫应答还依赖于 T 细胞所处的微环境及其与 DC 等细胞的相互作用。新研究发现,HP 感染能促进 DC 表达 CXCR5,B 细胞分泌的 LT 能上调基质细胞产生 CXCL13,促进 CXCR5$^+$ DC 和 T 细胞在淋巴结共定位,一旦 B 细胞剔除,则 Th2 和 Tfh 细胞介导的免疫应答受损。然而,除了通过 IL-2 和 LT 发挥机体抗寄生虫免疫应答的正向调控作用,B 细胞来源的 FasL 能促进活化 T 细胞凋亡,抑制血吸虫感染后的肉芽肿形成;彭亨丝虫感染后,B 细胞还能通过 IL-10 通过自分泌方式抑制其自身 B7 分子表达和抗原提呈功能,抑制 T 细胞增殖。

小鼠巨细胞病毒(murlne cytomegalovirus,MCMV)感染后,IlIo CD19-Cre 小鼠相比野生型小鼠 CD8$^+$ T 细胞 IFN-γ 分泌和浆细胞数量均显著增多,提示 B 细胞来源的 IL-10 在病毒感染后的细胞免疫和体液免疫应答中可能具有重要负向调控作用。

French MA 等人研究发现,在获得性免疫缺乏综合征(Acquired Immune Deficiency Syndrome,AIDS)患者中,记忆性 B 细胞的缺乏是人类免疫缺陷病毒(human immunodeficiency vlrus ,HIV)感染的一个危险因素,增加了侵袭性肺炎球菌的感染风险,然而人们对于记忆性 B 细胞及其产生的抗体却并不了解。2009 年,Nussenzwe 等人从 6 个 HIV 感染者的 HIV 特异性 Bm 中克隆出了 502 个抗体,没有发现任何一个单克隆抗体单独介导针对 HIV 抗原的免疫记忆,其中针对 gp140 的 B 细胞记忆是由 50 个独立的 B 细胞克隆构成。因此,记忆性 B 细胞及其产生的抗体的数量和功能的改变在 HIV 感染中起到重要作用,而且在 HIV 的疫苗研究中具有重要提示作用。

三、肿瘤

目前的研究结果认为,B 细胞能通过多种机制促进恶性肿瘤的发生发展。临床上采用 B 细胞剔除疗法在恶性肿瘤治疗中取得了良好效果。人们发现,肿瘤患者体内血清高免疫球蛋白水平能引起免疫复合物聚集,并引发反复炎症反应。免疫复合物的形成与肿瘤进展密切相关。在乳腺癌、泌尿系肿瘤和头颈癌等病例中,外周高水平的免疫复合物预示肿瘤的不良预后。通过人乳头状瘤病毒(human papillomavirus,HPV)诱导的皮肤癌动物模型研究发现,这些免疫复合物能帮助髓系细胞 FcγR 的活化,增强 CDllb＋Grl-F4/80＋巨噬细胞的负向调控活性,促进肿瘤血管形成,从而说明 B 细胞及其介导的体液免疫应答并没有通过抗体分泌保护机体,反而促进肿瘤发生和进展。

此外,肿瘤发生后 B 细胞缺陷小鼠的 NK 细胞和 T 细胞活性增强,伴随抗肿瘤免疫应答增强,这一现象提示 B 细胞可能通过抑制细胞毒性 T 细胞和 NK 细胞促进肿瘤发生。2006

年,这一假设被 Scott D 等人证明,CD40 活化的 B 细胞可以通过分泌 IL-10 抑制 $CD8^+$ T 细胞和 NK 细胞分泌 IFN-γ,阻断 $CD8^+$ 记忆性 T 细胞发育,使肿瘤细胞无法被有效杀伤。同样,B 细胞分泌的 TNF-α 被证实也能抑制 Th1 细胞应答,以及 $CD8^+$ T 细胞和 NK 细胞对肿瘤细胞的杀伤。肿瘤组织内浸润的 B 细胞产生的 LT 则可以通过降低 IKKα 核转位和 STAT3 活化,促进激素非依赖的前列腺癌细胞增殖。而近期发现的一群 CD19+ CD25hi CD6911iB7-Hlhl- CD81h/ CD86h1 CD62L10 IgM 成熟 B 细胞能分泌 TGF-β,促进 Treg 生成和肺癌转移。

四、其他

除以上与免疫应答紊乱直接相关的疾病外,B 细胞也广泛参与心血管、骨骼及神经系统相关疾病的发生。研究发现,小鼠急性心肌梗死发生后,B 细胞选择性分泌 CCL7,将 Ly6 C11i 单核细胞募集至心脏,进一步引起组织损伤,诱导心衰;而采用 anti-BAFF 或 anti-CD20 抗体清除成熟 B 细胞,即可有效控制心肌损伤和心衰。骨稳态由成骨细胞介导的骨形成和破骨细胞介导的骨吸收的平衡所维持。破骨细胞形成由 NF-KB 配体受体活化因子(receptor activator of NF-KB ligand,RANKL)与其假性受体——骨保护素(osteoprotegerin,OPG)的相对数量所控制。在多发性骨髓瘤研究中,B 细胞及浆细胞能通过表达 RANKL 促进破骨细胞形成,B 细胞还被证明能通过分泌 IL-7 在体内促进骨吸收。而 Weitzmann MN 等人在正常小鼠中观察到,骨髓中的 B 细胞能分泌 OPG 抑制骨吸收,这一过程依赖于 T-B 细胞的 CD40-CD40L 交联,而 μMT、裸鼠、CD40-/-和 CD40L-/-小鼠均发生骨质疏松。视神经脊髓炎(Neuromyelitis optica,NMO)是一种发生于视神经与脊髓的急性或亚急性脱髓鞘病变,临床主要采用口服免疫抑制剂治疗。临床研究发现,利妥昔单抗治疗 NMO 对于口服免疫抑制剂疗效不佳的病例效果明显,利妥昔单抗治疗能显著降低参与实验的 80%～90% 病例的年复发率和缓解神经功能障碍。阿尔茨海默病(Alzheimer's diseases,AD)是一种以 β 淀粉样蛋白脑内沉积和神经纤维缠结为主要病理特征的神经系统疾病。研究者发现 AD 病人外周血 CD19+B 细胞比例和绝对数量均较健康对照显著降低,而体外采用 Aβ 多肽活化能诱导 B 细胞高表达 CCR5,从而为其顺利通过血脑屏障,进一步解释 AD 大脑炎症性病变提供实验依据。

第五节 结语

综上所述,B 细胞是一群经历严格缜密的发育程序的机体最重要的免疫细胞,通过阳性选择和阴性选择,表达高亲和力且耐受自身抗原的 B 细胞存活下来,成为机体免疫应答的中坚力量。然而,通过自身免疫疾病、肿瘤等基础和临床的研究发现,B 细胞并不如想象中那样始终保护机体免受自身和外来抗原的侵害,B 细胞发育过程中一些关键检查点的基因表达异常能导致 B 细胞出现发育受阻、过度活化、抵抗凋亡等一系列功能异常,从而在这些疾病中反而产生了致病作用。而目前为止,人们对于 B 细胞发育不同阶段的关键检查点的研究仍不够深入。例如,Bl 细胞是如何发育的,是什么决定了生发中心晚期的 B 细胞的浆细胞或记忆性 B 细胞分化的命运,T、B 细胞如何选择并分化为 MZ B 细胞,是什么促进了自身反应性 B 细胞逃避了阳性选择,B 细胞如何与其发育各阶段的微环境相互作用,等等。

　　B 细胞除了通过分泌抗体介导体液免疫帮助机体抵抗病原体感染的经典功能之外,其在免疫应答过程中还能发挥多种抗体非依赖性的非经典效应和调节功能,特别是越来越多表型各异、功能特征不同的 B 细胞亚群的发现,为 B 细胞的非经典效应和调节功能的研究开辟了新的方向。但是,目前人们对于众多的 B 细胞亚群如何被诱导产生,及如何参与和调控天然和获得性免疫应答机制的了解还不够透彻。临床资料证明,B 细胞剔除疗法对于 MS、1 型糖尿病、RA 及其他一些 T 细胞介导的自身免疫疾病以及肿瘤的治疗都是有效的,究竟 B 细胞剔除疗法如何促使 B 细胞和 T 细胞的各种效应性或调节性亚群的平衡发生改变从而达到有效治疗目的仍需要进一步研究阐明。此外,B 细胞的各种抗原非依赖性效应功能是某个 B 细胞亚群所特有的功能还是由微环境诱导出的 B 细胞特殊的功能状态;现在已知的各种 B 细胞亚群是不是 B 细胞发育的终末状态,有没有可能去分化或进一步发育成为具有特定功能的记忆性 B 细胞或浆细胞,这些问题均尚无定论。

　　尽管有许多悬而未决的问题,但人们对 B 细胞的生物学功能的认识已经不再局限于体液免疫的介导者,而进一步扩展到了对细胞免疫应答乃至天然免疫应答的调控方面。研究技术的革新将伴随着新的发现。例如,高通量 SNP 分析和修饰基因鉴定有可能帮助我们更新现有的对 B 细胞及其相关疾病发病的认识;活体和亚细胞成像等研究手段将更直观地揭示细胞内的蛋白、分子的相互作用;而对 B 细胞各个发育阶段的蛋白质组学研究对于解答 B 细胞研究领域悬而未决的问题也有着异常重要的价值。有研究发现 m1R-155 能够促进生发中心的形成和浆细胞的发育,而在白血病和淋巴瘤中发现了一系列表达异常的 miRNA,这些 miRNA 的靶分子的发现也将进一步完善人们对 B 细胞的发育和功能发生的调控网络的理解。相信未来通过这些研究手段所取得的前所未有的发现将为我们全面理解复杂缜密的免疫应答及调控机制,探索验证免疫相关疾病的发病机制和临床治疗提供新的线索和思路。

第八章　免疫效应细胞清除病原体机制研究进展

第一节　前言

　　细胞毒性 T 淋巴细胞（CTL）和自然杀伤细胞（NK）是适应性免疫和固有免疫主要的两类免疫活性细胞，也是机体抗病毒感染和抗肿瘤的主要免疫效应细胞。这些免疫杀伤细胞（CTL/NK）如何活化、识别和杀伤病毒感染或癌变的靶细胞是当前抗肿瘤和抗感染免疫研究的前瞻领域。CTL/NK 细胞主要通过两条途径介导靶细胞杀伤：Fas/FasL 途径和穿孔素（performn）/颗粒酶（granzyme）途径。基因敲除实验表明穿孔素/颗粒酶介导的杀伤是机体抗病毒感染和杀伤肿瘤细胞的主要途径。活化的杀伤细胞识别它的靶细胞后，细胞毒性颗粒（granule）通过外吐作用释放到杀伤细胞与靶细胞形成的免疫突触（immunological synapse）中，颗粒内容物进入靶细胞诱导杀伤作用，导致靶细胞凋亡。细胞毒性颗粒的内容物主要包括穿孔素、颗粒溶素（granulysin）以及颗粒酶蛋白家族成员。目前对毒性颗粒蛋白作用机制的研究已经取得了一系列的进展。在细胞杀伤过程中，穿孔素在 Ca^{2+} 作用下发生构象变化，插入到靶细胞膜上，寡聚化的穿孔素通过在靶细胞膜上打孔介导颗粒酶进入靶细胞，颗粒酶水解靶细胞内不同的生理底物，导致靶细胞的死亡。近年，穿孔素的结构已被解析，揭示了穿孔素打孔的结构基础。到目前为止，已经在人 NK/CTL 细胞中发现了 5 种颗粒酶：颗粒酶 A、B、H、K 和 M，而在大鼠已经发现了 8 种颗粒酶（A、B、C、F、I、J、K 和 M），小鼠中已经发现的颗粒酶更是高达 11 种（A～G、K～N）。由于颗粒酶 A 和 B 在活化的 CTL 细胞中大量表达，故对颗粒酶 A 和 B 的功能研究进行得最为透彻。除颗粒酶 A 和 B 以外的其他颗粒酶相关研究较少，这些颗粒酶被称为孤儿颗粒酶（orphan granzyme）。近年来，我们及其他课题组对孤儿颗粒酶进行了深入研究，阐述了这些颗粒酶的作用及作用机制。本文将对免疫效应细胞通过穿孔素/颗粒酶途径清除病原体机制的研究进展作一综述。

第二节　细胞毒性颗粒

一、细胞毒性颗粒的组成

　　CTL/NK 细胞中的细胞毒性颗粒属于分泌性的溶酶体（secretor lysosome），集溶酶体与分泌颗粒的功能于一体。它具有溶酶体较低的 pH 环境（5.1～5.4）和相似的形态，含有一些相同的蛋白质，而且能够储存分泌蛋白并经胞吐作用将其分泌至胞外。细胞毒性颗粒内容物的生物合成也与溶酶体的合成一致。在 NK 细胞，颗粒内容物组成性地装配在毒性颗粒中，当

NK 细胞识别靶细胞后,在数分钟之内释放,随即杀伤靶细胞。NK 细胞接受刺激之后,能迅速发生免疫应答,但不会明显增殖。我们在肿瘤局部检测了 NK 细胞的分布和活性,发现在肿瘤发生早期,NK 细胞大量集聚在肿瘤组织,NK 细胞是肿瘤排斥所必需的。但仅有 NK 细胞是不能完全清除肿瘤的,必须有 CTL 细胞参与。NK 细胞通过分泌 IFN-γ 可以直接活化 CTL 细胞。在肿瘤后期,CTL 细胞大量在肿瘤组织集聚,以清除肿瘤细胞。NK 细胞对病原体的清除能力是有限度的,这也是固有免疫应答的特点。

固有免疫和适应性免疫发挥协同作用以清除病原体。CTL 前体细胞没有细胞毒性,必须在受到病原体信号刺激经 1～3 天活化,才具有杀伤活性。TCR 信号激活细胞因子受体信号(如 IL-2R 或 IL-6R),开始合成细胞毒性物质并包装成高电子密度的酸性颗粒,包含穿孔素、颗粒酶及钙网蛋白(calreticulin)等组分及富含硫酸软骨素的蛋白多糖。同时亦能刺激 CTL 细胞增殖,产生大量的 CTL 细胞以杀灭病原体。这一应答过程缓慢,但强烈持久,亦为适应性免疫应答的特征。

二、细胞毒性颗粒蛋白的分选组装

细胞毒性颗粒的主要内容物为穿孔素、颗粒酶及蛋白多糖等组分,这些可溶性的毒性蛋白堆积紧密,位于酸性颗粒的中心。这些蛋白如何分选并组装成毒性颗粒目前尚不清楚。有研究显示硫酸软骨素蛋白多糖在酸性环境中与穿孔素及颗粒酶等相互作用,这可能维持穿孔素及颗粒酶等处于非活性状态,并可能参与这些毒性蛋白的分选。6-磷酸甘露糖受体(mannose 6-phosphate receptor,MPR)与颗粒酶结合参与其运输,组装至毒性颗粒中。该受体的细胞内化也成为颗粒酶进入靶细胞的机制之一。

除细胞毒性蛋白外,细胞毒性颗粒还含有溶酶体跨膜蛋白(如 CD63、Lampl、Lamp2 等)和可溶性蛋白(如组织蛋白酶等)。有些蛋白可能利用与溶酶体蛋白相同的分选机制进行分选。如有研究证明 LAMP1 及其相互作用蛋白 AP-1(adaptor protein 1)分选复合体对穿孔素蛋白从反面高尔基体来源的转运囊泡分选至溶酶体组分有重要作用。又如参与 T 细胞信号的 CTLA4 是通过接头蛋白 AP-2 而分选组装的。FasL 可能通过与造血细胞相同的分选机制,直接运输到毒性颗粒。至于毒性颗粒蛋白分选和组装的详细机制尚有待进一步阐明。

三、细胞毒性颗粒的极向移动和分泌

一旦免疫活性细胞识别靶细胞后,效应细胞和靶细胞之间便形成紧密的免疫突触(immunologicalsynapse,IS),效应细胞内的信号致使细胞毒性颗粒朝向免疫突触的部位极向移动(polarization)。效应细胞的颗粒移动与分泌的信号传导需要通过 PI3 K/MAPK 激酶通路。NK 细胞识别靶细胞后,PI3 K 激酶活化,随后激活 RAC-1,再活化 P21 激活的激酶 PAC-1,由其激活 MAPK 激酶,最后导致胞外信号调节激酶 ERK 的活化。CTL 细胞识别靶细胞后,TCR 信号启动微管组织中心(microtubule organizing center,MTOC)、高尔基体及细胞毒性颗粒快速向免疫突触部位极化。AP-3 及 Rab 家族蛋白参与了毒性颗粒与微管的附着或定向移动。Rab27a 参与毒性颗粒自 MTOC 到效应细胞浆膜的锚定过程(docking)。在这两个阶段的转运过程中,毒性颗粒向 MTOC 的运动过程是动力蛋白 Dynein 依赖的,而毒性颗粒向免疫突触膜区的转运过程则依赖于 Rab27 a/Slp3 及动力蛋白 Kinesin-l。应用基因敲除小鼠的研究证明,酪氨酸激酶 Lck 及 Fyn 对 MTOC 及毒性颗粒的极化过程也是必需的。原有的模型认为,毒性颗粒的极化依赖沿微管骨架的定向运动。在最近通过全内反射荧光成像(TIRFM)及时间间隔显微镜技术对这一过程的精细观察显示,毒性颗粒向免疫突触的运动早于且不依赖于 MTOC 的极化。故此,关于 MTOC 的极化与毒性颗粒分泌的分子机制仍有待阐明。有研究表明胞内接头蛋白 EAT-2 通过其 Tyr127 的磷酸化与磷脂酶 PLC yN 端结合,也参与活化了 Ca^{2+} 信号并增强了毒性颗粒的极化与分泌。Ca^{2+} 信号信使分子烟酸腺嘌呤二核苷酸磷酸(nicotinic acidadenine dinucleotide phosphate,NAADP)及其下游靶通道蛋白(two-pore channel,TPC)参与介导了毒性颗粒的分泌过程。在后期毒性颗粒与质膜融合,可溶性的毒性蛋白便释放到免疫突触中。有研究表明突触泡蛋白 Synaptobrevin 2 介导了毒性颗粒与质膜融合。细胞毒性颗粒类似于分泌性的溶酶体,但它的形成和分泌又有其独特的机制。至于毒性蛋白的合成、分选,毒性颗粒的组装、分泌等确切机制尚有待进一步阐明。

第三节 穿孔素

穿孔素(performn)基因是在 20 世纪 80 年代中期克隆的,最早发现它能寡聚化,在质膜上形成空洞,故称为空洞形成蛋白(pore forming protein,PFP)。尽管穿孔素发现已近 30 年,但对穿孔素在靶细胞杀伤中的确切功能尚未明了。所有细胞毒性细胞均表达穿孔素,包括 CTL、γδT 和 NK 细胞等。穿孔素表达与 T 细胞激活有关,可能受 IL-2 途径调节。穿孔素在内质网(ER)中合成后,可能与其抑制剂 calreticulin 结合,通过高尔基体的运转到达毒性颗粒中。细胞毒性颗粒是酸性的(pH＝5.1～5.4),以此维持穿孔素的稳定性和失活状态。穿孔素与补体成分 C9 同源,能在靶细胞的质膜上形成 15～20nm 的空洞,这一过程是需要钙离子参与的。在电镜下,可以观察到空洞的形成,类似于膜攻击复合物补体形成的空洞。穿孔素在体外处理细胞,可以迅速引起细胞的坏死,但亚适量的穿孔素可以辅助颗粒酶进入靶细胞,导致靶细胞的凋亡。实际上,亚适量的穿孔素在质膜上形成的空洞很小,不能破坏质膜的完整性,也不能使大分子如颗粒酶等通过这些小的空洞。穿孔素敲除小鼠出现严重免疫缺陷,人穿孔素基因突变导致家族性嗜血细胞性淋巴组织细胞增生症(familial hemophagocytic lymphohis-tiocytosis,FHL)。穿孔素在细胞杀伤中如何发挥作用一直是领域研究的热点。目前穿孔素结构的解析有助于了解穿孔素的确切生理功能。

一、穿孔素蛋白的结构特征

穿孔素前体由 555 氨基酸组成,其中包括一段 21 氨基酸残基组成的前导肽。新合成的穿孔素需在蛋白酶的作用下水解掉 N 端的信号肽和 C 末端糖基化肽段后才具有活性。蛋白水解可能在颗粒中进行,但水解的部位尚不清楚。N 端 44～410 区段与补体 C7-9 同源。它的同源物 C9 区段形成两亲性 α 螺旋,形成疏水区域以插入靶细胞的质膜内。穿孔素的补体同源区域可能具有多聚化和插入质膜的作用。C 端 395～478 区段与补体 C2 分子同源,成熟蛋白的 C2 区域结合多种蛋白,包括蛋白激酶 C(PKC)、磷脂酶 C8(PLC8)和突触结合蛋白(synapto-tagmin)。每个 C2 区域一般结合 3 个 Ca^{2+} 离子,Ca^{2+} 离子的结合促使 β 夹层打开与质膜的磷脂分子头部基团结合,使其锚定在质膜上。某些 FHL 患者 A91V 突变,降低了 NK/CTL 细胞的细胞毒性。Trapani 研究组报道,中间部位的两亲性 α 螺旋(212-241 区段)参与穿孔素多聚体的组装,使其形成穿孔复合物。

对小鼠穿孔素蛋白单体的 X 射线晶体结构分析及冷冻电镜三维重构的结果表明,穿孔素分子由 N 端的 MACPF/CDC 结构域,中间的 EGF 结构域及 C 端序列整体上形成一个瘦长形"钥匙状"分子。C 端的 C2 结构域介导了最初的 Ca^{2+} 依赖的膜结合过程。冷冻电镜三维重构的结果表明,穿孔素单体蛋白在 C2 与 MACPF 结构域间形成不同的夹角,形成分子结构上的铰合点,同时 EGF 结构域也呈现很大的柔性。利用冷冻电镜三维重构技术,穿孔素在细胞膜形成的空洞结构及构象变化也得到了阐明,相对于 CDC 结构域,MACPF 结构域采取由内向外的方向排布。这些结构特征很好地解释了穿孔素分子组装和发挥功能的分子基石。

在家族性嗜血细胞性淋巴组织细胞增生症 FHL2 型病人中发现穿孔素蛋白存在超过 50 种不同突变体。其中 D49N 错义突变体严重影响了穿孔素的生理功能,使得穿孔素蛋白产生了多余的第三处 N-连接糖基化修饰,导致蛋白的错误折叠及降解。同时也有研究证明,穿孔素蛋白上的 N-连接糖基化修饰是其从高尔基体转运到分泌毒性颗粒必需的。这提示了穿孔素蛋白糖基化修饰对其功能调控的重要作用。

二、效应细胞的自我保护作用

穿孔素前体在内质网(ER)中合成后,可能与其抑制剂 calreticulin 结合,通过高尔基体运转到毒性颗粒中。有研究报道,穿孔素蛋白的 C 末端对于其从内质网到高尔基体的快速转运是必需的。如果其 C 末端的 Trp555 被置换则使穿孔素滞留于内质网并引起细胞毒性反应。在毒性颗粒中,穿孔素和颗粒酶等与蛋白多糖 serglycin 形成复合物,穿孔素不能进行寡聚化,在毒性颗粒的酸性(pH= 5.1~5.4)环境中是没有活性的。同时,穿孔素还需要半胱氨酸蛋白酶水解掉其 C 端的糖基化肽段,它才具有活性,这一过程可能是在颗粒中完成。一旦效应细胞识别靶细胞后,穿孔素便释放到免疫突触中。在中性环境中,穿孔素即与蛋白多糖分离,从而发挥其功能活性。通常情况下,穿孔素只能攻击靶细胞的质膜,而不破坏其自身的胞膜。效应细胞胞膜富含组织蛋白酶 Cathepsin B,可能通过水解穿孔素而防止其对自身引起的膜损伤。但有报道,Cathepsin B 缺陷小鼠的 CTL 细胞也能有效清除其靶细胞。该研究表明,效应细胞的膜保护可能存在其他机制。

三、穿孔素辅助颗粒酶进入靶细胞的可能机制

穿孔素如何辅助颗粒酶进入靶细胞一直是肿瘤杀伤领域争论的热点,目前已提出三种工作模型:膜穿孔模型(pore model)、内吞模型(endocytosis model)和混合模型(hybrid model)。最初发现穿孔素在靶细胞膜上形成穿孔,因此认为颗粒酶由此进入靶细胞胞浆内导致细胞凋亡。实际上,穿孔素在脂膜上形成的穿孔直径为 15~20nm,仅能允许小分子的物质通过,而大分子蛋白如颗粒酶等不能通过此孔道而进入靶细胞。Froelich 研究组发现,在缺失穿孔素时颗粒酶 B 可与细胞膜结合通过内吞作用而进入靶细胞,故提出内吞模型。在此模型中,穿孔素可能提供信号使颗粒酶 B 与其作用蛋白结合,形成内吞复合物,将颗粒酶 B 等内吞,形成内吞小体。随后颗粒酶 B 从内吞小体中释放,在细胞质和细胞核内重新分布,通过水解特异性的底物导致靶细胞凋亡。Liberman 研究组发现穿孔素和颗粒酶一起以内吞的方式进入靶细胞内,这些内吞小泡比早期内吞小体大,称为巨内吞体。穿孔素通过破坏巨内吞体的膜,使

颗粒酶释放进入胞浆内,该模型称为混合模型。近来的研究认为,穿孔素辅助颗粒酶通过两步过程进入靶细胞,首先形成细胞膜上的临时通道,介导颗粒酶与穿孔素的内吞,然后在内吞体膜上打孔介导内容物的胞内释放。穿孔素介导颗粒酶进入靶细胞的详细分子机制尚需进一步研究阐明。

第四节　颗粒溶素

颗粒溶素(granulysin)是在 1987 年由 Krensky 实验室克隆的 T 细胞活化后特异表达的基因。该基因特异表达于 T 细胞系,在很多肿瘤细胞系中都没有检测到表达。颗粒溶素基因大小为 3.9kb,位于染色体 2p12～q11。T 细胞被抗原激活 3～5 天后,颗粒溶素基因开放转录。此基因共包括 6 个外显子(exon),经过选择性剪接转录可得到 3 个转录本:519、520 和 522mRNA。3 种转录本中,520mRNA 的生成量最多,它不包含 exon 2 的结构。其余 2 种转录本的生成量大致相当,且表现出 exon 2 的多态性。520mRNA 和 522mRNA 的表达产物半衰期短暂,很快降解消失。519mRNA 的表达产物为 15kD(含 130 个氨基酸)和 9kD(含 74 个氨基酸)两种蛋白转录产物。研究发现,15kD 前体颗粒溶素在抗原刺激 3～5 天后很快表达,之后随着 9kD 蛋白的产生,水平有所降低,而后保持稳定。15kD 蛋白主要表达在胞浆或分泌到胞外,在毒性颗粒体中并未检测到。而 9kD 蛋白是由 15kD 蛋白分别剪去 N 端 47 个氨基酸及 C 端 9 个氨基酸后加工剪接而成,并且与穿孔素及颗粒酶共存于毒性颗粒中。到目前为止,对 9kD 蛋白研究最多,从颗粒溶素基因发现之后的研究几乎全部集中在 9kD 蛋白上。最近 Chung 研究组通过基因芯片分析发现,因严重药物副作用导致的疾病 Stevens-Johnson 综合征(Stevens-Johnson syndrome)及中毒性表皮坏死溶解(toxic epidermal necrolys-is)是由分泌至胞外的 15kD 颗粒溶素介导的,证明 15kD 颗粒溶素也有很强的细胞毒性。

一、颗粒溶素的表达

NK 细胞中,颗粒溶素基因在正常状况下有很低水平的表达,在 IL-2 等刺激作用下表达水平迅速增高,产物同样为 15kD 蛋白及 9kD 的蛋白。研究表明,颗粒溶素 mRNA 选择性表达于 NK 细胞和激活后的 CTL 细胞中,并且是 IL-2 依赖性的。基因芯片分析人 CD8[+] CTL 细胞及 NK 细胞的 mRNA 也证实了颗粒溶素与穿孔素及颗粒酶一样高表达于 NK 细胞及活化的 CTL 细胞中,而在静息的 CTL 细胞中则没有表达。据报道,颗粒溶素也表达于早期妊娠脱模的 γδT 细胞中及 CD1 限制的 γδT 细胞中。少数与 T 细胞和 NK 细胞同源的肿瘤细胞(如 HuT278 与 YT22 细胞系)也有低水平的颗粒溶素的表达。

研究发现,莱氏无胆甾原体(Acholeplasma laidlawii)能上调颗粒溶素在人单核细胞 THP-1 中的表达,该表达是调节了位于颗粒溶素基因上游的启动调控区,启动调控区中包括 AP-1 结合位点。颗粒溶素在 CD4[+] T 细胞活化后比较晚期才会表达(活化后 3～5 天),由于颗粒溶素在 CD4[+] T 细胞中的表达需要 IL-2Rβ 的信号参与,而 IL-2Rβ 的表达又需要 PI3K 及 STAT5 的活化。对颗粒溶素基因的转录调控机制研究尚需进一步研究阐明。

二、颗粒溶素的结构及其破膜机制

Krensky 实验室解析了 9kD 颗粒溶素的高分辨率的晶体结构。整个颗粒溶素分子由 3 个 loop 环所连接的 5 个 α-螺旋结构组成。每个螺旋都富含精氨酸(Arg)和赖氨酸(Lys)等带正电荷的氨基酸,在螺旋 3 和螺旋 4 之间形成一个弯曲螺旋,在螺旋 2、3 及螺旋 1、5 之间都存在一个二硫键,与蛋白质分子活性相关的疏水基团位于分子中心。颗粒溶素整体结构与其他的鞘脂激活蛋白样蛋白相似,但螺旋 3 和螺旋 4 之间的弯曲是颗粒溶素分子所特有,其他的鞘脂激活蛋白样蛋白都仅含有 4 个螺旋。另外它并不是由 6 个半胱氨酸形成 3 个二硫键,而是由 4 个半胱氨酸形成 2 个二硫键。

根据颗粒溶素的结构,可以大致推断其破膜机制。由于在颗粒溶素的 74 个氨基酸残基中,富含带正电荷的碱性氨基酸,使得颗粒溶素分子表面带正电荷并具有很强的疏水性。颗粒溶素分子会因表面带有的正电荷而聚集,并通过静电吸引与表面带负电荷的膜表面结合,精氨酸残基在这个过程中起了很重要的作用。颗粒溶素分子与膜结合以后,第 3 个螺旋中的第 41 位的色氨酸残基会插到膜上,并成为颗粒溶素分子的破膜核心。由于颗粒溶素分子是类似球形结构,不太可能形成孔洞来破膜,而极有可能是颗粒溶素分子沿着螺旋 1、螺旋 2、螺旋 3 的方向滚动,从而导致破膜。含有 22 个残基的螺旋 3 和一个二硫键所形成的环可能是颗粒溶素的疏水中心,也是潜在的抗菌中心,它的核心作用通过一些截短突变体的研究得到了证实。

三、颗粒溶素对病原体的清除作用

颗粒溶素属于鞘脂激活蛋白样蛋白家族,这个家族成员都有脂活化功能,有潜在的破膜能力。Krensky 研究组发现重组表达的 9kD 颗粒溶素具有广谱抗病原菌、真菌和寄生虫的效应,并呈剂量依赖性。颗粒溶素不仅能直接杀伤胞外致病菌,还可在穿孔素(performn)的协同作用下降低胞内病原菌的生存能力。结核杆菌是对单核吞噬细胞抵抗力最强的病原菌之一,颗粒溶素能直接杀灭胞内的结核杆菌。进一步的研究表明,颗粒溶素对靶细胞胞内结核杆菌的杀灭并不依赖靶细胞的凋亡。研究发现,Vγ9/Vδ2T 淋巴细胞通过胞吐途径中颗粒溶素和穿孔素的协同作用来杀灭寄居于巨噬细胞中的结核杆菌。

颗粒溶素是如何起到杀菌作用的呢?电镜观察发现,颗粒溶素可引起结核杆菌表面多处损伤和变形,因而失去了正常细菌单独或成群存在时具有的多种小突起结构。鞘脂激活蛋白样蛋白家族中的大部分蛋白都能够降解脂质,这或许可以解释富含脂质的结核杆菌细胞的胞壁可被颗粒溶素损伤的原因。另有研究发现,颗粒溶素作用于细菌后,会使细菌的膜表面通透性增加,从而破坏细胞膜的功能,致使细菌的生长受到抑制。

颗粒溶素不仅能抑制病原菌的生长,它在抗病毒感染中也发挥一定的作用。有研究表明,颗粒溶素可进入感染水－带状疱疹病毒的细胞,导致感染病毒的细胞凋亡,阻止病毒复制而发挥抗病毒作用。其抗病毒作用的功能域位于氨基酸 23~51 区段。另有研究证实,颗粒溶素并不影响 HIV 病毒体及其复制。

除此之外,颗粒溶素还会作为"警示分子"被淋巴细胞释放,促进抗原提呈细胞的聚集活化及抗原特异性免疫反应。研究报道 15kDa 及 9kDa 的颗粒溶素均被分泌至胞外,促进树突状细胞的聚集活化。颗粒溶素介导的抗原提呈细胞活化是 Toll 样受体 4(TLR4)依赖的反应。颗粒溶素清除病原体的作用及详细机制,尚有待更多的实验证实。

四、颗粒溶素的抗肿瘤作用

重组 9kD 颗粒溶素不仅具有广谱的抗病原微生物作用,它还介导对肿瘤细胞的杀伤作用。2007 年,Krensky 研究组成功构建颗粒溶素转基因小鼠,颗粒溶素在小鼠免疫系统中得到广泛表达。研究发现,颗粒溶素转基因小鼠对接种的 C6VL 肿瘤细胞(主要依赖 CD8$^+$ T 细胞清除)有明显的抑制作用,这从生理条件下有力证明了颗粒溶素的抗肿瘤作用。有意思的是,颗粒溶素转基因小鼠对接种的 RMA-S 肿瘤细胞(主要依赖 NK 细胞清除)则没有抑制作用。这与 CD8$^+$ T 细胞依赖颗粒溶素发挥抗菌作用,而 NK 细胞则不依赖颗粒溶素而依赖穿孔素来抗菌的结果一致。

颗粒溶素处理 Jurkat 细胞后,半小时之内在很多细胞器中就能检测到颗粒溶素,包括线粒体、内质网、高尔基体、核及胞浆。之后颗粒溶素会损伤靶细胞膜的完整性,并进而破坏内质网膜,致使细胞内 Ca^{2+} 浓度迅速上升、K^+ 浓度下降。胞内离子强度的改变进一步破坏了线粒体的跨膜势能,刺激线粒体的损伤,促进了细胞色素 C(cytochrome c,Cyto C)和一些促凋亡因子如凋亡诱导因子(AIF)等的释放,从而引起靶细胞核损伤,最终引起靶细胞死亡。这是一条较快引起死亡的途径。另一方面,颗粒溶素作用靶细胞十几小时后,可显著促进神经酰胺(ceramide)含量的增加和鞘磷脂(shingomyelin)含量的下降,提高神经酰胺/鞘磷脂的比率(两者的比率约升高 6 倍)。神经酰胺浓度的提高激活 caspase 3,最终加速了靶细胞死亡,这是一条缓慢的死亡途径。

我们研究组发现颗粒溶素介导的肿瘤细胞杀伤既不像典型的凋亡(apoptosis),也不像典型的坏死(necrosis)。颗粒溶素导致肿瘤细胞核呈现分散的、絮状凝集,不会引起典型的 DNA 双链断裂,但会导致非常强的靶细胞核单链损伤,并能少量激活 caspase 3。因此颗粒溶素介导的是一种新型的坏死型凋亡(necropto-SIS)。

颗粒溶素处理肿瘤细胞后,它能进入溶酶体并使溶酶体中主要组织蛋白酶 cathepsin B 从溶酶体中释放到胞浆,继而切割重要的促凋亡蛋白 Bid。切割后的 tBid 作用于线粒体,引起线粒体中的细胞色素 C 及凋亡诱导因子(AIF)的释放,从而引起肿瘤细胞的死亡。抑制胞内 cathepsinB 的活性或 RNA 干扰 cathepsinB 的表达,会阻碍颗粒溶素介导的 Bid 的切割及细胞死亡,cathepsin B 的沉默会使 Cyto C 及 AIF 的释放量减少。

第五节　颗粒酶 A

颗粒酶 A(granzyme A,GzmA)是 CTL 细胞颗粒中最早发现的丝氨酸蛋白酶,在活化的 CTL 中高表达。颗粒酶 A 以二硫键连接的二聚体形式存在和发挥作用。颗粒酶 A 是一种类胰蛋白酶(trypsin-like protease),在精氨酸(Arg)或赖氨酸(Lys)后切割其底物,可使细胞出现染色质浓缩、磷脂酰丝氨酸外翻、核碎裂、线粒体跨膜电势丧失等典型凋亡特征。但颗粒酶 A 的凋亡途径不依赖于 caspase 活化,不导致细胞色素 C 的释放,不受 Bcl-2 抑制。颗粒酶 A 不引起靶细胞染色质的 DNA 双链断裂,而导致 DNA 单链断裂,且 caspase 抑制剂 ZVAD 不能阻断这一凋亡过程。因此,颗粒酶 A 引起一条新的细胞凋亡途径。

一、颗粒酶 A 攻击的 SET 蛋白复合体

颗粒酶 A 引起不同于颗粒酶 B 的靶细胞死亡。为了鉴定颗粒酶 A 的作用底物,我们利用点突变将有活性的颗粒酶 A 变成失活的颗粒酶 A(184Ser-Ala),将失活的颗粒酶 A 与基质一起制成层析柱,用 K562 的细胞质裂解液过颗粒酶 A 层析柱,经过多种层析技术,最后分离得到大约 270-470kD 与颗粒酶 A 作用的一个蛋白复合物。通过质谱技术鉴定了该复合物的组分,主要由两类蛋白组成,一类为 DNA 结合与基因转录相关的蛋白,另一类为 DNA 修复相关的蛋白。DNA 结合与基因转录相关的蛋白主要包括核组装蛋白 SET、DNA 结合蛋白 HMG2 和抑癌蛋白 pp32;DNA 修复相关的蛋白含有 DNA 碱基切除修复酶 Apel、DNA 酶 NM23H1 和 TREX1。因在该复合体中富含 SET 蛋白,故称为 SET 蛋白复合体。这些蛋白均呈现在核周,与内质网蛋白标志物(calreticulin)共染,共定位于内质网(ER)中。其中 SET、HMG2 和 Apel 是颗粒酶 A 的作用底物。

HMG2 是与 DNA 非特异性结合的非组蛋白,参与 DNA 复制、基因转录及 DNA 重组。HMG2 与 DNA 上 AT 富集区结合改变其柔性,促进 DNA 弯曲。我们证明 HMG2 能与核小体组装蛋白 SET 结合,连接了 SET 复合物中多种蛋白相互作用,形成功能复合体。SET 具 ATP-非依赖性的核小体组装蛋白(NAP)活性,能与转录共活化因子 p300/CBP 结合,参与基因转录调控。这表明 SET 复合体在染色质组装、DNA 复制以及基因转录中发挥重要作用。颗粒酶 A 水解其底物 HMG2(切割位点 Lys65),破坏了它的 DNA 结合和促 DNA 弯曲功能。裂解 SET 破坏了其核小体组装功能,从而破坏了染色质的正常组装功能,裸露 DNA,促进核酶与 DNA 结合导致 DNA 裂解。

我们研究发现 pp32 存在于颗粒酶 A 相作用的 SET 复合体中,不是颗粒酶 A 的作用底物。有研究发现 pp32 能激活 caspase 9,促进凋亡小体(apoptosome)的形成。研究证实 pp32 可以抑制组蛋白 H3 的磷酸化和乙酰化。组蛋白的磷酸化和乙酰化是基因转录所必需的。我们建立了 T 细胞活化模型来研究 pp32 的功能,采用 RNAi 技术阻断 pp32 表达,促进了 IL-2 的产生和 T 细胞增殖,同时 H3 呈高度磷酸化和乙酰化;用 pp32 高表达质粒转染 T 细胞,pp32 的高表达抑制了 IL-2 的产生及 T 细胞增殖,同时 H3 呈低度磷酸化和乙酰化。pp32 通过调节组蛋白 H3 的乙酰化和磷酸化抑制基因的转录而控制细胞生长。高表达 pp32 可激活 caspase 3,9,并促进颗粒酶 A 与 B 诱导的凋亡。采用 RNAi 技术阻断 pp32 表达,降低了 caspase 3,9 的活性,抑制颗粒酶 A 与 B 诱发的杀伤作用。pp32 可能在颗粒酶 A 与颗粒酶 B 诱导的 caspase 非依赖和 caspase 依赖性的细胞凋亡中扮演着重要角色。

二、颗粒酶 A 引起 DNA 单链断裂的机制

DNA 裂解是细胞凋亡的特征,由多种核酸酶介导。研究发现在凋亡过程中,染色体 DNA 先进行单链裂解,形成 50~300kb 的片段,进而切割形成 180~200bp 的片段,在琼脂糖电泳上出现典型梯形的 DNA 双链断裂(DNA ladder)特征。颗粒酶 B 可直接或通过活化 caspase 水解 ICAD 释放 DNA 双链裂解酶 CAD,导致 DNA 双链断裂,这一过程十分缓慢。我们发现颗粒酶 A 和 B 一起处理细胞,可迅速导致 DNA 的双链裂解。颗粒酶 A 水解的 SET 复合体呈现极强核酸酶活性,而未经颗粒酶 A 处理的 SET 复合体具有很弱的核酸酶活性,提示 SET 复合体中含有导致 DNA 单链裂解酶及其抑制剂。我们发现肿瘤转移抑制基因 NM23 H1 存

在于 SET 复合体中,并具有切割单链 DNA 的核酸酶活性,导致 DNA 单链裂解,SET 是其抑制剂。当颗粒酶 A 裂解 SET 便释放出核酸酶 NM23H1,迅速进入胞核,诱发 DNA 单链裂解。采用 RNAi 技术阻断 NM23H1 表达,抑制了颗粒酶 A 诱导的 DNA 单链裂解;而高表达 NM23H1 则加速 DNA 裂解。颗粒酶 A 引起染色质 DNA 的单链断裂为 DNA 损伤的初发步骤,随后颗粒酶 B 引起 DNA 的双链断裂。

经鉴定 Apel 蛋白在此复合体中,是颗粒酶 A 的作用底物。Apel 是 DNA 碱基切除修复的一个重要限速酶。Apel 是一多功能蛋白,除 DNA 修复外,它在活性氧自由基(ROS)诱发的应激中发挥重要作用。它还具有抗氧化作用,能够维持多种转录因子呈还原态(如 AP-1、NF-KB 等)。颗粒酶 A 裂解 Apel,破坏了其 DNA 结合及修复活性,也损坏了其抗氧化作用。采用 RNA 干扰技术(RNAi)阻断 Apel 的表达,加速了颗粒酶 A 介导的凋亡。利用真核载体高表达 Apel,则能抵抗颗粒酶 A 诱导的凋亡。颗粒酶 A 破坏了 Apel 的 DNA 修复功能,致使 DNA 的损伤不能及时修复,迫使细胞走向凋亡。

三、颗粒酶 A 作用的其他底物

除了破坏 SET 复合体功能外,颗粒酶 A 还能作用于其他底物。组蛋白和 DNA 形成核小体,DNA 缠绕在中心组蛋白组成的八聚体上,后者通过组蛋白 H1 连接,并进一步组装成高度有序的分子结构。颗粒酶 A 可降解组蛋白 H1,切割中心组蛋白,导致染色体结构疏松,便于其他内切酶对 DNA 的破坏作用。细胞凋亡中核纤层也会遭到损坏,核纤层是由 lamin A、B 和 C 组成的网状结构,它位于核膜内表面,起支撑内膜结构和调节膜孔形成的作用,并与染色质相互作用。颗粒酶 A 能水解所有核纤层蛋白,破坏细胞核的完整性。应用二维电泳分析颗粒酶 A 处理后的核蛋白,Liberman 研究组鉴定了 hnRNP Al 也是颗粒酶 A 的底物。hnRNP A1 在 caspase 依赖的细胞死亡过程中被切割,从而调控了新合成 RNA 的转运和剪切加工。

线粒体也参与颗粒酶 A 引起的细胞凋亡。颗粒酶 A 能很快引起 ROS 升高及线粒体膜电位降低,但并不切割 Bid,也没有促凋亡因子释放。此途径不依赖 caspase,也不受 Bcl-2 抑制。过氧化物拮抗剂可以阻断颗粒酶 A 引起的细胞凋亡。颗粒酶 A 通过水解线粒体复合体 I 的组分 NDUFS3,破坏 NADH 的氧化功能,导致 ROS 的大量产生。

四、颗粒酶 A 清除病原体的作用

最近研究发现,低浓度的颗粒酶 A 不具细胞毒活性,而具有促炎症反应。颗粒酶 A 能刺激单核细胞分泌促炎症因子如 IL-1β、IL-6 及 TNF-α 等,而且颗粒酶 A 敲除小鼠可以减弱 LPS 诱导小鼠的炎症反应。这一发现提示,颗粒酶 A 除细胞毒作用之外,可能具有其他新功能。

γ9δ2T 细胞在应对胞内分枝杆菌感染的过程中分泌可溶性的颗粒酶 A。颗粒酶 A 的基因沉默阻断了 γ982T 对感染的清除作用。进一步研究表明,这一过程不依赖于已知的细胞自噬、细胞凋亡、NO 合成、干扰素、Fas/FasL 及穿孔素途径,而是与颗粒酶 A 介导的单核细胞来源的 TNF-α 的抑菌效应相关。

第六节 颗粒酶 K

颗粒酶 K 与颗粒酶 A 具有相似的类胰蛋白酶活性,能够特异性水解碱性氨基酸 Arg 或 Lys,其底物特异性与蛋白的空间结构和表面电荷密切相关。颗粒酶 K 通过切割特异的底物蛋白,介导 caspase 非依赖的细胞死亡过程,表现为磷脂酰丝氨酸外翻、细胞核形态变化、染色体凝集及 DNA 单链断裂等特征。近年的研究结果表明,除了细胞毒作用,颗粒酶 K 还有其他重要的功能。在流感病毒感染过程中,流感病毒特异性 CD8$^+$ T 细胞颗粒酶 K 的表达出现明显上调。颗粒酶 A、B 缺失的小鼠表现出类似野生型小鼠的抗流感病毒反应。这些研究表明,颗粒酶 K 在抗病毒中可能具有重要作用。此外,在一些呼吸道疾病引发的炎症反应中,颗粒酶 K 也发挥了重要作用。除了在细胞毒性颗粒中存在,颗粒酶 K 还能以大分子复合体的形式存在于血浆中,这部分胞外的颗粒酶 K 在炎症反应和病毒感染的过程中也明显上调,其具体功能以及作用机制还亟须深入探究。

一、颗粒酶 K 的发现和生物学特性

1988 年,Podack 实验室首次在 IL-2 活化的 LAK 细胞的细胞毒性颗粒中发现并纯化了不同于颗粒酶 A、B 的第三种丝氨酸蛋白酶。随后,1992 年,Greenberg 实验室在大鼠的 NK 细胞系 RNK-16 中同样分离得到了异于颗粒酶 A、B 的丝氨酸蛋白酶成分,并在介导细胞死亡的过程中,与 LAK 细胞分离得到的丝氨酸蛋白酶表现出类似的介导细胞死亡的特征,进一步佐证了在哺乳动物的细胞毒性颗粒中,除颗粒酶 A、B 外还存在第三种丝氨酸蛋白酶,即颗粒酶 K(granzyme K,granzyme 3,tryptase-2)。随后的研究发现,除颗粒酶 K 外,哺乳动物的细胞毒性颗粒中还存在着其他异于颗粒酶 A、B 的丝氨酸蛋白酶成分,这些颗粒酶同颗粒酶 K 一起被称为"孤儿"颗粒酶(orphan granzyme)。

1995 年,人们首次克隆了人源颗粒酶 K 的 cDNA,并发现颗粒酶 K 与颗粒酶 A 表现出类似的类胰蛋白酶活性(trypsin-like protease activity),能够在精氨酸(Arg)和赖氨酸(Lys)后切割底物。这种类胰蛋白酶活性是细胞毒性淋巴细胞在靶细胞杀伤过程中所必需的。在 129/SvJ 品系的颗粒酶 A 敲除小鼠中,活化的 T 细胞依然能够检测到显著的类胰蛋白酶活性并发挥正常的细胞毒作用,表明颗粒酶 K 可能与颗粒酶 A 具有相似的功能。在染色体定位上,颗粒酶 K 与颗粒酶 A 位于同一染色体上的同一基因簇,如在人的染色体中,颗粒酶 K 与颗粒酶 A 共同位于染色体 Sqll.2 上,在小鼠中颗粒酶 K 与 A 共同位于 13 号染色体上。

颗粒酶 K 最初是以酶原前体(zymogen precursor)的形式在内质网(ER)中合成,它包含一段 N 端的信号肽(signal peptide),紧接着的是二肽序列的前导肽(pro-peptide)Met-Glu,及后面的成熟颗粒酶 K 的序列。在从 ER 向高尔基体的运输过程中,颗粒酶 K 的信号肽被切掉,从而形成酶原(zymogen)。酶原形式的颗粒酶 K 被组织蛋白酶 C(cathepsin C)进一步切掉前导肽,形成具有类胰蛋白酶活性的成熟颗粒酶。2002 年,Jenne 实验室解析了酶原形式颗粒酶 K 的晶体结构。不同于颗粒酶 A 以二硫键形成的同源二聚体形式,颗粒酶 K 酶原是以单体形式存在的。并且,颗粒酶 K 酶原表现出异常严谨的结构特征,不同于其他丝氨酸蛋白

酶的酶原,其结构更加类似于某些激活态的丝氨酸蛋白酶,如补体因子 D。对酶原形式颗粒酶 K 结构特征的分析能够帮助我们推测激活态的颗粒酶 K 如何进行底物的识别和切割。

　　颗粒酶 K 与颗粒酶 A 是颗粒酶家族中仅有的两个具有类胰蛋白酶活性的蛋白酶。有研究发现,颗粒酶 K 同样可以切割颗粒酶 A 的底物蛋白 SET、HMG2 及 Apel 等,所以颗粒酶 K 可能为机体在颗粒酶 A 功能丧失的情况下提供了一条补救途径。但是,颗粒酶 K 同颗粒酶 A 的底物特异性并非完全一致。Kummer 实验室利用蛋白质组学筛选的方法,比较了颗粒酶 K 与颗粒酶 A 的底物特异性。结果表明无论是对合成肽段还是对细胞裂解液中天然蛋白的切割,颗粒酶 K 仅表现出同颗粒酶 A 部分的底物相似性。例如,两者均可以切割 SET 及 hnRNP,但是两者存在大量各自特异的底物,如 p-tubulin 只能被颗粒酶 K 切割。而且即使对于共同底物,两者的切割位点及切割活性也可能不同。所以,颗粒酶的底物特异性不仅取决于底物的序列特征,更由颗粒酶与底物结合部位的空间结构及表面电势所决定。同时,颗粒酶 A 在活化状态下是以二硫键形成的二聚体形式存在,进一步限制了其底物的特异性。因此,颗粒酶 K 除了作为颗粒酶 A 的备份存在外,很可能通过切割其特异的底物,在抗肿瘤及抗感染免疫应答过程中发挥独特的作用。

　　在外周血淋巴细胞、肺、脾脏及胸腺中,均能检测到高水平的颗粒酶 K 的 mRNA 表达。Luttmann 等比较了颗粒酶 A、B 及 K 在外周血淋巴细胞不同亚群的表达情况,结果显示,颗粒酶 K 的表达不同于颗粒酶 A 及颗粒酶 B,其主要表达于 CD56brighNK 细胞、CD27+CD28+CCR51 ghCCR7-perin、IFN-γ+ 型的 CD8+ T 细胞、CD56+ T 细胞、TCRδγ+ T 细胞及少量表达于 CD4+ T 细胞。颗粒酶 K 与颗粒酶 B 在表达谱上,几乎完全相反。在颗粒酶 B 大量表达的 CD56dlCD16+ NK 细胞亚群中,仅能检测到极低水平的颗粒酶 K。而在占 NK 细胞很小比例的一部分 CD56 NK 细胞中,颗粒酶 B 和穿孔素的表达量都很低,其细胞毒作用很微弱,但是颗粒酶 K 的表达量却很高。在 CD56+ NKT 细胞和 CD8+ T 细胞中,同样观察到了类似的分布。在 CD8+ T 细胞中,根据颗粒酶 A、B、K 表达水平的差异,可以将这些细胞大致分为三个亚群,其中主要是颗粒酶 A+颗粒酶 B—颗粒酶 K+、颗粒酶 A+颗粒酶 B+颗粒酶 K —细胞以及少量的颗粒酶 A+颗粒酶 B+颗粒酶 K+细胞,第三个亚群可能作为前两个亚群的过渡形式存在。进一步分析三个亚群细胞表面分子特征发现,颗粒酶 K 阳性的细胞主要表现为类似早期记忆性 CD8+ T 细胞(early memory CD8+ T cell)的表型,即 CD27+CD28+CCR5highCC R7-perforin-/IFN-γ+,而颗粒酶 B 阳性的细胞则表现出分化的记忆性 CD8+ T 细胞(differentiated memorCD8+ T cell)表型,即 CD27-/CD28-/CCR5-/lowCCR7-CD11b+perforinhigh,只有少量的过渡期 CD8+ T 细胞表现为颗粒酶 K、B 双阳性。颗粒酶 A 则能够在各种亚群中与颗粒酶 K、B 共同表达。在外界刺激下,颗粒酶 K 与颗粒酶 A、B 的活化情况也截然不同。在体外培养的条件下,用各种细胞毒性淋巴细胞的活化因子(如 IL-2＋IL-5、antl-CD2＋antl-CD28 抗体、PMA＋ionomycin 等)刺激外周血单个核细胞(PBMC)及进一步分离的 T 细胞和 NK 细胞,发现不同于颗粒酶 A、B,颗粒酶 K 的水平并未出现显著的上调。

二、颗粒酶 K 介导的细胞死亡途径

　　作为淋巴细胞毒性颗粒中的重要组成成分,颗粒酶 K 利用其类胰蛋白酶活性,通过特异切割靶细胞中死亡相关蛋白,从而介导淋巴细胞对靶细胞的杀伤清除作用,实现免疫监视及免

疫杀伤功能。有实验室发现颗粒酶 K 介导的细胞死亡形式与颗粒酶 A 有一定的相似性，但又有所不同。同颗粒酶 A 一样，颗粒酶 K 进入靶细胞后，能够迅速引起 ROS(reactive oxygen species)的产生及线粒体内膜电势的下降，介导一种快速的细胞死亡过程，并表现出磷脂酰丝氨酸外翻、细胞核形态变化、染色体凝集及 DNA 单链断裂等一系列细胞死亡特征。颗粒酶 K 引起的细胞死亡是 caspase 非依赖型的，caspase 抑制剂 Z-VAD 或高表达 Bcl-XL 对颗粒酶 K 引起的细胞凋亡没有抑制作用。

在切割底物上，颗粒酶 K 可以切割 SET 复合体中的成员。SET 具有核小体装配功能，也是 DNA 酶 NM23 Hl 的天然抑制剂。SET 被颗粒酶 K 切割可以破坏核小体的装配过程。此外，SET 蛋白的切割能够引起 SET 复合体从细胞质向核内的运输，并释放 NM23 Hl 的 DNA 酶活性，从而导致染色体 DNA 单链断裂的产生。同时颗粒酶 K 还可以切割 SET 复合体中的另外两个蛋白，DNA 结合蛋白 HMG2 及 DNA 碱基切除修复酶 Apel。切割的 Apel 丧失了其 DNA 修复活性，加剧了染色体断裂的产生。此外，Apel 还具有抗氧化功能，Apel 的水解破坏了其对细胞 ROS 应激反应过程中的损伤保护作用，导致线粒体破坏的加剧。

线粒体在细胞凋亡过程中发挥重要作用。颗粒酶 K 引起的细胞死亡过程中伴随着线粒体肿胀、膨大及嵴消失等形态特征的变化。颗粒酶 K 能够导致靶细胞氧化还原电势降低，从而使线粒体发生去极化，进而导致线粒体的破裂及其内含物如细胞色素 C(Cyto C)，Endo G、Smac 等的释放。有实验室发现，与颗粒酶 B 类似，颗粒酶 K 可以通过切割重要的 BH3 家族成员 Bid 为活化的 tBid，从而引起线粒体的变化。但是，与颗粒酶 B 不同，颗粒酶 K 切割 Bid 引起 Cyto C 和 Endo G 等蛋白释放后，并不会进一步引起 caspase 的活化。

另外，颗粒酶 K 还可以通过攻击其他蛋白进而调控细胞死亡。如抑癌蛋白 p53 是调节细胞凋亡的一个重要蛋白，颗粒酶 K 可以切割 p53，产生 3 个具有促凋亡功能的活性片段，从而放大了 p53 蛋白的细胞凋亡活性，加速了颗粒酶 K 介导的细胞死亡进程。VCP 蛋白是具有 ATPase 活性的 VCP-Ufdl-Np14 复合体成员，正常情况下能够将泛素化修饰的错误折叠蛋白从 ER 中转运到胞浆的 26S 蛋白酶体中进行降解，从而有效抑制错误折叠蛋白在 ER 中的聚集，保持细胞内环境的稳态。颗粒酶 K 能够切割 VCP 蛋白及其所在复合体中的其他成员，导致靶细胞内泛素化蛋白水平升高，引起 ER 应激的产生，促进细胞死亡。

三、颗粒酶 K 的抗病毒作用

抗感染免疫是机体免疫系统的重要功能，颗粒酶在其中发挥着不可或缺的作用。早在 1989 年，就有研究报道了在 LCMV(lymphocytic chorio meningitis virus)病毒感染过程中，穿孔素和颗粒酶 A 会在感染早期出现 mRNA 水平的提高。随后的研究表明，在多种病毒，如 HIV、IrUluenza.HCV、CMV、EBV、HSV 等病毒感染的情况下，颗粒酶 A 或颗粒酶 B 的表达均会出现不同水平的上调，进而发挥抗病毒功能。此外，利用基因敲除技术，人们进一步证明了颗粒酶的抗病毒作用。例如，颗粒酶 A 基因敲除小鼠对 ectromelia 病毒的清除起着关键作用，并且这种作用是有别于颗粒酶的细胞毒活性的。近些年，随着对孤儿颗粒酶关注度的提高，这些孤儿颗粒酶的抗病毒作用及其分子机制也逐渐被揭示出来。例如发现很多颗粒酶能够通过直接切割病毒蛋白从而破坏病毒的复制过程。

颗粒酶 K 在抗病毒过程中同样发挥着重要的作用。在流感病毒、EBV 病毒、CMV 病毒或 HIV-1 型病毒感染的条件下,病毒特异性的 CD8$^+$ 细胞穿孔素、颗粒酶 K 与颗粒酶 A、B 的表达情况各不相同,分别表现出 performn－颗粒酶 B－颗粒酶 A＋/－颗粒酶 K＋ 、performn＋颗粒酶 B＋颗粒酶 A＋颗粒酶 K－/＋、perforin－/＋颗粒酶 B＋颗粒酶 A＋颗粒酶 K＋的表型。这说明颗粒酶 K 的抗病毒作用是特异的,在不同的病原体感染过程中,颗粒酶 K 所起的作用会有很大差异。颗粒酶 K 在抗流感病毒感染的过程中发挥着重要的作用。lurner 等巧妙地利用了一种颗粒酶 A、B 双敲除的小鼠,研究了颗粒酶 K 抗流感病毒的功能。该品系的小鼠,由于基因上的关联,导致颗粒酶 B 的敲除同时破坏了与颗粒酶 B 位于同一基因簇上的其他颗粒酶的表达。所以在该小鼠中仅能表达颗粒酶 K 和 M,但是,颗粒酶 M 的表达仅存在于 NK 细胞,而在 CD8$^+$ CTL 细胞中没有表达。所以该基因敲除小鼠中,CD8$^+$ T 细胞仅表达颗粒酶 K。在流感病毒感染过程中,野生型小鼠与颗粒酶 A、B 双敲除小鼠在病毒特异性 CD8$^+$ CTL 细胞的产生及病毒清除上的结果类似,说明颗粒酶 K 在流感病毒清除过程中起着非常关键的作用。有实验室最近研究发现,利用颗粒酶 K 特异的抑制剂抑制小鼠体内颗粒酶 K 的活性,可以在流感病毒感染的过程中,明显减轻小鼠肺部的病理反应,这也从另一个侧面说明了颗粒酶 K 在抗流感病毒过程中能够引起感染部位的免疫杀伤及病理变化。虽然颗粒酶 K 的抑制可以减轻病理反应,但是从病毒滴度上看,抑制颗粒酶 K 能够导致肺部感染病毒滴度的上升。体外实验的结果也表明,抑制颗粒酶 K 活性的 LAK 细胞清除流感病毒感染的 A549 细胞的效率明显下降。所以,颗粒酶 K 介导的免疫反应能够抑制流感病毒的复制。

目前,对颗粒酶 K 所介导的抗流感病毒的机制研究还不是很清楚。有研究结果表明,颗粒酶 K 能够切割宿主内负责蛋白入核运输的一类重要功能复合体 Importins。该复合体主要由 Importinα 和 Importin β 所组成的异源二聚体及其他调控相关蛋白构成。其中 Importin Ⅸ 能够通过识别胞浆中运输蛋白的核定位信号序列(NLS),与运输蛋白结合,而 Importin β 则能够与核孔复合体的成分发生相互作用,从而介导整个复合体从胞浆向细胞核的运输。绝大多数病毒在复制过程中需要利用宿主的遗传系统,在细胞核内完成病毒基因组的复制。经外源吞入释放到胞浆里的病毒蛋白,以及病毒在宿主内新合成的蛋白,均需要从胞浆运输到细胞核,进一步帮助病毒完成复制过程。已有研究表明,HIV、流感病毒等的复制与 Importin 复合体的运输作用紧密相关。以流感病毒为例,酵母双杂交及 siRNA 功能筛选的结果均表明,Importinα 和 Importin β 与流感病毒的复制效率关系密切。在流感病毒感染早期,NP 蛋白需要进入细胞核,与病毒 RNA 及聚合酶形成 vRNP 从而帮助流感病毒核酸的复制。在这个过程中 Importin 家族成员起着重要的作用。我们发现颗粒酶 K 能够识别并切割 Importin αl,同时水解 Importin 复合体中的另一重要成员 Importin β。颗粒酶 K 切割 Importin αl 和 Importin β 后的蛋白降解片段,丧失了它们之间相互作用的能力,从而破坏了入核复合体的形成,减缓了流感病毒 NP 蛋白的入核运输。

四、颗粒酶 K 介导的促炎反应

炎症是具有血管系统的活体组织受到物理、化学或生物损伤时所采取的一种保护性的应答反应,其典型特征是红、肿、热、痛和功能障碍。外源感染及一些疾病状态均会诱发炎症的产生。最近研究表明颗粒酶与炎症的产生密切相关。低剂量的颗粒酶 A 能够刺激单核细胞分泌 IL-1β、TNF-α、IL-6 等促炎症因子。Joeckel 等最近的研究显示,颗粒酶 K 存在着与颗粒酶

A 类似的促炎作用。在 LCMV 感染模型中,野生型小鼠与颗粒酶 A、B 双敲除小鼠表现出类似的病毒清除能力。进一步分析发现,颗粒酶 K 是此过程的重要参与者。低剂量的重组颗粒酶 K 或体外培养的 LCMV 刺激产生的颗粒酶 A、B 缺失的细胞毒性 T 细胞虽然没有细胞杀伤能力,却能够有效地诱导小鼠腹腔巨噬细胞分泌 IL-1β,从而介导炎症反应,控制病毒感染。用阻滞剂阻断野生型小鼠的 IL-1R 通路后,小鼠的抗 LCMV 病毒能力明显下降。实验组小鼠同未加阻滞剂的对照组小鼠在细胞毒性 T 细胞的产生及细胞毒活性上没有发现明显的区别。从而间接证明了颗粒酶 K 诱导的炎症反应在抗病毒过程中的作用。此外,Bratke 等发现,在急性呼吸道炎症过程中,颗粒酶 K 亦是重要的调节因子。在过敏性哮喘、慢性阻塞性肺部疾病及支气管肺炎等典型的肺部炎症模型发病过程中,肺泡灌洗液内颗粒酶 K 阳性的 CD8+ T 细胞比例呈明显上升趋势。颗粒酶 K+CD8+ T 细胞的肺部聚集可能与 CCR5 的配体 CCL3 的释放相关。

除在细胞毒性颗粒中存在外,颗粒酶 K 还能以可溶形式存在于胞外环境,如血浆中。这部分颗粒酶 K 可能在诱发炎症、免疫调节和降解胞外基质等方面发挥着重要作用。Rucevic 等发现,在败血症病人的血浆中颗粒酶 K 的水平显著高于正常人,而颗粒酶 K 的天然抑制剂 IaIp(inter-alpha inhibitor protein)的水平要远远低于正常人。在正常人血浆中,颗粒酶 K 主要以大分子复合体的形式存在,而在病人血浆中,却以分子量相对较低的复合体形式存在。这种分子量的变化,能够显著的区别正常人及病人,也预示着血浆中的颗粒酶 K 在疾病进程中可能发挥着一定的作用。另外,在一些肺部炎症及病毒感染的病例中,血浆中的颗粒酶 K 在疾病发生后同细胞毒性颗粒中的颗粒酶 K 一样出现上升趋势。在自身免疫系统疾病和感染的病人体内也发现血清中的颗粒酶水平升高。Wensink 等最新研究显示,颗粒酶 K 可以与革兰阴性细菌细胞壁中的脂多糖结合。颗粒酶 K 增强了单核细胞在脂多糖诱导下的细胞因子释放,并且这种效应不依赖于其催化活性。其研究发现,颗粒酶 K 增强了脂多糖与单核细胞表面活化受体性受体 CD14 结合,从而促进了单核细胞 TNF-α、IL-6 等细胞因子的释放。这部分可溶性颗粒酶 K 的存在及其在炎症过程中的作用还有待于深入探究。

第七节　颗粒酶 B

颗粒酶 B 与颗粒酶 A 一样,在活化的 CTL 细胞高表达,成为目前研究最为广泛的颗粒酶。颗粒酶 B 为天冬氨酸蛋白酶,与 caspase 相似,具有天冬氨酸残基羧基端特异性切割活性。当颗粒酶 B 从内吞囊泡中释放后,迅速进入靶细胞,作用于细胞质和细胞核内的生理底物,引起染色体浓缩、胞膜空泡化、细胞皱缩、DNA 双链断裂、凋亡小体形成等典型的细胞凋亡特征。

一、颗粒酶 B 介导 caspase 依赖的靶细胞凋亡

颗粒酶 B 具有 caspase 的活性,也可以切割 caspase 的某些底物,直接激活 caspase 并引起 caspase 的级联放大作用,介导 caspase 依赖的靶细胞凋亡。颗粒酶 B 可以水解多种 caspase 的前体(procaspase)如 2、3、7、8、9 、10 等,致使这些 caspase 活化。颗粒酶 B 活化的 caspase-

3,也可以继续活化 caspase 2、6、9 等,导致 caspase 的级联活化。

在正常细胞中 DNA 酶 CAD(caspase activated DNase,CAD)与其抑制剂 ICAD 形成复合体,CAD 以非活性的形式存在,以阻止 CAD 对细胞的损害。颗粒酶 B 活化的 caspase-3,可以切割 CAD 的抑制剂 ICAD,释放出 CAD 的 DNA 酶活性,CAD 酶进入胞核切割染色质 DNA,导致典型的 DNA 双链断裂。颗粒酶 B 也可以直接切割 ICAD,从而激活 CAD 导致靶细胞核 DNA 损伤。因此,颗粒酶 B 引起 caspase 依赖性的以 DNA 双链断裂为特征的典型细胞凋亡。

二、颗粒酶 B 通过线粒体途径导致细胞凋亡

线粒体在细胞凋亡过程中发挥着重要的作用。线粒体电子传递链和能量代谢机制的损坏、活性氧自由基(reactive oxygen species,ROS)的产生以及促凋亡蛋白 Cyto C 及 AIF 等的释放都可以致使细胞走向凋亡。颗粒酶 B 可直接切割位于细胞质中的蛋白 Bid,产生的 tBid 与线粒体上外膜促凋亡蛋白 Bax、Bak 等相互作用,破坏线粒体膜的完整性,从而释放 Cyto C 至细胞质,与 APAF-1 及 procaspase-9 组装成凋亡小体(apoptosome),进而导致 caspase-9 的活化,级联激活 caspase 家族成员。此过程可以被线粒体上的抗凋亡家族成员 Bcl-2 抑制。

也有研究报道,在 Bid、Bax 、Bak 缺失时,颗粒酶 B 可以直接破坏线粒体膜电位而诱导细胞凋亡,但不引起线粒体 Cyto C 的释放,这个过程是一个不依赖于 caspase 的过程。研究发现,通过切割 Mcl-1 破坏 Mcl-1/Bim 复合物,释放促凋亡蛋白 Bim,进而引起线粒体 Cyto C 的释放和 caspase 的激活,是颗粒酶 B 介导线粒体凋亡的又一途径。颗粒酶 B 切割 ROCK Ⅱ 蛋白,是其引起靶细胞膜空泡化的分子机制。

三、颗粒酶 B 的其他底物

到目前为止,已鉴定出数十种颗粒酶 B 的生理底物。颗粒酶 B 可以切割 caspase 的一些下游底物,如 PARP、DNA-PKcs、核纤层蛋白 LaminB 及 Filamin 等。颗粒酶 B 切割这些蛋白,破坏了 DNA 的修复机制,迫使细胞走向凋亡。研究发现,颗粒酶 B 还可以切割 HSP70、Notch1 、FGFR1、cAbl 及 intersectin-1 等蛋白,通过破坏生长因子信号引起靶细胞死亡。颗粒酶 B 还能破坏微管蛋白 α-tubulin,阻止微管聚合、分解细胞骨架从而加速细胞死亡。

四、颗粒酶 B 清除病原体的作用

通过切割特异性底物,颗粒酶 B 可以发挥清除病原体的效应,如颗粒酶 B 能够抑制牛痘病毒的感染。颗粒酶 B 可以切割真核细胞起始因子 4γ3(eIF4 G3),该蛋白的降解,抑制了牛痘病毒的翻译速率。如果将感染牛痘病毒的 Jurkat 细胞用颗粒酶 B 处理,病毒蛋白的合成会受到抑制,进而降低了感染性新病毒粒子的产生。此过程不依赖 caspase 活化通路,而是通过对宿主翻译装置的抑制而实现的。颗粒酶 B 除了具有杀伤作用之外,也可以诱导靶细胞产生促炎症因子,从而调节免疫细胞清除病原体的反应。白介素 IL-1α 也是新鉴定出的颗粒酶 B 的底物,与全长的 IL-1α 相比,颗粒酶 B 在 Asp103 位点切割后产生的 IL-1α 更具有免疫佐剂的活性。在此基础上,该位点被钙蛋白酶和弹性蛋白酶水解,增强了其生物学活性。

第八节　颗粒酶 H

颗粒酶 H 是一种与 chymotrypsin 相似的糜蛋白酶(chymase),它与颗粒酶 B 位于同一个基因簇上,基因序列预测它可能由颗粒酶 B 基因进化而成。颗粒酶 H 与颗粒酶 B 有非常高的同源性,氨基酸序列同源性高达 71%。颗粒酶 H 在 NK 细胞中有比较高的组成性表达,而在未活化的 CD4$^+$ 和 CD8$^+$ T 细胞中的表达却很低,提示颗粒酶 H 在 NK 细胞介导的免疫应答中发挥着重要作用。

一、颗粒酶 H 的生物学特性

Bleackley 实验室最早克隆了人的颗粒酶 H,颗粒酶 H 定位于人 14q11.2,位于颗粒酶 B 与 cathepsin G 基因簇之间。完整基因由五个外显子及它们之间的内显子构成。进化分析表明,在 2100 万年前,颗粒酶 H 基因的第 3 个外显子,第 3 个内含子以及部分第 4 个外显子被相应位置的颗粒酶 B 基因序列取代,故颗粒酶 H 与颗粒酶 B 享有 71% 的序列同源性。尽管在小鼠的同一个基因簇上存在多达 7 种"孤儿"颗粒酶,但它们都不是颗粒酶 H 的同源类似物。从蛋白质组成结构上看,颗粒酶 H 是一个由 246 个氨基酸组成的丝氨酸蛋白酶家族成员。它以前体蛋白形式合成,含有 18 个氨基酸组成的信号肽序列和一个 Glu-Glu 组成的二肽结构,能被二肽酶 DPPI 识别并切割活化。由于蛋白质中碱性氨基酸总数占 14%(13 个 Arg,21 个 Lys),而酸性氨基酸总数仅占 6%(6 个 Asp,8 个 Glu),因此,颗粒酶 H 蛋白具极强的碱性(pI9.94),易结合酸性的蛋白质分子作为底物。

Edwards 等利用昆虫表达系统表达纯化获得了重组蛋白形式的颗粒酶 H,他们的研究发现,颗粒酶 H 可迅速水解 Suc-Phe-Leu-Phe-SBzl 多肽底物,也可降解 Boc-Ala-Ala-X-SBzl(X 为 Phe、Tyr、Met、Nle 或 Nva),表明颗粒酶 H 是一个具有活性的类胰凝乳蛋白酶,偏好识别大分子芳香族氨基酸。后续的位置扫描合成肽组合文库筛选方法也验证了颗粒酶 H 的糜酶活性,可特异性识别 P1 位置的 Tyr、Phe 和 Met。尽管颗粒酶 H 和颗粒酶 B 位于同一基因簇上,它们的 mRNA 表达谱也很相似,但蛋白质水平的调控却并不一致。内源颗粒酶 H 组成性高表达于 CD3-CD56$^+$ NK 细胞中,并且其表达量不受 NK 细胞活化状态的影响。在 T 细胞内仅能检测到痕量颗粒酶 H 的表达,而多种可诱导 T 细胞增殖活化、颗粒酶 B 表达的试剂均不能刺激颗粒酶 H 的表达水平。在 NKT 细胞、单核细胞、中性粒细胞中都检测不到颗粒酶 H 的表达。

二、颗粒酶 H 介导的细胞凋亡途径

Fellows 等人利用包涵体变复性方法获得的重组颗粒酶 H 蛋白,通过穿孔素(performn)或链球菌溶血素(streptolysin O)导入靶细胞后,可直接导致靶细胞死亡,出现线粒体去极化、活性氧(ROS)产生、DNA 断裂、染色体凝集等经典的凋亡特征。有实验室使用毕赤酵母表达的颗粒酶 H 导入靶细胞后,发现靶细胞发生依赖于 caspase 的细胞凋亡。颗粒酶 H 激活了细胞内的 caspase,其诱导的凋亡可以被 caspase 抑制剂 ZVAD 所抑制。而且颗粒酶 H 可以直接切割 ICAD 释放 DNA 酶 CAD,引起 DNA 的双链断裂。颗粒酶 H 还切割 Bid 产生促凋亡蛋

白 tBid 引起线粒体肿胀、跨膜电位降低和 Cyto C 的释放。对于颗粒酶 H 引起细胞死亡的机制尚待进一步探究。

三、颗粒酶 H 的抗病毒作用

早期针对颗粒酶家族成员功能的研究多集中于凋亡机制领域，而新近的研究则开始研究这些酶的新功能。一直以来都认为颗粒酶 A 主要通过切割 SET 复合体、线粒体复合体、核酸修复复合体等导致 caspase 非依赖的细胞凋亡通路。新的研究则发现低浓度的颗粒酶 A 也可诱导单核细胞产生促炎症因子如 IL-1β、TNF-α 和 IL-6 等而具有促炎作用。在颗粒酶抗病毒作用研究领域，目前研究发现颗粒酶 H 的抗病毒功能主要集中在两个方面。

首先，颗粒酶 H 可切割宿主蛋白 La。La 是一个多功能的磷酸化蛋白，主要参与 RNA 的调控和代谢。其 N 端含有三个 RNA 识别基序（RNA recognition motif，RRM），C 端含有一个碱性基序（short basic motif，SBM），还有紧随其后的核定位信号（nuclear localization sequence，NLS）序列。SBM 基序所在的区域调控 La 的同源二聚化，并能增强 La 调控 RNA 翻译的能力。位于 SBM 与 NLS 之间的 Ser366 为 La 的唯一磷酸化位点，磷酸化的 La 没有转录活性。La 在细胞质和细胞核内均有分布。在细胞核内，La 可结合到 RNA 聚合酶Ⅲ转录本的 3′-oligo（U）末端，从而终止转录并促进再次转录的起始。在细胞质内，La 常与一些小核糖体亚基结合。有趣的是，当细胞受到病毒感染时，La 会从细胞核转运至细胞质。胞质内的 La 会结合到诸多病毒（如脊髓灰质炎病毒、风疹病毒、流感病毒及艾滋病病毒等）的 5′-UTR 或 5′-茎环结构上，进而影响病毒的转录与复制。以丙型肝炎病毒（HCV）为例，HCV 的 5′-非翻译区（5′-NCR）是一个内部核糖体进入位点（IRES），介导病毒以非依赖的方式起始翻译。La 的 C 端部分直接结合到 HCV 的 IRES，进而激活 IRES 介导的翻译系统，起始病毒蛋白的翻译过程。颗粒酶 H 可在 La 的 Phe364 位进行切割，破坏 La C 端的磷酸化调控区和 NLS 区，进而无法调控 HCV 进行 IRES 介导的蛋白翻译，抑制病毒的复制。

其次，颗粒酶 H 可直接切割病毒蛋白，破坏其复制功能。在腺病毒中，DNA 的复制起始于 DNA 结合蛋白（DNA binding protein，DBP），这一蛋白包裹病毒的基因组，然后招募核因子与复制起点结合起始转录。转录开始后，hexon、penton 及 monomer 等在胞浆中组成壳粒，再在细胞核内组装成不成熟的衣壳。IA-100K 组装蛋白负责在此过程中将 hexon 转运入核。大量病毒粒子在核内完成组装后释放到胞浆导致靶细胞裂解，造成病毒逃逸和再度侵袭。颗粒酶 H 能有效识别切割 DBP 和 100K，从而有效抑制病毒的复制和组装。更有意思的是，颗粒酶 B 也能识别切割 DBP 和 100K。但是，对于颗粒酶 B，100K 是一个"自杀型"抑制剂。100K 的 N 端部分会结合至颗粒酶 B 的活性中心，而 C 端则紧密结合颗粒酶 B 的其余部位，形成稳定的抑制剂－酶复合体，从而阻断颗粒酶 B 与其他底物的结合，抑制了颗粒酶 B 的活性。颗粒酶 H 是颗粒酶 B 的"解放者"，它能切割 100K，解除抑制。该发现也验证了颗粒酶之间的协同作用。

有实验室的研究发现，细胞毒性颗粒可以有效抑制 HBV 病毒的复制，并且不会杀伤被感染的细胞，其中颗粒酶 H 是细胞毒性颗粒里发挥抗 HBV 功能的主要效应分子。颗粒酶 H 可以在 HBx 蛋白的第 79 位甲硫氨酸进行切割，从而降解该蛋白，进而抑制 HBV 病毒的复制。我们在小鼠 NK 细胞中转染颗粒酶 H，再将表达颗粒酶 H 的 NK 细胞过继回输到 HBV 感染的小鼠模型中,发现表达颗粒酶 H 的 NK 细胞可以更有效地清除病毒。临床样本的检测显示,乙肝病毒携带者和肝癌病人体内的淋巴细胞中,颗粒酶 H 的含量远远低于健康人。上述研究表明颗粒酶 H 在抵抗 HBV 感染中可能具有重要作用。

四、颗粒酶 H 发挥功能的结构基础

颗粒酶 H 作为具有糜酶活性的丝氨酸蛋白酶,其对底物的特异性选择和功能性识别的结构基础多年未见报道。我们实验室分别解析了人源性颗粒酶 H 的单体结构,颗粒酶 H 与多肽底物 PTSYAGDDSG 的结构,以及颗粒酶 H 与其生理性抑制剂 SerpinBl 的结构,揭示了颗粒酶 H 发挥功能的结构基础。

有实验室利用大肠杆菌表达系统大量表达了野生型的人颗粒酶 H 及一系列功能相关的突变体。其中,第 102 位天冬氨酸突变为天冬酰胺的突变体颗粒酶 H(D102N-颗粒酶 H)丧失了酶学活性,但蛋白性质更为稳定,成为理想的结晶材料。颗粒酶 H 的结构一共由两个 β-片层桶状结构组成,催化三联体 Ser195、Asp102 及 His57 位于两个片层之间。在颗粒酶 H—底物复合体的结构中,我们发现首位底物特异性决定簇位于 Thr189、Gly216 及 Gly226 三个氨基酸组成的特异性口袋。Gly226 的存在使得口袋变宽,其所在碳主链形成强疏水的环境。底物 P1 位置的 Tyr 完美插入到此口袋中,与之形成疏水相互作用。Gly226Arg 突变的颗粒酶 H 失去糜酶活性,表明 Gly226 对底物的识别发挥重要作用。结构显示,颗粒酶 H 及其同源类似物中特有的位于 32 片层的 RKR 氨基酸序列 Arg39-LyS40-Arg41 有助于其识别底物的酸性 P 残基。我们在颗粒酶 H 的底物 La 蛋白中突变了 P3′和 P4′残基,该突变体完全破坏了颗粒酶 H 引起的水解作用,表明该序列在颗粒酶 H 对底物识别中具有重要作用。

依据颗粒酶 H 的结构信息,我们设计了针对其催化口袋的高效特异性四肽抑制剂 Ac-PTSY-CMK。该抑制剂能有效抑制颗粒酶 H 对合成底物以及生理底物的切割。在细胞杀伤实验中,我们发现此抑制剂既能抑制 LAK 细胞对 K562 细胞的杀伤,也能抑制 YTS 细胞对721.221 靶细胞的细胞毒作用。同时我们还检测了此抑制剂的特异性,发现此抑制剂只能抑制颗粒酶 H 的活性,对其他颗粒酶没有抑制作用。

进一步的研究表明,SerpinBl 是颗粒酶 H 的细胞内生理性抑制剂。SerpinBl 可以有效结合颗粒酶 H,形成 SDS 无法破坏的共价复合物,从而抑制颗粒酶 H 的活性。此过程依赖于SerpinBl 蛋白的 RCL 活性区段,RCL 内的 Phe343 是颗粒酶 H 的切割位点。分子动力学模拟的结果显示,SerpinBl 通过 Phe343 识别结合颗粒酶 H,被切割后迅速共价交联到颗粒酶 H 活性口袋处,同时 RCL 插入核心片层结构,形成新的 p 折叠,实现其对酶活的抑制作用。鉴于当NK 细胞受到活化时,从细胞毒性颗粒中释放的颗粒酶 H 可以对 NK 细胞本身造成伤害,我们推测,SerpinBl 的酶活抑制作用可以保护 NK 细胞免受杀伤,维持 NK 细胞的活化功能。免疫效应细胞内的其他生理性抑制剂尚有待于进一步发现鉴定。

第九节 颗粒酶 M

颗粒酶 M 是一种比较特殊的颗粒酶,它仅在 NK 细胞、NKT 细胞和 γδT 细胞中大量表

达。颗粒酶 M 具有特殊的结构,特异性地识别 Leu、Ile 和 Met 作为底物的 Pl 位点进行切割。我们发现颗粒酶 M 能够介导一种以水解 ICAD 释放 DNA 酶 CAD,引起 DNA 双链断裂为特征的细胞凋亡,并且这种凋亡是 caspase 活化依赖性的。我们进一步阐述了颗粒酶 M 导致 caspase 活化的机制。最近的研究还报道了颗粒酶 M 的其他底物及其在抗感染及抗肿瘤中的作用。

一、颗粒酶 M 表达谱及基因敲除

颗粒酶 M 在 1993 年由 Smyth 等人首先克隆,他们发现颗粒酶 M 位于人的第 19 号染色体上,不与其他颗粒酶相邻,而与一组中性粒细胞弹性蛋白酶基因簇紧密连锁。颗粒酶 M 与其他颗粒酶的同源性均不到 45%,主要体现出甲硫氨酸酶(metase)活性。颗粒酶 M 的这些特点都提示它在免疫细胞中可能发挥着特殊的作用。

颗粒酶 M 在 NK 细胞、NKT 细胞和 γδT 细胞中大量表达,在 CD4$^+$ 和 CD8$^+$ T 细胞中的含量很少,在中性粒细胞、单核细胞以及髓系单核细胞中均检测不到表达。在 NK 细胞系 KHYG-1 中,颗粒酶 M 高表达,而颗粒酶 A 和颗粒酶 B 低表达,这种细胞系存在着很强的杀伤活性,并且介导的是凋亡性的细胞死亡形式。最近研究发现,CD8$^+$ T 细胞中的颗粒酶 M 会随着 T 细胞的不同发育阶段而产生变化,在 CD27-CD45 RO-的 T 细胞亚群中颗粒酶 M 的含量最高,提示颗粒酶 M 可能在 T 细胞的不同发育阶段发挥着不同的作用。另一方面,颗粒酶 M 在 NR 细胞和 T 细胞中的表达并不随着 IL-2、IL-12 及 IL-15 等细胞因子的刺激而发生改变,表明颗粒酶 M 的表达调控可能与其他颗粒酶有所不同。在颗粒酶 M 的基因敲除小鼠中,NK 细胞和 T 细胞发育正常,其 NK 细胞的杀伤没有受到显著影响,但对 MCMV 病毒易感。这可能是由于分离的 NK 细胞中颗粒酶 B 或者其他颗粒酶含量较高,对于颗粒酶 M 的缺失起到了替代作用,从而使杀伤作用不受影响。

二、颗粒酶 M 介导的细胞死亡途径

Kelly 等人报道颗粒酶 M 引起的是一种新的细胞死亡类型,不依赖 caspase 活化,不切割 Bid,也不引起 DNA 的片断化和线粒体损伤。有实验室研究发现,颗粒酶 M 引起的是 caspase 依赖的细胞凋亡。颗粒酶 M 能够通过切割 ICAD 而释放 CAD,从而引起 DNA 的双链断裂,并且活化 caspase-3,同时能够切割 PARP 而阻止了细胞 DNA 修复。我们又发现颗粒酶 M 能够切割 TRAP-1,从而导致 ROS 升高,从而促进了线粒体的破坏和 Cyto C 的释放。TRAP-1 是能与 TNFR-1 相结合的蛋白,它也被称为 HSP75,是 HSP90 蛋白家族中的一员。TRAP-1 定位于线粒体上,能够拮抗 ROS 的产生。在颗粒酶 M 引起的凋亡通路中,TRAP-1 能被颗粒酶 M 切割,能够增强 Cyto C 的释放和 ROS 的产生,从而放大了凋亡通路。

三、颗粒酶 M 引起 caspase 级联活化的机制

有实验室发现颗粒酶 M 进入靶细胞后能够活化 caspase-3,并且颗粒酶 M 引起的细胞凋亡能被 caspase 的抑制剂 Z-VAD 所抑制,表明颗粒酶 M 引起的 caspase 活化在颗粒酶 M 的凋亡通路中发挥重要作用。当颗粒酶 M 进入靶细胞后,我们分别检测了 caspase-8、caspase-9 和 caspase-3 的切割情况,发现这三种 caspase 均被活化。我们发现在这些 caspase 的活化中,caspase-8 和 caspase-3 的活化早于 caspase-2 和 caspase-9,提示在颗粒酶 M 引起的 caspase 活

化通路中,可能存在着级联活化过程。无论在外源还是内源的凋亡通路中,caspase 的活化都是至关重要的部分,并且有着严谨的活化程序。Caspase 的种类很多,不同的 caspase 在细胞内执行着不同的功能。目前在人体中发现的 caspase 一共有 11 种,分别是 caspase-1～-10 和 caspase-14。这些 caspase 又被分为三类:①行使凋亡功能的起始者,caspase-2、casp ase-8、caspase-9、caspase-10 和 caspase-12;②行使凋亡功能的执行者,caspase-3、caspase-6 和 caspase-7;③行使促炎症功能的起始者,caspase-1、caspase-4 和 caspase-5。一般而言,凋亡信号被细胞感知以后,细胞内的某些蛋白会和起始的 procaspase 聚集形成复合体,例如 DISC 和 apoptosome 等。起始的 procaspase 会在这个复合体平台上被募集,形成同源二聚体,并且发生自身切割,从而具有了活性。活化后的起始 caspase 能够切割执行 caspase 使其活化,而这些执行 caspase 又能切割细胞内的上百种功能蛋白,使得细胞逐步走向凋亡。

颗粒酶 M 进入细胞以后能够导致多种 caspase 的活化,这种活化既不依赖 Bid 的切割,也不依赖于 CytoC 的释放。我们利用特异性的 caspase 抑制剂阻断颗粒酶 M 引起的 caspase 活化通路,发现当加入 caspase-8 的抑制剂 Z-IETD 以后,颗粒酶 M 引起的 caspase 活化被完全阻断了,同时细胞死亡也受到了明显的抑制。而加入其他 caspase 的抑制剂以后的抑制效果并不明显。在 caspase-8 低表达的 HeLa 细胞中,颗粒酶 M 引起的 caspase 活化得到了明显的抑制,而在 caspase-9 低表达的 HeLa 细胞中,各种 caspase 的活化并未受到抑制。另外,我们也利用了 caspase-8 缺失的 Jurkat 细胞作为颗粒酶 M 的靶细胞,在这种细胞中颗粒酶 M 引起的 caspase 活化通路完全被阻断了,同时细胞凋亡也受到了抑制。我们证明了在颗粒酶 M 介导的细胞凋亡过程中,caspase-8 是 caspase 级联活化通路的启动者。

在 caspase-8 的活化过程中,FADD 对于 DISC 复合物的形成和 caspase-8 的募集都发挥了非常重要的作用。FADD 是一种接头分子,它包括两个十分相似的区域,一个是位于 N 端的 DED 区域,能够与 caspase-8 等的 DED 区域结合并且募集 caspase-8 而使其活化;另一个是位于 C 端的 DD 区域,能够与 FAS/TNFR 等的 DD 区域结合。在很多的 caspase-8 活化通路中,FADD 都发挥着重要的作用。我们发现在 FADD 缺失的细胞中,颗粒酶 M 引起的 caspase-8 的活化和细胞的凋亡均受到了明显的抑制,而颗粒酶 B 引起的 caspase-8 的活化和细胞凋亡都未受到影响。颗粒酶 M 能够直接切割 FADD 重组蛋白和细胞裂解液中的 FADD,Met196 为颗粒酶 M 的切割位点。FADD 的切割产物 tFADD(truncated FADD)较全长 FADD 更容易与 caspase-8 结合。当颗粒酶 M 进入靶细胞以后,FADD 被切割形成 tFADD,并且迅速寡聚化,招募 procaspase-8 形成复合体,能够活化 caspase-8,介导 caspase 级联活化通路。

四、颗粒酶 M 的其他生理底物

颗粒酶 M 能够在 Leu138 后切割 Survivin,被切割后的 Survlvn 容易被泛素化降解,从而影响了 Survivin-XIAP 复合物的稳定性,使得 XIAP 更容易被降解。XIAP 是 IAP 家族中的一员,它能够与 caspase 结合,抑制 caspase 的活性。由于 Survivin 的切割导致 XIAP 更容易被降解,从而使被活化的 caspase-3、caspase-9 等的活性被释放,放大了颗粒酶 M 介导的 caspase 级联活化通路。

近来,Bovenschen 等人通过对肿瘤蛋白质组进行分析,发现颗粒酶 M 能够直接切割细胞

骨架蛋白 α-Tu-bulin 和 ezrln，从而破坏了靶细胞的骨架，使其走向死亡。Cullen 等人通过比对颗粒酶 M 与颗粒酶 B 的水解底物，发现颗粒酶 M 能够水解核仁磷酸蛋白 Nucleophosmin（NPM），NPM 具有促细胞存活的功能，它被颗粒酶 M 切割以后促进了靶细胞的死亡。

应用人类肿瘤细胞的蛋白质组学检测发现，细胞核 DNA 酶 topoisomeraseHalpha 也是颗粒酶 M 的生理性底物。颗粒酶 M 切割 Topolla 的 Leu 1280 位点，切割后的 Topolla 失去了功能性的入核信号。Topollcx 的基因敲除会导致肿瘤细胞停滞在 G2/M 期，表明该蛋白参与细胞周期的调控。

五、颗粒酶 M 的晶体结构及其抑制剂

为了阐述颗粒酶 M 的功能与结构的关系，我们表达了具有高度活性的颗粒酶 M，获取了颗粒酶 M 的晶体，并解析了其高分辨率的晶体结构。颗粒酶 M 与其他丝氨酸蛋白酶结构类似，由 4 个 α-螺旋和 13 个 β-转角组成的上下 2 个桶状结构域，中间凹槽含有酶的催化三联体 Asp86-His41-Ser182（triad）。N 端头 4 个氨基酸 IIGG 插入上面的结构域中，维持整个分子的稳定性。

颗粒酶作为丝氨酸蛋白酶，催化三联体 Asp86-His41-Ser182 中的 Ser182 是攻击底物的氨基酸残基，故均突变 Ser 为 Ala 获取不具酶活性的突变体。但多数突变 Ser 的颗粒酶突变体，还具有 5%～10% 的酶活性。我们将催化三联体 Asp86-His41-Ser182 中的三个氨基酸残基分别突变，得到各自的突变体，发现突变 Asp86 的突变体（D86N-颗粒酶 M）完全失去酶活性，因此，D86N-颗粒酶 M 是完全酶失活的突变体。在其他颗粒酶中，突变 Asp 残基，均产生不具酶活性的突变体。所以，突变 Asp 残基的酶突变体是作为酶失活的理想颗粒酶突变体。我们设计了 8 肽的合成底物（SSGKVPLS），通过对突变的 D86N-颗粒酶 M 与其合成底物（SS-GKVPLS）复合物及其颗粒酶 M 与反应产物（SSGKVPL）的晶体结构进行分析，解释了颗粒酶 M 底物特异性的结构基础。在此基础上，根据结构分析设计了其 4 肽抑制剂（Ac-KVPL-CMK），该抑制剂能特异阻断颗粒酶 M 的活性，对其他颗粒酶的活性没有影响。根据结构设计的有效抑制剂，可以为其他颗粒酶抑制剂的制备提供依据，抑制剂的获得为在动物体内特异性地阻断某些颗粒酶的活性进行功能研究提供了有力的工具。

六、颗粒酶 M 对病原体的清除作用

Anthony 等新近发现，在颗粒酶 M 缺失的小鼠中，由 LPS 刺激产生的炎症因子（例如 IL-1α、IL-1β、TNF 和 IFN-γ 等）被抑制，而由 LPS 引起的内毒素中毒的小鼠也有所减少。上述研究提示，颗粒酶 M 在 LPS-TLR4 通路下游可能发挥着重要的作用。有研究报道颗粒酶 M 缺失的小鼠更容易受到 MCMV 病毒的感染，表明颗粒酶 M 可能在抗病毒过程中发挥着重要作用。van Domselaar 等发现，颗粒酶 M 可以通过切割 HCMV 病毒外壳蛋白 pp71 从而抑制了病毒的复制。Baschuk 等人发现颗粒酶 M 调节 NK 细胞中 MIP-1α 产生。李斯特菌的感染实验证明，在颗粒酶 M 缺失的小鼠肝脏中 MIP-Iα 的分泌显著下降。IL-12 和 IL-15 的活化实验显示，颗粒酶 M 是 MIP-1α 大量分泌的必要条件。证实了颗粒酶 M 在天然免疫中也具有重要的调节作用，它可以参与趋化因子的调节网络，在诱导免疫反应和病原体控制中具有重要作用。这些研究发现使人们对于颗粒酶 M 的清除病原体机制有了深入的认识。

七、颗粒酶识别底物特异性的结构基础

迄今为止,所有 5 种人颗粒酶的晶体结构均已得到解析,其底物特异性都得到良好的阐释。我们实验室解析了颗粒酶 M 和颗粒酶 H 的晶体结构,在此对所有颗粒酶识别其底物特异性的结构基础进行概述。

类似于经典的催化型丝氨酸蛋白酶,颗粒酶的整体结构包含两个由 β 片层形成的桶状结构。从结构上都可以分为酶原激活、催化、底物结合等几个结构域。这三个部分并非完全分开,而是有着精密复杂的连接关系。各颗粒酶在催化和酶原激活部分的结构几近相似,但在底物结合区域却大相径庭,由此产生不同的底物识别特异性。

颗粒酶均以非活性酶原形式合成,带有 N 端冗余氨基酸。酶原被裂解后产生的 N 端首位氨基酸 Ile16 插入催化口袋,与 Asp194 形成盐桥,产生构象变化以稳定催化中心。由此形成底物结合口袋和由 Gly193 及 Ser195 的碳主链肽键形成的氧阴离子洞。氧阴离子洞形成的正电口袋激活肽段的羰基,将稳定催化过程中产生的带负电的四邻体结构。目前仅解析了酶原形式的颗粒酶 K 的晶体结构。此结构中颗粒酶 K 的 N 端冗余肽段游离于溶剂区,并未插入催化口袋。所以,颗粒酶 K 结构内没有形成 Ile16-Asp194 盐桥结构,其催化三联体、底物结合口袋均未完全形成。而其他颗粒酶的结构中均带有 N 端插入的片段及业已形成的催化中心和结合位点。

颗粒酶的催化中心由位于两个桶状结构之间的三联体(triad)催化位点(HiS57、Asp102 和 Ser195)构成,三联体是一个巨大的氢键连接系统。当没有底物结合时,His57 的 N81-H 原子与 Asp102-081 原子形成氢键,Ser195 的羟基与 His57 的 N82-H 原子相互作用。Ser195-His57 之间的氢键在 His 被质子化后丢失。当底物与酶结合后,Ser195 攻击底物的羰基,His57 作为一个碱,产生一个四邻体中间结构。D102 通过氢键稳定 His57-H+。氧阴离子洞上的 NH 稳定四邻体。His57-H+作为酸,产生乙酰酶中间物。随后发生去乙酰化过程:水分子攻击乙酰酶,产生第二个四邻体,四邻体分解,产生羧基和 Ser195.完成整个酶解反应。

底物结合区域跨越整个催化中心。通常把底物上被攻击的肽键称为剪切键(sclssile bond)。剪切键 C 端的氨基酸被称作 P',往 C 端依次命名为 Pl'、P2'、……Pn';与之结合的蛋白酶上的位点依次被称作 S1'、S2'、……Sn'。剪切键 N 端的氨基酸被称作 P,往 N 端依次命名为 Pl(酶切位点)、P2、……Pn;与之结合的蛋白酶上的位点依次被称作 Sl、S2、……Sn。Sl 位点是主要的底物决定区。Sl 通常由 189-192,214-216,224-228 处的氨基酸残基组成。其中,189、216、226 位的氨基酸决定底物特异性,称作特异性三联体(specificity triad)各颗粒酶的特异性三联体及 P1 偏好性如表 8-1 所示。

颗粒酶 M 的特异性三联体由 Ala^{189}、Ser^{216} 及 Pro^{226} 组成,形成的口袋狭长窄小,故偏好性识别 Leu、Nle 及 Met 这样的小的脂肪族氨基酸。有实验室解析了单独的颗粒酶 M 及颗粒酶 M 与底物、抑制剂复合体的系列晶体结构。发现 Phe200 对于 Sl 口袋的开关有调控作用。当没有底物结合时,Phe200 位于 S1 口袋正上方,关闭 Sl 口袋;底物结合时,Phe200 发生剧烈位置漂移,暴露 Sl 口袋。有实验室近期鉴定了颗粒酶 M 的新底物,包括 Survivin、FADD 等均符合颗粒酶 M 识别底物的结构特征。

如前所述,颗粒酶 H 的 Thr189、Gly216 及 Gly226 形成疏水的口袋,可识别 Tyr 及 Phe

这样的大的芳香族氨基酸。

表 8-1 人 5 种颗粒酶的底物特异性三联体及切割位点特异性

颗粒酶	特异性三联体组成	底物特异性
颗粒酶 M	ASP	Leu>Nle>Met
颗粒酶 H	TGG	Tyr>Phe>Met
颗粒酶 B	TGR	Asp>Glu
颗粒酶 A	DGG	Arg>Lys
颗粒酶 K	DGG	Lys>Arg

颗粒酶 B 与颗粒酶 H 的整体结构极为相似,但特异性三联体处的 Arg226 决定其完全不同于颗粒酶 H 的底物特异性。Arg226 使颗粒酶 B 的 Sl 口袋具有极强的碱性,故颗粒酶 B 只能识别 Pl 位置是酸性氨基酸(Asp 或者 Glu)的底物。

颗粒酶 A 是唯一一个可通过二硫键形成同源二聚体的颗粒酶。颗粒酶 A 的特异性三联体由 Asp189、Gly216 及 Gly226 组成。Asp189 赋予了 Sl 口袋极强的正电性,故颗粒酶 A 识别负电的氨基酸如 Lys 和 Arg。

颗粒酶 K 结构为酶原形式结构。尽管它具备类似于颗粒酶 A 的 Asp189、Gly216 及 Gly226 结构,但在晶体结构中我们看到此结构并没有完全形成三联体。Asp189 并未伸向 Sl 口袋内侧,而是朝向了溶剂区。研究推测当颗粒酶 K 酶原被激活后,此处会发生构象变化以保证底物的有效结合和酶切。我们鉴定的底物及肽库筛选技术验证了颗粒酶 K 与颗粒酶 A 具有相似的底物切割位点特异性,均可识别 Pl 位置的 Lys 和 Arg。

酶-底物相互作用并不仅仅局限于 Sl 位置,至少还包含多肽结合位点和额外结合口袋。例如在颗粒酶 H 的结构中,S的氨基酸对底物结合与选择也有巨大的作用。应该说,是整个酶与底物的结合凹槽性质决定了酶对底物的选择性与特异性。正是由于颗粒酶结构的保守性和异同性,保证了机体对各种抗原物质的识别能力和清除能力,维持了机体的有效平衡和健康发展。

第十节 结语

免疫系统是机体抵御病原体入侵最重要的防卫系统,是在长期的进化过程中形成的精细调控系统。NK 细胞和 CTL 细胞是固有和适应性免疫最主要的两类效应细胞,是机体抗病毒及细菌感染、抗肿瘤和器官移植排斥中发挥作用的主要免疫效应细胞。对人类遗传疾病及其相应的小鼠动物模型的研究表明,细胞毒性颗粒介导的靶细胞凋亡是机体抗病毒感染和抗肿瘤的主要途径。在这一通路中,穿孔素可能主要是辅助颗粒酶进入靶细胞的胞浆内,颗粒酶等毒性蛋白通过作用于其特异性的底物,介导靶细胞的杀伤。新近对穿孔素的结构解析,进一步揭示了其协助颗粒酶进入靶细胞的结构基础。近年来对不同的颗粒酶的多种促凋亡通路进行了研究,发现颗粒酶可以激活多种不同的细胞凋亡信号通路,以诱导靶细胞的死亡。免疫系统需要抵抗不同的感染以及多种多样转化的肿瘤细胞,而这些病理过程往往又伴随着免疫逃逸和凋亡抵抗。多种颗粒酶的存在可以为机体在抗病毒、抗肿瘤过程中提供更多的选择。近年来,颗粒酶与炎症的关系引起了研究者的广泛关注,发现颗粒酶参与炎症的病理过程。然而,颗粒酶究竟具体通过何种机制促进了炎症的发生,人们却知之甚少。目前的研究更多的还仅仅局限在体外,颗粒酶究竟在体内发挥了多大的作用,还有待深入探究。某些颗粒酶在一些情况下是可以发挥协同作用来应对机体的某些病理过程的。逆转录病毒在感染机体后会通过自身的某种蛋白来抑制颗粒酶 B 的活性,而颗粒酶 H 则可以水解这种抑制剂从而释放了颗粒酶 B 的活性,以迅速清除病毒感染的细胞。但在生理情况下,免疫效应细胞是如何识别其靶细胞,紧密的免疫突触是如何形成的,颗粒酶如何进入靶细胞以及在靶细胞内哪些颗粒酶首先发挥作用,颗粒酶是否具有病原体特异性清除作用,系统全面的分析颗粒酶的底物谱,设计有效的特异性抑制剂,以及颗粒酶与疾病的发病关系等,这些问题都是该领域亟待进一步研究的课题。

第九章 细胞叠套结构研究进展

第一节 前言

一、细胞叠套结构的定义

细胞叠套结构(cell-in-cell structure)指一个或多个细胞主动"钻入"另一个细胞,形成细胞套细胞的结构,并产生生物效应的过程。根据细胞叠套结构的特点可以将其分为同质细胞叠套结构(homotypic cell-in-cell structure)和异质细胞叠套结构(heterotyplc cell-in-cell structure)两类,前者最常见于肿瘤细胞间的"互钻",后者可发生于各类不同细胞间,但最常见的是免疫细胞"钻入"肿瘤或其他组织细胞。细胞叠套结构形成后内外细胞的命运是多元化的,但最常见的是入侵细胞(effector cell)在其靶细胞(target cell)中死亡。其实,细胞叠套结构早在100多年前就已被描述过,但一直处于零星报道和现象表述状态,并由于缺乏有效的研究模型和手段,对其形成规律和机制,特别是其生物学意义所知甚少,长期处于被忽略的状态。直到21世纪,这一现象又重受重视,成为一个生命科学的研究新热点,并越来越受到生物学家和医学专家的关注。在短短不到10年的时间中,已有3种细胞叠套结构中的细胞内死亡被确定(cannibalism,entosis,emperitosis),并且与肿瘤的发生和转归密切相连,足以显示目前对此现象的关注的程度。与早年被发现,后期才成为热点的其他一些重要生物学现象,如apoptosis,autophage 不同的是,这些重要的生物现象都是先在低等动物,如线虫中发现,再逐步扩展至人体,并逐步与疾病的过程关联起来,而细胞叠套结构是先在人体中普遍观察到以后,最近才转向至低等生物中,力图进一步揭示其在生物进化中的地位和作用,从而也必将推进对这一现象的研究进入新的高潮。

早在20世纪80年代初,我国学者王小宁在李文简教授指导下,利用十分简陋的科研条件,独立观察到免疫细胞与肿瘤相互作用过程中细胞叠套结构的形成和命运,率先揭示了免疫细胞在肿瘤细胞内死亡的现象和特征,并提出了"肿瘤反杀免疫细胞,实现免疫逃逸"的学术观点。这些发现和观点在淹没了近30年后又重被挖掘,并得到国际同行和社会的认可。2007年,哈佛大学 Brugge 实验室的 Overholtzer 博士等利用现代化的动态显微技术,对乳腺上皮来源的细胞间形成的同质细胞叠套结构进行了详尽的研究,发现入侵细胞在其靶细胞中的主要命运是胞内死亡,且不依赖于经典的凋亡信号通路的激活,因此,将其定义为一种新的非凋亡的细胞死亡方式,命名为 entosis,文章发表在2007年的《Cell》杂志上,再次掀起了对于细胞叠套结构的研究热潮。鉴于其独特的细胞死亡方式和机制,最近,Entosis 已被国际细胞死亡命名委员会(the Nomenclature Committee on Cell Death,NCCD)列为第13种细胞死亡模式。王小宁团队在对30年前的发现重新确认的基础上,解析了杀伤细胞在肿瘤细胞内死亡的机制,并独立命名为emperitosis,是一种与entosis不同的、新的细胞胞内死亡模式,具有重要的生物学意义,因此被认为"可视为第14种细胞死亡模式",确立了我国科学家在国际该领域研究中所占有的重要一席。经过几年艰苦的努力,我国已逐步形成了多个研究细胞叠套结构的团队和研究平台,借助本研究进展系列丛书之平台撰文介绍细胞叠套结构研究进展的一个目的,就是希望有更多的优势实验室、拔尖科学家,特别是青年学者能够加入到这一研究行列中,保持我国在该研究领域中的地位,并做出更大的举世瞩目的成就。

二、细胞叠套结构的分类

近年来,随着研究的逐渐深入,细胞叠套结构现象在多个物种、不同的系统中被发现和报道,包括低等生物的阿米巴原虫,到后生生物的秀丽线虫以及哺乳动物细胞等,其中以哺乳动物系统中的研究报道最多,目前已有至少10个不同细胞叠套结构研究系统见诸报道。根据形成细胞叠套结构的细胞种类不同,可以分为同质(homotypic)细胞间结构,如entosis,细胞叠套结构结构形成于来源相同的肿瘤或上皮细胞之间;和异质(heterotypic)细胞间结构,多见于免疫细胞与其他组织细胞相互作用中,如emperitosis。根据靶细胞(target cell)是否有肿瘤细胞参与可以分为肿瘤靶细胞(tumor cell target)和非肿瘤靶细胞(non-tumor cell target),如胸腺上皮哺育细胞(thymic nurse cell,TNC)内化发育中的T细胞形成细胞叠套结构。根据胞内细胞的主要死亡方式可以分为凋亡通路依赖的(apoptotic death)和凋亡通路非依赖的(non-apoptotic)细胞内死亡,前者如emperitosis等,后者如entosis、cannibalism、sucidal emperipolesis等。有趣的是,不同的瘤细胞也可以互钻,血液系统的白血病细胞更容易钻入各类实体瘤,但很少被其他实体瘤钻入。有些条件下,细胞钻入呈现明显的方向性,即A可以被B或C钻,甚至被B和C同时钻入,但不发生A钻入B或C的现象。同质细胞叠套结构中还可以看到钻入细胞又被另一个细胞序贯钻入,形成真正的叠套结构。

三、细胞叠套结构的命名

由于不同研究中细胞叠套结构具有不同的特性,为了与其他系统中的细胞叠套结构有所区分,研究者们使用不同的名词来定义所研究的细胞叠套现象,有些名词描述特定系统中的细胞叠套现象,而有些名词具有较宽泛的含义,可以涵盖多个系统中细胞叠套现象。如entosis倾向于描述上皮来源的细胞间形成的细胞叠套现象,其介导的细胞死亡方式以非凋亡的细胞内死亡为主;emperitosis用于描述免疫杀伤细胞(如NK细胞、T细胞等)进入肿瘤细胞形成细胞叠套结构,并在其中以凋亡为主的方式死亡;而cellcannibalism尽管主要用于描述肿瘤细胞中发现的细胞叠套现象,但由于其字面意思是"细胞吃细胞",因此被较广泛用于各个系统中细胞叠套现象的描述。与此同时,不同名词所描述的现象之间也有很多交叉的相似特性,如homotypic cell cannibalism与entosis都是用于描述肿瘤细胞间形成的细胞叠套结构,但是两者形成的分子机制又不尽相同;phagoptosis和homotyplc cell cannibalism过程中,外侧的靶细胞似乎发挥着主导作用;而entosis和emperitosis过程中,被内化的细胞似乎发挥着主导作用。此外,有些研究尽管没有特定的命名,也很难归纳入已有的命名中,但所研究的现象是典型的细胞叠套现象,如胸腺上皮哺育细胞(thymicnurse cell,TNC)与T细胞形成细胞叠套结构,以及肿瘤细胞与间充质干细胞之间形成的细胞叠套结构等。

四、细胞叠套结构命名翻译推荐

细胞叠套结构在历史上有过不同的表述，emperioplesis canniballism、bird's eye cell 等，我们认为 Overho-ltzer 在 2007 年 *Cell* 杂志发表的论文中采用的 cell-in-cell structure 一词比较形象地表述和概括了这一现象，所以之后的学者大多用这一名词表述这一现象，但用 entosis、emperitosis 等专有名词表述特定的 cell-in-cell 机制。为了规范名词，我们尝试将 cell-in-cell structure 的中文翻译成为细胞叠套结构，体现出一个细胞套在另一个细胞之外的特殊形态特征，并在此基础上对应于特殊的细胞叠套结构的生物现象，在此推荐给研究者们参考。

第二节　细胞叠套结构的命运及机制

一、细胞叠套结构内化细胞的命运

由于在细胞叠套结构形成过程中，被内化的细胞是活细胞，因此细胞叠套结构形成以后很重要的一个科学问题是被内化细胞的生物学转归问题。使用活细胞动态追踪技术（time lapse）可以研究内化细胞和靶细胞的命运。无论是同质还是异质细胞叠套结构中的内化细胞的命运都表现为多样化。主要表现出四种不同的命运转归：①细胞内细胞分裂；②细胞逸出；③细胞内细胞死亡；④长时间的滞留。两类细胞叠套结构中，内化细胞死亡是最主要的命运，其比例可以高达到 80% 以上。但死亡的方式和机制差别很大，也成为近年研究的热点。由于技术上的限制，除死亡外，对于钻入细胞的其他行为和命运还很难研究，所以在此重点介绍细胞叠套结构的细胞胞内死亡现象（cell-in-cell death）。

（一）Entosis

2007 年，哈佛大学 Joan Brugge 教授实验室在 *Cell* 杂志上发表文章，报道了体外培养的 MCF10A 细胞和 MCF7 肿瘤细胞在悬浮培养的条件下能够自发形成细胞叠套结构，而且不仅能够形成一对一的结构，多个细胞可以进入同一个靶细胞形成多对一的结构，或者形成更为复杂的结构。与经典的细胞吞噬过程（phagocytosis）不同的是，细胞被卷入相邻细胞时以及被卷入以后一段时间仍然以活细胞状态存在，有些被卷入的细胞（internalized inner cell）可以在靶细胞内部进行细胞分裂，甚至最终能够从靶细胞中再被释放出来，并仍具有正常的增殖分裂的活性。入侵细胞似乎是主动钻入相邻的细胞，而不是被动地被吞入，因此将该过程命名为"entosis"，取自希腊语"entos"，即"在里面"或"进入"的意思。

在 entosis 过程中，触发细胞叠套结构形成的始动因素是被内化的细胞需要脱离细胞外基质，然后完成后续步骤。对该过程进一步的研究显示，两个关键因素对于 entosis 后续过程中细胞叠套结构的形成是必需的：①由 Cadherin（E-and/or P-cadherin）介导的细胞间黏附连接（adhering junction）。免疫荧光染色显示 cad-herin 以及其胞内结合蛋白 β-catenin 位于两个细胞交界处，且在黏附连接形成的前端可以形成一个独特的环状结构，引领细胞叠套结构的形成；使用 Ca^{2+}，Mg^{2+} 离子螯合剂 EDTA 或 EGTA，以及 cadherin 的封闭性抗体均可以有效阻断细胞叠套结构的形成；而介导凋亡细胞吞噬的磷脂酰丝氨酸（phosphatidylserine，PS）并不参与此过程，因为，在细胞叠套结构形成的过程中，PS 结合蛋白 Annexin V 不能够标记相互作用细胞的边界,而且使用 PS 脂质体不能够阻断细胞叠套结构的形成。②RhoA-ROCK 信号通路调节的肌动球蛋白(acto-myosin)的收缩。该因素提供了被卷入细胞进入相邻细胞的驱动力,用该通路的抑制剂(C3,Y-27632,bleb-bistatin,latrunculin)均能够有效地抑制"细胞叠套"结构的形成。有趣的是,当用 siRNA 在细胞中同时敲除 ROCK1 和 ROCK2 后,细胞丧失了进入相邻细胞的能力,因此,这个过程中入侵细胞被认为是主动钻入而不是被动吞入,具有与经典的吞噬过程完全不同的特性,从而被认为是一个全新的生物学过程。与此相一致,我们在实验中发现,在钻入的过程中,细胞表面可以观察到典型的 bleb 结构,提示细胞具有较高的 Rho-ROCK 活性。

Florey 等在这个基础上对细胞死亡的机制进行了进一步的研究,发现在被内化的细胞死亡之前,宿主细胞自噬(autophagy)通路的标志性分子 LC3 能够短暂募集到包裹内化细胞的细胞膜(吞噬膜)上,随后宿主细胞的溶酶体与吞噬膜融合,释放溶酶体酶,继而内化的细胞发生死亡。使用 RNAi 方法敲低宿主细胞的自噬信号分子(ATG5、ATG7)或者用 3-MA 抑制自噬通路的激酶 VPS34 都能够显著抑制被卷入细胞死亡的比例,同时增加其从宿主细胞中释放出来的比例 Florey 等在这个基础上对细胞死亡的机制进行了进一步的研究,发现在被内化的细胞死亡之前,宿主细胞自噬(autophagy)通路的标志性分子 LC3 能够短暂地募集到包裹内化细胞的细胞膜(吞噬膜)上,随后宿主细胞的溶酶体与吞噬膜融合,释放溶酶体酶,继而内化的细胞发生死亡。使用 RNAi 方法敲低宿主细胞的自噬信号分子(ATG5、ATG7)或者用 3-MA 抑制自噬通路的激酶 VPS34 都能够显著抑制被卷入细胞死亡的比例,同时增加其从宿主细胞中释放出来的比例。但受 mTOR 调节的经典自噬通路的上游信号复合物 ULK1-ATG13-FIP200 似乎不参与这个过程,因为使用 RNAi 方法在宿主细胞中敲低这些分子并不影响内化细胞的死亡过程。有趣的是类似的溶酶体修饰似乎是多种细胞(上皮细胞、吞噬细胞等)消化内化的外源物质(胞饮物质、凋亡细胞、细菌等病原体等)的通用机制,在生物体的发育过程中发挥作用。

Entosis 文章发表后,其他实验室也对细胞套叠结构形成的调节机制进行了探讨,报道了其他一些参与调节细胞叠套结构形成的分子,但是大部分工作相对较初步,也体现出细胞叠套结构形成机制的多元化特征,需要更多的研究加以佐证。

Simeng 等报道了雄激素受体(androgen receptor,AR)信号通路的激活可以增强前列腺癌细胞系 LNCAP 和 C4-2 中细胞叠套结构的形成,可能的机制是通过 PI3 K-RAC1/CDC42-RhoA 通路上调 ROCK1 和 ROCK2 的表达,该发现可能会对前列腺癌的临床治疗有指导意义。但是 AR 信号通路可能不是前列腺癌细胞中细胞套叠形成所必需的因素,因为敲低 AR 后发细胞叠套结构的形成能力仅受到轻微影响。

Maria 等在研究 C/EBP-beta 的一个剪切拼接体 LIP(liver enriched inhibitory protein)的过程中发现,在人乳腺癌细胞系 MDA-MB-468 中过表达 LIP 能够在贴壁培养状态下诱导细胞叠套结构的产生,其 3 天时间点的形成率高达 30% 左右,而且 LIP 表达的细胞总是处于外侧,该过程能够被 ROCK 抑制剂 Y-27632 部分抑制,提示这种肿瘤细胞间的细胞叠套结构形成可能是 entosis 过程。然而有趣的是 Overholtzer 等在研究中发现 MDA-MB-468 细胞并不能够通过 entosis 形成细胞叠套结构,而我们近期的研究结果与 Overholtzer 的结果是一致的。

细胞悬浮 6～12h 后仅有极个别的细胞能够形成细胞叠套结构,而 western blot 显示该细胞不表达黏附连接的关键分子 I3-catenin(未发表数据)。因此,我们推测一种可能是 Maria 等使用的 MDA-MB-468 表达 p-catenln,具有完整的黏附连接结构,或者这种细胞叠套形成的机制与 entosis 完全不同,正像 Maria 等推测的那样,表达 LIP 的细胞是主动吞噬与之相邻近的细胞,而不是相邻细胞主动钻入 LIP 表达的细胞。与此一致,高浓度的 Y-27632(40μmol/L)仅能够部分抑制细胞叠套结构的形成,关于 LIP 诱导细胞叠套结构的具体机制,以及这种作用的普遍性等问题需要在不同肿瘤细胞中进行进一步的研究。

Marj oleine 等在体外培养人小细胞肺癌(small cell ca-cinoma of the lung,SCCL)细胞系的过程发现,一些 SCCL 细胞系能够形成典型的细胞叠套结构,用带有 H3 的胸腺嘧啶可以标记内部的细胞,证明这些细胞是活细胞,而有意思的是血清似乎可以诱导这种肿瘤细胞间形成的细胞叠套结构。使用无血清培养基连续培养 1 个月,细胞不再形成细胞叠套结构,而当把这些细胞重新使用带血清培养基培养,细胞又会重新形成典型的细胞叠套结构,因此,作者推测血清中存在着某种诱导细胞叠套结构形成的因子,或许可以用来抑制肿瘤生长。

此外,Lai 等报道金属硫蛋白-2A(Metallothionein-2A,MT-2A)能够抑制贴壁状态下 MCF7 细胞中细胞叠套结构的形成,但是文章不能排除 MT-2A 对细胞贴壁的影响,而且对细胞叠套的评估和定量方法有待商榷,因此,对于 MT-2A 是否通过影响 entosis 的核心信号通路进而影响细胞叠套结构的形成还需要进一步的研究加以确认。

最近 Xia 等发现,调节细胞有丝分裂的微管结合蛋白 TIP150 与 MCAK 相互作用调节 MCF7 细胞中细胞叠套结构的形成,敲低 TIP150 或者 MCAK 基因都能够抑制细胞叠套结构的形成,其机制可能是通过影响微管细胞骨架调节细胞结构的可塑性。而调节细胞周期的蛋白激酶 Aurora A 可以通过磷酸化 MCAK 干扰其与 TIP150 的相互作用,进而影响微管细胞骨架调节 entosis 过程中叠套结构的形成。

较为完整的一个研究来自美国佐治亚医学研究院 Quansheng Du 的实验室,他们在研究 MDCK 细胞上皮极性形成的过程中发现,过表达极性蛋白分子 Lgl 1/2 分子,或者敲低 Par3 分子可以诱导贴壁培养的细胞形成细胞叠套结构,其可能的机制是 II 类肌球蛋白(myosin II)被诱导激活,致使成对细胞间连接建立的过程中两个细胞受力不平衡,从而导致一个细胞钻入另外一个细胞中,而 Lgl 1/2 过表达细胞由于具有更高的 pMLC 活性,因此,更容易被内化成为内侧细胞(inner cell),使用 Rho、ROCK 以及肌球蛋白的抑制剂可以有效阻断细胞叠套的形成,这与 entosis 的形成机制完全吻合。有趣的是,Lgl 1/2 和 Par3 可能是通过竞争性的结合 Pa16/aPKC 复合物来实现对 pMLC 活性的调节的,而实际上过表达 Lgl 1/2 可以显著减少 Par3 与 Par6/aPKC 复合物的结合,如果在过表达 Lgl 1/2 的细胞中同时敲低 Par3,则可以有效地抑制细胞叠套的形成,反之亦然;在这个工作中,研究者通过免疫染色检测了对照与修饰后的细胞与细胞外基质的黏附能力,发现两者与细胞外基质形成的连接没有显著差异,因而提出 entosis 不一定要在脱离细胞外基质的条件下才能发生的观点,这是对最初 Overholtzer 等提出的模型的一个补充,两者其实在本质上没有区别,都考虑的是细胞间的净黏附力(两个细胞间内向力的差值)与细胞-细胞外基质间的黏附力之间的平衡。只有当细胞间的净黏附力足以克服细胞-细胞外基质间的黏附力时细胞叠套结构才能够形成,而细胞脱离细胞外基质则是一种极端情况,即细胞—细胞外基质间的黏附力为零,但这个值不是零时,只要细胞间的净黏附力足够大仍然可以起始细胞叠套结构的形成。

（二）Emperitosis

免疫细胞进入其他细胞的现象是细胞叠套结构的代表性现象,发现的时间最长,曾被命名为 emperipolesis,取自希腊语,其中"em"为"进入""在里面"的意思,"peri"为"四周"的意思,"polemai"是"游荡"的意思,综合起来就是"进入细胞后在里面四处游荡",有翻译为"伸入运动",或"细胞进出运动",也有翻译为"共生现象"等。肿瘤细胞是 emperipolesis 的一个重要靶细胞,各种肿瘤细胞似乎都能内化免疫细胞,如黑色素瘤、胃癌、唾液腺导管癌、乳腺癌、肝癌等肿瘤细胞;同样多种免疫细胞均能够进入肿瘤细胞,如中性粒细胞、NK 细胞、T 淋巴细胞、LAK 细胞、B 细胞等,其中以中性粒细胞的报道居多。这种复杂的关系增加了对其进行深入研究的难度。免疫细胞与肿瘤或其他组织细胞形成的细胞叠套结构的意义和机制由于受到研究体系的限制,长期处于描述和零星报道状态,一直到 21 世纪,由于技术的发展和细胞体系,特别是活化淋巴细胞制备上的突破,这一研究有了快速的进展,并取得了显著的成果。

20 世纪 80 年代初,王小宁在李文简的指导下,利用电吹风和继电器作为恒温热源,木质无菌操作箱作为保温箱建了一个土制"细胞工作站"。利用间隙拍照的方式,在概率极低的情况下,通过大量观察记录了小鼠淋巴细胞钻入瘤细胞,并由内部杀伤瘤细胞的过程,提出了杀伤细胞内部杀伤靶细胞的观点。更为重要的是,通过设计的活细胞培养和苯胺黑染色死细胞技术和透射电镜技术发现,70% 的入侵淋巴细胞的命运是在瘤细胞内自身死亡降解,并具有典型的凋亡特征（那时凋亡在医学和免疫学尚未被普遍采用）,这些观察与当时认为钻入的淋巴细胞都是"活"的观点不相一致,但他还是根据这些观察率先提出了肿瘤可以反杀免疫细胞,是其免疫逃逸的一个可能机制。这些发现和结果局限于国内杂志的发表,并没有获得更多的关注,长期处于"沉默"状态。类似的观察和研究直到 2006 年才陆续有报道。Entosis 的报道,引起学者的关注,并在与 entosis 比较的过程中,王小宁等的早年结果才得以被国际同行所认识,并迅速得到高度认可。

2005 年,王小宁与姚雪彪又再次利用人肿瘤细胞和 NK 细胞系对 30 年前的观察做了再次研究,结果证实了 30 年前的发现,即 NK 细胞可以高比例钻入瘤细胞中,主要的命运是在靶细胞内死亡。而且,又发现这种胞内死亡是典型的 caspase3 依赖的凋亡,是一种与同期发现的 entosis 和 cannibalism 完全不同的新的细胞内死亡现象。与 entosis 相似,EGTA 处理能够完全阻断 NK 细胞进入肿瘤细胞,而使用 siRNA 在肿瘤细胞中敲低黏附连接分子 E-cadherin 的表达能够显著抑制 NK 细胞与肿瘤细胞间连接的形成以及随后细胞叠套结构的形成。而在肿瘤细胞中敲低细胞骨架的调控分子 eznn 也可以显著抑制 NK 细胞与肿瘤细胞间细胞叠套结构的形成,但是与 E-cadherin 不同的是,ezrln 的敲低并不影响细胞间连接的形成,可能是影响了随后细胞骨架的重构过程,或者像转移黑色素瘤细胞中一样影响了细胞内 pH 值分布梯度,进而影响了细胞叠套结构的形成。由于 ezrm 的功能受到磷酸化的调节,进一步检测了调节 ezrin 磷酸化的 cAMP 依赖的蛋白激酶 A 对这个过程的影响,发现使用 dbcAMP 或 IBMX 处理细胞,提高细胞内 cAMP 的水平可以促进 NK 细胞的内化,而使用 PKA 的抑制剂 H89 可以抑制这种促进作用,提示 cAMP-PKA-Ezrin 信号轴在 NK 细胞进入肿瘤细胞的过程中发挥重要作用。

关于 NK 细胞与肿瘤细胞形成细胞叠套结构研究的另一个重要进展是内化细胞的死亡方式和死亡机制的解析。最初的观察显示内化的 NK 细胞逐渐发生了变性,继而被清除,但对死亡的性质和调控并不清楚。利用现代化的研究技术,王小宁团队对这个问题进行了深入的解析。首先发现大部分死亡的细胞(NK92 细胞)是激活型 caspase3 阳性的,并且能够被 caspase 抑制剂 Z-VAD-FMK 抑制,提示凋亡是内化 NK 细胞死亡的主要方式,而且这种死亡方式似乎比 entosis 迅速、高效。在 entosis 中细胞内化 20h 后,仅有约 50% 的细胞发生了死亡,而 NK 细胞内化后 4 个 h 死亡就已出现,24h 已有超过 95% 的细胞发生了死亡,这一比例在 48h 后增加到 98% 以上,且其中超过 90% 的细胞是激活型 caspase3 阳性的。研究团队初始的观点认为,caspase 通路依赖的细胞胞内死亡可能是区别免疫细胞介导的异质性细胞叠套结构的特征,并区别于同质肿瘤细胞叠套结构的非凋亡性胞内死亡,entosis。但当扩大细胞谱系时发现,免疫细胞有两种完全不同的死亡方式,一种是激活型 caspase3 阳性的凋亡,以 NK92 细胞为代表,包括各种有杀伤活性的免疫细胞,如 CD4⁺T 细胞、CD8⁺T 细胞、CD56⁺NK 细胞以及体外诱导产生的 CIK 和 LAK 细胞;而另一种是激活型 caspase3 阴性的方式,与 entosis 过程中的细胞死亡在形态和分子特征上基本一致,以白血病细胞系 CCRF 细胞为代表,还包括 RAJI、原代分离培养的 CD19＋B 细胞和 CD14⁺ 单核细胞等。两种细胞胞内死亡与靶细胞的种类没有相关性,提示免疫细胞入侵肿瘤细胞后存在两种不同的死亡模式,可能具有不同的生物学意义。对比研究发现,在细胞入侵的早期无论是杀伤细胞抑或非杀伤细胞,其分子响应和形态变化都是一致的,即内化并被靶细胞膜包绕的免疫细胞都出现"缺氧"导致的线粒体损伤,表现为线粒体肿胀,与 30 年前的观察极为相像,线粒体损伤启动细胞色素 C 依赖的细胞凋亡过程,表现为细胞色素 C 升高。此时,如同 entosis 表述的机制相同,内化细胞启动自噬机制自救的结果引发了靶细胞对内化细胞的"异噬",从而出现了溶酶体介导的细胞死亡。此时用刀豆球朊霉素 A(concanamycin A)抑制溶酶体功能,内化的免疫细胞也可以转为细胞色素 C 通路介导的凋亡,呈现出 caspase 阳性反应。相反,任何自噬通路抑制剂都不能阻挡杀伤细胞胞内的凋亡过程。利用基因敲除小鼠等工具,王小宁团队证实杀伤细胞在瘤细胞内的迅速凋亡是由于其自身分泌的颗粒酶 B 回吞导致的自杀造成的。过程是杀伤细胞内推靶细胞膜进入瘤细胞后,仍然可以分泌颗粒酶,并从内部杀伤靶细胞,与其 30 年前的观察是一致的。但可能由于瘤细胞包绕内化杀伤细胞的细胞膜构成的囊泡迅速扩张,致使杀伤细胞分泌的活化的颗粒酶不能进入靶细胞,反而被杀伤细胞回吞,导致其 caspase 通路活化,从而产生凋亡。由于这个过程迅速而凶猛,从而掩盖了早期因为"饥饿"启动的线粒体损伤和自噬机制,最终表现为快速的凋亡特征。瘤细胞对两类不同入侵免疫细胞的反应及其结果提示,肿瘤细胞具有"天生"的识别不同危险信号的功能,对于非杀伤性淋巴细胞,内化细胞缓慢的死亡使瘤细胞获得"促壮"(feed on model)的效用,而对于杀伤细胞,囊泡迅速扩张致杀伤细胞的迅速凋亡是其阻挡免疫细胞内部攻击的一种"主动"功能,是一种规避危险信号的模式(iri-cell danger model)。

为了区别于 entosis 和 cannibalism,王小宁团队将杀伤细胞在靶细胞内由于颗粒酶回吞导致的"自杀"过程命名为 emperitosis,分别截取"emperipolesis"的字头和"apoptosis"的字根,使其 30 年前的工作有了一个圆满的结果。Emperitosis 被认为"可视为第 14 种细胞死亡模式",为研究免疫细胞与肿瘤相互作用提供了新的视角。而且,这项研究另外一个重要的意义还在于,如果阻断瘤细胞囊泡扩张,钻入的杀伤细胞内部杀伤的效率大幅度提高,产生特洛伊木马效应(Trojan horse effect)。由于我们发现,目前用于生物治疗的各类免疫细胞钻入瘤细胞的比例都很高,而且70%钻入的免疫细胞都以自身死亡为特征,因此靶细胞包绕内化杀伤细胞的囊泡可以成为干预肿瘤细胞,提高生物治疗效率的一个新靶点,从而将细胞叠套结构的研究与产业联系起来,将进一步提高该类研究的价值。

（三）Cannibalism and HoCC

在 entosis 之前,意大利罗马大学的学者还发现了另一类细胞叠套结构中的细胞胞内死亡现象,并沿用了一个古老的名词 cannibalism 来表述。Cannibalism 是指一些肿瘤在某些状态下,如饥饿状态下,会"吃掉"同伴细胞,甚至免疫细胞的现象,所以与肿瘤恶性化或免疫逃逸机制有关。与 entosis 不同,在 canniblism 时,外侧的靶细胞似乎在细胞叠套结构的形成过程中起主导作用,有些具备 cannl-balism 能力的瘤细胞甚至具有吞噬乳胶颗粒的能力。但进一步研究表明,这种靶细胞主导的细胞内吞过程又不同于吞噬效应,所以我们将其称为细胞互食(非互噬)作用。被吞食的细胞既可以表现为溶酶体样死亡,也可表现为凋亡。

而法国马赛的一个研究组在研究中发现,Nuprl 分子在胰腺癌细胞的互食作用中发挥重要作用。他们发现 TGF-β 能够诱导 Nluprl 敲低的胰腺癌细胞"吞食"相邻的细胞,形成细胞叠套结构,被吞入的细胞存活一段时间后最终死亡。Nuprl 是一个染色质结合小分子量蛋白,仅 8kd,所以又名 p8,由于在研究乳腺癌转移的过程中鉴定出来,被认为与肿瘤的转移密切相关,也被称为 Coml(candidate of metastasis l),其表达受到包括内质网应激、TGF-β 等多种因素的调节。Nuprl 似乎是控制细胞互食的一个关键分子,在 Nuprl 存在的情况下,TGF-β 处理可以诱导胰腺癌细胞发生上皮-间充质转换(epithelial-mesechymaltransition,EMT),而敲低Nuprl 后,EMT 似乎被阻断,细胞同时具备了吞噬能力。与此相一致,胰腺癌细胞系中 Nuprl 的表达水平与其细胞叠套的形成能力成负相关,Nuprl 表达水平越低,细胞叠套形成能力越强,如 Capan-l 细胞中 Nup-l 表达水平很低,其 48h 细胞叠套比例高达 44%;而 Pancl 细胞 Nuprl 表达水平很高,其 48h 细胞叠套形成比例仅为 5% 左右。这个结果与肿瘤组织标本中Nuprl 的表达是一致的。标志物分析发现,细胞叠套结构外侧的细胞多是上皮来源的具有吞噬特性的肿瘤细胞,表达膜定位的 β-catenin 和间充质标志分子 vimentin,但不表达间充质分子 aSMA 和染色质结合蛋白 Nuprl,而正常的胰腺外分泌腺细胞表达高水平的 Nuprl。鉴于该过程中互食的细胞为同类细胞,研究者们将其命名为同质细胞互食(ho-motypic cell cannibalism,HoCC)。

HoCC 过程似乎并不依赖 entosis 过程中的关键分子通路,敲低 E-cadherin 并不影响HoCC 中细胞叠套的形成,而敲低 ROCK1 非但没有没有抑制 HoCC,反而增强了细胞叠套结构的比例。在异质性细胞叠套结构的形成中,Nuprl 并不起作用。有学者发现 Nuprl 敲低前后,Pancl 细胞内化外周血单个核细胞的能力并没有受到影响,因此,作者认为 HoCC 过程是不同于 entosis 和 cell cannibalism 的一种新的同类细胞细胞叠套结构形成过程。

进一步作者分析了 HoCC 过程中关键调控分子,发现在诱导 HoCC 的过程中,巨噬细胞的标志分子 CD68 表达上调,与此同时,细胞中与吞噬相关的分子也发生了表达上调,如参与吞噬细胞分化的 CSF1(colony stimulating factorl)，参与趋化作用的 IL-11、CXCL1、CXCL6，以及参与调节细胞骨架的 CDC42 等；更为重要的是当使用 RNAi 敲低 CDC42 或者使用抗体封闭 CXCL1 和 CXCL6 时，HoCC 被完全抑制了。与此一致，敲低 CXCL1 和 CXCL6 的受体 CCR1 或者使用 CCR1 拮抗剂 RTX 都能有效抑制 HoCC 的发生，提示这些分子是调控 HoCC 的关键分子。而 Nuprl 可能是通过调控这些分子的转录来参与 HoCC 的控制，因为 CHIP(Chromatin immunoprecipitation)显示 Nuprl 能够结合到 CDC42 和 CXCL1 的启动子区域，报告基因显示 Nuprl 能够抑制这两个分子的表达。TGF-p 可能是通过 p38MAPK 分子而不是 SMAD4 分子来诱导 HoCC，因为用 SB203580 阻断 p38MAPK 信号可以完全阻断 TGF-β 诱导的 HoCC，而 SMAD4 存在与否对于 TGF-β 诱导的 HoCC 似乎没有明显的影响。

二、叠套结构中死亡细胞的清除

动态追踪显示，内化的细胞死亡后会在宿主细胞中逐渐被溶酶体消化吸收，该过程与大部分的吞噬过程十分相似，但是关于控制该过程的细胞学和分子生物学机制并不清楚。利用 entosis 和吞噬(phagocytosis)模型，Kraj covic 等对该过程进行了研究。

他们发现包裹死亡细胞的囊泡其实是一个大的溶酶体，这个溶酶体发生着十分活跃的融合(fusion)和出芽(fission)过程，这个动态的过程在生理情况下倾向于不断地缩小这个巨型溶酶体，从而形成较小的溶酶体网络，这个过程可以通过荧光蛋白标记溶酶体或其内容物在显微镜下清楚地记录下来。而囊泡出芽过程是一个主动的过程，受到 mTOR 复合物的严密调节，mTOR 复合物在内化细胞死亡以后可以募集到包裹死亡细胞的宿主细胞囊泡上，促进囊泡的出芽。如果使用 mTOR 激酶的抑制剂处理细胞则能够显著抑制囊泡的体积缩小，mTOCl 似乎是调节这个过程的主要复合物，因为用 RNAi 敲低 Raptor(mTOCl 的亚单位)而不是 Rictor(mTOC2 的亚单位)能够有效抑制囊泡体积的缩小。

由 entosis 和吞噬产生的巨型囊泡重构缩小的过程与自噬溶酶体(autolysosome)的重构缩小过程十分相近，都是将含有消化内容物的大体积的溶酶体通过出芽方式变小到生理大小，而且在重构过程中都观察到管状的囊泡产生，但两者又不完全相同。自噬溶酶体的重构缩小过程称为自噬溶酶体重构(autophagic lysosome reformation，ALR)，由 entosis 和吞噬产生的巨型囊泡重构缩小的过程与自噬溶酶体(autolysosome)的重构缩小过程十分相近，都是将含有消化内容物的大体积的溶酶体通过出芽方式变小到生理大小，而且在重构过程中都观察到管状的囊泡产生，但两者又不完全相同。自噬溶酶体的重构缩小过程称为自噬溶酶体重构(autophagic lysosome reformation，ALR)，该过程中管状的囊泡产生依赖于 mTOR 复合物的活性和细胞骨架微管结构完整。用 Rapamycin 抑制 mTOR 复合物的活性或者破坏细胞的微管结构都能够阻断微管的产生和 ALR 过程，而在由 entosis 和吞噬产生的巨型囊泡重构缩小的过程中，管状的囊泡产生似乎对于囊泡的缩小并不是必需的，用 nocodazole 处理能够完全阻断管状的囊泡产生，但是并不影响囊泡的缩小。此外，Clathrin 对于 ALR 是十分关键的，但却并不影响 entosis 产生的巨型囊泡的重构缩小(私人通讯)。提示这两个过程在机制上并不完全相同。

第三节　细胞叠套结构的生物学意义

一、同质细胞叠套结构的生物学意义

目前,肿瘤是同质细胞叠套结构生物学意义研究最为活跃的领域,关于其在肿瘤中的生物学功能存在两种截然相反的观点:一是细胞叠套结构的形成是一种抑瘤机制;另一种观点则认为它是一种促进肿瘤的细胞学机制,两种观点都有一定的证据支持;而我们的研究显示肿瘤细胞间细胞叠套结构形成可能作为一种细胞间竞争的机制,以肿瘤生长为代价促进肿瘤的恶性进化。

(一)肿瘤抑制功能

由于细胞叠套结构的形成被认为是一种细胞死亡机制,可清除脱离细胞外基质的细胞,更为重要的是这种机制能够清除对脱落凋亡(anoikis)有抵抗的恶性转化的细胞,因此,有学者认为,与细胞脱落凋亡相似,肿瘤细胞间细胞叠套结构形成有利于杀死肿瘤细胞,限制肿瘤生长,可能是细胞脱落凋亡的一个后备机制。细胞水平的研究显示,阻断 MCF7 细胞的细胞叠套形成过程能够显著增加细胞转化生长能力,类似的结果在表达了 BCL2 和 E7 癌基因的MCF10A 细胞中得到了验证;而通过阻断宿主细胞中自噬信号通路来挽救被内化的细胞同样可以增加细胞的转化生长能力;而我们的研究显示在肿瘤细胞中诱导 entosis 能够抑制 80%以上的肿瘤生长能力(未发表数据);这些结果支持 entosis 是一个抑制肿瘤生长的机制。与此相一致,虽然细胞叠套结构多出现在恶性程度较高的肿瘤组织中,但是,该现象在大部分的肿瘤组织中很少见,而且即使存在,细胞叠套结构占肿瘤细胞的比例极低(<1%),所以基本处于被关闭(off)的状态,提示肿瘤细胞可能选择性关闭了细胞叠套结构的形成以促进自身的生长。

此外,除了限制肿瘤生长,细胞叠套结构的形成可能还参与拮抗肿瘤的远处转移。Carla等分析了 36 例人胰腺导管癌(PDAC)病人的组织标本,发现其中 13 例病人的标本中能够检出细胞叠套结构,而含有细胞叠套结构的区域其频率占总细胞数目的 3.5%左右,相关性分析显示检出细胞叠套结构的病人癌细胞转移的比例(15%,2/13)显著低于无细胞叠套结构的病人(60% ,14/23)($X^2=6.34$,$P=0.0118$),这种明显的负相关关系提示细胞叠套结构可能具有抗肿瘤转移的作用。与此相一致,一种细胞叠套结构多见的人巨细胞胰腺癌(OCGT)病人的预后明显好于 PDAC,有些病人的存活期高达 10 年以上。

(二)肿瘤促进功能

同样有证据支持肿瘤细胞间细胞叠套的形成可能具有促癌活性。首先,细胞叠套结构在包括乳腺癌在内的多种肿瘤中与肿瘤的恶性程度呈正相关,也就是说细胞叠套现象及其频率往往更多出现在恶性程度较高或者分级较高的肿瘤组织中,尤其是转移病人的胸水或腹水中更为常见。此外,研究显示细胞叠套结构的形成至少可以通过两种不同的机制促进肿瘤细胞获得生长优势和恶性表型:

一方面肿瘤细胞可以通过消化被内化的细胞获得其营养物质,进而在营养物质有限的环境中获得相对于其他细胞的生存优势。2006 年,Luana 在用黑色素瘤细胞中的细胞叠套模型证实了这个观点。最近,Overholtzer 研究组用 entosis 的模型进一步证实了这一点。他们发现,当给予细胞饥饿处理后,含有内化细胞的宿主细胞分裂显著高于对照的单个细胞,细胞死亡显著减少,这个过程依赖于溶酶体功能和 mTOR 活性,如果使用 ConA 抑制溶酶体功能或者 lonn 抑制 mTOR 活性,那么宿主细胞在增殖和死亡方面的优势就会消失。同样,如果使用 Y27632 抑制细胞叠套的形成也可以抑制宿主细胞的优势。

另外一方面细胞叠套结构的形成可以通过干扰宿主细胞的胞质分裂(cytokinesis)诱导非整倍体(aneuploidy)细胞的产生。在分析细胞叠套结构的过程中,Kraj covic 等发现很多细胞叠套结构的宿主细胞为双核细胞,这种现象在临床标本和培养的细胞中都存在。通过对细胞叠套结构的形成过程进行动态观察,他们发现当宿主细胞发生分裂时,有一定比例的细胞(40%~80%)会发生胞质分裂失败,而当细胞处于悬浮状态时这种比例高。进一步研究显示这种现象的发生是由于内化细胞的存在导致有丝分裂环不能够正确产生,从而阻碍了细胞的胞质分裂。这种双核的细胞最终分裂后会产生非整倍体的子细胞。虽然该研究并没有直接展示细胞叠套结构形成促进肿瘤进展的证据,但是由于非整倍体被认为是促进肿瘤发生、发展的一个重要因素,因此,作者推测细胞叠套结构能够通过这种机制促进肿瘤发展。

(三)细胞间竞争

在以 entosis 为模型研究细胞叠套结构形成的调控过程中,我们发现不同种类的肿瘤细胞之间也能够形成细胞叠套结构,但是不同的肿瘤细胞在形成的细胞叠套结构中的身份并不是随机的,有一些肿瘤细胞似乎倾向于内化另一些肿瘤细胞,而当把肿瘤细胞和非转化的上皮细胞(如 MCF10A)混合后,非转化的上皮细胞似乎总是被肿瘤细胞所内化,因此,当两个细胞接触以后形成细胞叠套结构的过程中,似乎存在这一个机制调节和决定哪个细胞将来会被内化,哪个细胞会成为外侧的细胞。进一步研究显示,细胞刚性(stiffness)是细胞身份决定的一个关键因素,相对较硬的细胞将会进入相对较软的细胞。而细胞中 Rho GTPase 的活性是调控细胞刚性的一个重要因素,与此相对应,Rho GTPase 活性较高的细胞最终会被内化(未发表数据)。

由于内化的细胞核外侧的细胞的生物学命运完全不同,相邻的细胞间在身份的选择上存在着明显的竞争关系,被内化的细胞最终被杀死成为输家,竞争的结果是外侧的细胞最后存活下来,成为混合细胞群中的优势克隆,而被内化的细胞成为劣势克隆甚至最终消失。由于外侧的细胞会通过胞质分裂失败的机制形成双核,继而形成非整倍体细胞,最后通过基因组不稳定性获得新的突变,因此,肿瘤细胞可以通过细胞叠套结构形成进行克隆筛选和进化。该机制在概念上与果蝇中的细胞竞争(cell competition)机制十分相似。

为模型研究细胞叠套结构形成的调控过程中,我们发现不同种类的肿瘤细胞之间也能够形成细胞叠套结构,但是不同的肿瘤细胞在形成的细胞叠套结构中的身份并不是随机的,有一些肿瘤细胞似乎倾向于内化另一些肿瘤细胞,而当把肿瘤细胞和非转化的上皮细胞(如 MCF10A)混合后,非转化的上皮细胞似乎总是被肿瘤细胞所内化,因此,当两个细胞接触以后形成细胞叠套结构的过程中,似乎存在这一个机制调节和决定哪个细胞将来会被内化,哪个细胞会成为外侧的细胞。进一步研究显示,细胞刚性(stiffness)是细胞身份决定的一个关键因素,相对较硬的细胞将会进入相对较软的细胞,而细胞中 Rho GTPase 的活性是调控细胞 刚性的一个重要因素,与此相对应,Rho GTPase 活性较高的细胞最终会被内化(未发表数据)。

由于内化的细胞核外侧的细胞的生物学命运完全不同,相邻的细胞间在身份的选择上存在着明显的竞争关系,被内化的细胞最终被杀死成为输家,竞争的结果是外侧的细胞最后存活下来,成为混合细胞群中的优势克隆,而被内化的细胞成为劣势克隆甚至最终消失。由于外侧的细胞会通过胞质分裂失败的机制形成双核,继而形成非整倍体细胞,最后通过基因组不稳定性获得新的突变,因此,肿瘤细胞可以通过细胞叠套结构形成进行克隆筛选和进化。该机制在概念上与果蝇中的细胞竞争(cell competition)机制十分相似。

细胞竞争的概念最早在 20 世纪 70 年代被提出来,Morata 等在研究果蝇"minute"突变体的过程中发现,虽然"minute"突变的果蝇胚胎能够正常发育为成体,但是由野生型细胞和"minute"突变细胞构成的嵌合体胚胎发育到成体后,其翅膀仅由野生型细胞组成。进一步研究显示这是由于突变的细胞在发育过程中被相邻的野生型细胞所取代造成的,由此提出了不同性状细胞间存在相互竞争的观点,并认为细胞竞争是发育过程中去除有缺陷的细胞,维持组织稳态的一种机制。

细胞竞争源于相邻近的细胞间存在特定的生物学行为的差异,如细胞生长速率或代谢等的不同。有研究显示细胞吞噬作用对于果蝇中细胞竞争的发生和进行是必需的。而特定的遗传学因素可以控制竞争过程中的赢家"winner"和输家"loser"身份,其中最为重要的一个决定基因是 dmyc 基因,竞争过程中,表达较低 dmyc 水平的细胞会被较高 dmyc 水平的细胞杀死和取代,由于 dmyc 在人类中的同源基因 c-myc 是一个癌基因,因此人们一直推测在哺乳动物细胞中存在类似于果蝇中的细胞竞争现象,而且这种细胞竞争行为参与人类肿瘤的发生、发展过程。最近 Claveria 等在小鼠胚胎中的工作证实了在哺乳动物细胞中确实存在类似于果蝇中发现的细胞竞争行为,且 c-myc 是决定竞争结果的关键基因;但是仍然缺乏细胞竞争参与人类肿瘤发生的有力证据。由于人们已经知道细胞叠套结构在肿瘤中广泛存在,因此,将 entosis 介导的细胞叠套结构形成定义为一种肿瘤中细胞竞争机制的理论可以很好得解决这个问题,同时,也很好地整合了关于细胞叠套抑癌和促癌的观点,一方面细胞叠套结构的形成确实可以通过清除部分肿瘤细胞抑制肿瘤生长,但另一方面在这个过程中恶性的细胞克隆得以筛选,从长期的过程来看是促进了肿瘤的恶性进展。这为细胞竞争参与人类肿瘤发生、发展提供了有力的证据。

二、异质性细胞叠套结构的生物学意义

免疫细胞进入正常细胞的现象被报道以来的一百多年中,基于不同的研究模型,多种可能的生物学功能假说被提出来,归纳起来有以下几个方面:①给宿主细胞提供营养。这一点与肿瘤细胞中的细胞叠套结构的研究是一致的;②为免疫细胞提供合适的生长空间;③推测免疫细胞可能是在追踪细胞内病原体的过程中意外钻入宿主细胞中;④参与免疫系统发育;⑤维持免疫自稳。其中,后两点已经有明确的实验室证据和深入的机制研究,详述如下。

(一)免疫细胞分化成熟的保育作用

胸腺哺育细胞(thymic nurse cell,TNC)是一类存在于包括啮齿类动物、哺乳动物以及两

栖类动物在内的各个物种胸腺中的上皮细胞,其非常独特的特性是能够内化包裹多达 200 个以上的 T 细胞。由 TNC 内化发育中的 T 细胞形成的独特结构代表真正生理意义上的细胞叠套结构,在 T 细胞成熟过程中发挥保育作用。

TNC 及其与胸腺细胞形成的叠套结构由 Wenkele 博士等在 20 世纪 80 年代首先发现并报道。随后的科学家对其生物学特性进行了深入、详尽的研究,从不同侧面证明 TNC 是胸腺中一种独特的细胞类型。TNC 被报道后很长一段时间,一些研究者对体内是否存在由 TNC－胸腺细胞形成的细胞叠套结构表示质疑,认为体外培养中的巨型细胞叠套结构是一种分离过程中的人为现象,而在体内并没有细胞叠套结构的形成。虽然有大量间接的证据显示,体内可能存在相应的结构,但较为直接的证据来自两方面的研究:首先,使用 keratin 或 MHC 抗体、或者 TNC 特异性抗体 ph91 染色,可以在组织水平发现胸腺细胞完全位于 TNC 内部,使用荧光蛋白标记的 TNC 在体内可以形成球状结构(globular structure),包裹胸腺细胞;其次,移植实验显示内源性胸腺细胞能够进入外源 TNC 形成典型的细胞叠套结构,而混合实验也显示不同 TNC 之间可以进行胸腺细胞的交流。

对 TNC-T 细胞间的细胞叠套结构的细胞生物学进行系统研究的一个代表人物是美国纽约城市大学的 Jerry Guyden。通过表达 SV40 大 T 抗原他们首先获得了永生化的小鼠 TNC 细胞株,这些细胞株在形态和功能上与原代分离的 TNC 没有明显差异,表达 A285 特异性的抗原,并且能够内化胸腺细胞。随后利用该细胞模型,Jerry 实验室对 TNC 内化胸腺细胞形成细胞叠套结构进行了系统研究,从结构的形成到内化细胞的身份鉴定,到最终细胞的命运和转归全过程,其研究结果总结起来可以归纳为以下几点:①TNC 能够结合并内化 $CD8^+CD4^+$ 双阳性的 T 细胞,这种作用不能够被 CD3、CD4、CD8 以及 MHC Ⅰ类和Ⅱ类分子的抗体所阻断,提示 TCR 与 MHC 复合物的识别和结合对于 TNC 内化 $CD8^+CD4^+$ 双阳性的 T 细胞并不是必需的;②使用温度敏感型的 TNC 细胞对 T 细胞内化的功能进行分析,发现 T 细胞进入 TNC 形成细胞叠套结构可以使得细胞免于凋亡,且向更成熟的 T 细胞分化,表面分子由 TCRlOPNA11＋gh 向 TCRhighPNAlow 转换;当 IL-1β 处理可以促进一部分细胞表达 CD69,释放的 T 细胞中 BCL2 的表达水平明显升高,而使用抗 MHC Ⅰ类和Ⅱ类抗原的抗体可以对抗这种挽救效应,提示 TNC 参与了 T 细胞的阳性选择过程;③此外,对 HY-TCR 转基因小鼠 TNC 的分析发现,雌性小鼠的 TNC 的数目是雄性小鼠的 17 倍,体积大 $5\sim10\mu m$,里面含有 5 倍多的 T 细胞,但仅含有雄性小鼠 TNC 中 1/10 左右的死细胞,提示 TNC 参与 T 细胞的阴性选择过程;④除了能够内化 T 细胞,约有 1.7% 的 TNC 还能够内化巨噬细胞,这些巨噬细胞能够活跃地进出 TNC 并与 T 细胞紧密的相互作用,可能参与了 T 细胞的选择过程;⑤最近的研究显示,TNC 可能通过提供一个独特的细胞外空间参与 T 细胞的阳性选择过程,而细胞叠套结构仅参与阴性选择过程。这些研究结果显示 TNC-T 细胞结构在 T 细胞发育和成熟中发挥重要作用。

(二)免疫自稳机制

Volker 等将幼稚的自身反应性 T 细胞(nalve autoreactive T cell)(Des $CD8^+$ T cells)注射到广泛表达 H-2Kb 的 B6 背景的老鼠体内,惊奇的发现老鼠并没有发生任何自身免疫性病理反应,如常见的肝炎、肠炎以及皮肤炎症等,提示存在一种胸腺外的机制失活了 Des $CD8^+$ T

细胞诱导自身免疫性病理反应的能力。为了探究这种胸腺外的失活机制,他们对注射后细胞在体内的动态分布做了分析,发现在不表达特异性抗原的 BLO,BR 小鼠中,注射后 5h,大部分的 Des CD8[+] T 细胞已经归巢(homing)到淋巴结;而表达特异性抗原的 B6 小鼠中,Des CD8[+] T 细胞并没有归巢到淋巴结,而是大量的滞留在小鼠的肝脏里面,并且在肝脏里面被激活,表达激活标志物 CD69。尽管滞留了大量激活的 Des CD8[+] T 细胞,肝脏却没有受到任何损伤,相反的这些激活的 Des CD8[+] T 细胞在注射后 22h 数目减少了 80%~90%,而此时由 BIM 介导的细胞凋亡尚未发生,放射性标记示踪试验显示这些细胞并没有离开过肝脏,提示这些激活的 DesCD8[+] T 细胞是在肝脏原位被清除的。类似的现象在 RAG-/-的 B6 小鼠中也存在,提示受体小鼠体内原有的 B 细胞、T 细胞以及 NK 细胞并没有参与清除这些外源细胞。通过透射电镜和共聚焦显微镜观察发现,细胞注射后 3~6h 的肝脏细胞里面包裹了 Des CD8[+] T 细胞形成典型的细胞叠套结构,并且这些结构随着时间的推移逐渐减少,提示 Des CD8[+] T 细胞在肝脏细胞里被降解清除了。与此相一致,包裹 Des CD8[+] T 细胞的囊泡为 LAMP+,提示溶酶体降解是清除这些细胞的重要途径。而与以往的研究相似,Des CD8[+] T 细胞似乎是主动钻入到肝细胞里,而不是被动被肝脏细胞吞入。有鉴于此,作者将此过程命名为"自杀性深入运动"(suicidal emperipolesis,SE)。这是免疫学理论的一个重要概念性进步,因为他提出了一个胸腺外 T 细胞自稳维持的新机制,随后的工作需要在完全生理的情况下对这种机制进行验证。

　　进一步,Volker 等对调控 Des CD8[+] T 细胞进入肝脏细胞形成细胞叠套结构的分子机制进行研究,发现 T 细胞的激活、微丝细胞骨架以及 wortmannln 抑制的蛋白激酶对于 Des CD8[+] T 细胞的钻入是必需的,这一点与既往报道的诸多细胞叠套结构的形成机制存在诸多不同:①如 FcR 与抗体的相互作用在 NK 细胞进入肝细胞的过程中是必须的,而在 SE 过程中,TCR 对抗原复合物的识别以及 T 细胞的激活是必需的,使用 CD8 抗体或者 Dasatinib 抑制 T 细胞的激活可以显著抑制 SE 的发生;②虽然微丝细胞骨架对于所有的细胞叠套形成都是必须的,但是 ROCK 激酶抑制剂却不能抑制 SE,而该抑制剂可以有效抑制 entosis 以及由吞噬细胞介导的吞噬过程;③在 HoCC 过程中,自噬通路的抑制可以增加细胞叠套结构的形成,在 entosis 过程中,自噬信号通路的抑制可以挽救内化的细胞不被杀死,而 SE 过程中,wortmannln 处理在体外可以有效抑制细胞叠套结构的形成,在体内挽救被肝脏细胞清除的 Des CD8[+] T 细胞,但在体内的效应是由于对形成的抑制还是对内化细胞命运的挽救,抑或是两者兼而有之并不清楚。虽然该工作在探讨分子机制上取得了重大进展,但是比较遗憾的是没有使用遗传学工具进行精确的分子靶点确定,因此对于这种细胞叠套结构的形成是淋巴细胞自主性的,抑或是肝细胞自主性的问题难以定论。

第四节　细胞叠套结构的临床意义

一、与肿瘤临床转归的关系

尽管一个多世纪以来,细胞叠套结构被发现存在于在多个物种、不同的组织器官和细胞类型中,肿瘤是细胞叠套结构报道最多的组织。这种现象广泛的存在于多种肿瘤类型中,包括乳腺癌、肺癌、肝癌、胰腺癌、黑色素瘤、前列腺癌、膀胱癌等上皮来源的肿瘤,还有一些非上皮来源的肿瘤,如较少见的间皮瘤以及造血系来源的白血病等。此外,病理学检测显示由肿瘤细胞形成的细胞叠套结构在多种瘤性体液(胸水、腹水、尿液以及癌性心包积液中十分常见,并且细胞叠套结构的出现比例与一些肿瘤的恶性分级存在正相关,提示细胞叠套结构的形成可能参与了肿瘤的发生、发展等过程。

乳腺肿瘤是最常见的报道有细胞叠套结构的肿瘤之一,也是目前研究相对较多的肿瘤。Abodief 等通过对乳腺导管癌的病理分析发现,细胞叠套结构数目在分级较高的乳腺癌中明显较高,这一结果随后被 Kraj covic 等进一步确认。因此,Abodief 等推测乳腺癌中细胞叠套结构的出现是一种恶性表型,并提出细胞叠套结构数目可以用于乳腺肿瘤的分级。Ng 等对 15 例经细针穿刺检出鳞状细胞的乳腺标本进行分析发现,其中 5 例被诊断为恶性的标本全部都有细胞叠套结构,而剩下的 10 例良性标本都没有。Nguyen 等对一种恶性程度较高的乳腺癌——乳腺多形性导管癌(Pleomorphic ductal carcinoma of the breast)的病检发现,细胞叠套结构在这种肿瘤中十分常见。因此认为,与大部分的其他肿瘤相似,细胞叠套结构与乳腺癌的恶性程度呈正相关,但是其病理学意义不清。现有的研究显示细胞叠套结构的检出率及其出现频率与肿瘤的分级和恶性程度密切相关,恶性程度越高的标本中,细胞叠套结构的检出率和频率越高,因此,有病理学家建议将细胞叠套检测纳入肿瘤的病理学诊断分级。Kojima 等通过对 252 例膀胱癌病人尿液中的肿瘤细胞进行病理学分析发现,在 1～3 级膀胱癌中,细胞叠套结构的检出率分别是 0%,8% 和 25%,而在侵袭肌肉的的膀胱癌中的检出率是 57%。跟踪研究显示尿液中检出细胞叠套结构的病人进展率是无细胞叠套结构病人的 2 倍多(分别是 38% 和 17%,$P<0.05$),而在恶性程度较高的浅表型膀胱癌(superficial bladder cancer)中,细胞叠套结构可以作为一个独立的进展预测指标。这个观点得到 Bansal 等研究的支持,他们发现远处转移的肿瘤病人胸水中细胞叠套的检出率远高于局部扩散的肿瘤(分别是 18% 和 4%,$n=100$)。而 Gupta 等通过对 40 例随机选取的良性、恶性肿瘤病人的胸水和尿液进行检测发现,恶性肿瘤病人胸水中细胞叠套结构的出现频率是 3.4%,尿液中是 2%,而良性肿瘤的胸水和尿液中没有检测到一个细胞叠套结构,因此提出用细胞叠套结构作为一个肿瘤恶性程度监测的指标。这个观点得到后来一些病理学分析的支持。Kimura 的研究显示,恶性间皮瘤病人的胸水中细胞叠套的检出率(77%,17/22)显著高于间皮炎病人(10%,2/20),建议使用细胞叠套作为良、恶性鉴别诊断的一个指标。此外,Hattori 等分析了尿路肉瘤(urothelial carcinoma)病人的 92 例尿液标本,在慢性膀胱炎症病人的 30 例尿液中没有检测到细胞叠套结构,而超过 38%(12/31)的一级膀胱癌病人以及 90%(9/10)的三级膀胱癌病人的尿液中检测

到细胞叠套结构,因此提出细胞叠套结构可以辅助膀胱癌的分级诊断指标。此研究显示细胞叠套结构与人类肿瘤的发生、发展关系密切。

二、在炎症中的作用(异倍体形成)

早年有关细胞叠套结构的报道虽然零星,也欠深入,但大多来自于人体病理标本的观察,提示细胞叠套结构与各类炎症密切相关。我们在对上百种细胞系筛选的基础上,又对各种炎症组织进行了分析,结果发现细胞叠套结构几乎出现在所有筛查的炎症组织中,而且同类疾病的不同时期其细胞叠套结构也是不同的。如肝炎早期,钻入肝上皮细胞的主要是 NK 细胞,而肝硬化的组织中钻入的细胞主要是粒细胞或巨噬细胞。病理组织中细胞叠套结构的数量和细胞类型与临床转归有明显相关性,特别在癌症组织表现得更为突出。这些结果强烈提示细胞叠套结构参与了疾病的发生和发展。细胞叠套结构在炎症中的作用是什么,目前还很不清楚。如前所述,同质瘤细胞的细胞叠套结构中,入侵细胞可以通过干扰靶细胞的有丝分裂使其迅速形成多核和异倍体细胞,被认为是促进肿瘤恶性化的一个途径。我们的研究继而发现,淋巴细胞钻入瘤细胞或组织细胞后产生多核和异倍体细胞的频率与同质细胞叠套结构相近,而且淋巴细胞似乎更容易通过直接钻入靶细胞核并与靶细胞融合导致靶细胞染色体不稳定(CIN)。所以我们提出了一个有待于进一步验证的假设:炎症组织中淋巴细胞-上皮细胞细胞叠套结构通过上述机制可以迅速产生染色体不稳定的组织上皮等细胞,这些细胞有可能会因为染色体畸变或免疫原改变而消亡或被免疫清除,而有一部分则可能进一步突变成为肿瘤细胞。目前我们体外的实验已证实,免疫细胞钻入后的上皮细胞 EMT 的特征很快就会出现。由于炎症致癌症是目前通行的理论,而且不管什么机制,组织细胞出现 CIN 和异倍体使其一个最关键的节点,而细胞叠套结构是目前已知导致组织细胞 CIN 最快的一个途径,所以细胞叠套结构有可能是炎症致癌症的"一条高速铁通路"。由于淋巴细胞很容易与靶细胞融合,产生杂交细胞,也可能是导致组织细胞基因组差异化的原因之一。我国有巨大的临床病理资源,有效的组织团队,对病理组织中,特别是炎症到癌症这类渐变动物模型或临床分期患者序贯病理中细胞叠套结构的性质、命运进行系统研究将有助于揭示细胞叠套结构在疾病发生发展和转归中的作用,并成为临床诊疗的新靶点。

最近,我们还发现,淋巴细胞进出各类组织细胞是特殊病毒跨越受体限制感染非易感细胞的一个重要途径,我们称之为"胞内感染"(in-cell infection)。此时,淋巴细胞成为病毒的重要载体,不但将病毒带入病毒非易感细胞,而且还可以将感染的上皮细胞中的病毒通过淋巴细胞的胞内感染和逸出,形成感染的再循环,这将为解决 HIV 感染等临床棘手问题提供全新的思路,具有重要的应用价值。

第五节　细胞叠套结构在低等生物中的研究

一、阿米巴生殖循环中的细胞叠套结构

阿米巴原虫(amebic protozoa)属于黏菌门(myxomycota),它的生活史中有一段是动物性,有一段是植物性的,因此,被认为是介于动、植物之间的一类生物。这一类生物的生活周期

中一般有 3 个不同的形态阶段:①原质团/变形虫群合体阶段,主要是由单倍体变形虫聚集在一起组成,其聚集受到环境中营养的调节。其中也含有一定量的二倍体核,它们能同步进行有丝分裂,适合进行有丝分裂的研究;②子实体阶段:是在原质团或变形虫群合体上产生的,一般在有光线和食物耗尽的条件下形成,产生孢子;③游动孢子阶段:遇到合适条件时,孢子萌发产生游动孢子或配子,游动孢子经短时间游动成为变形虫。

盘基网柄菌(dictyostelium discoidum)是阿米巴原虫中的一支,由于其独特的细胞生物学特性,盘基网柄菌已经被发展为基础细胞生物学和发育生物学中一类非常重要的模式生物。盘基网柄菌有两种生殖活动,一个是无性生殖,一个是有性生殖,有趣的是在这两种生殖过程中都能够发生细胞叠套结构的形成。David 等在对阿米巴细胞进行悬浮培养的过程中,发现一些细胞并不能形成紧密的细胞聚集体,相反它们很容易被分离。这些细胞体积比野生型的细胞大很多,且细胞内部含有很多吞噬体,有些甚至含有完整的阿米巴细胞。这种互食现象能够被饥饿条件有效诱导,但是很有意思的是这些阿米巴细胞在饥饿条件下始终停留在单细胞状态,不能够有效进入多细胞发育阶段,提示互食给细胞提供了额外的营养阻挡其进入下一个发育阶段。与此同时,细胞间互食似乎对于盘基网柄菌的有性生殖过程是必需的。其有性生殖过程起始于两个单倍体互补配子的融合,从而产生一个体积较大的二倍体子代细胞,该细胞具有"吞噬"相邻细胞的能力,据估计在随后的发育过程中该细胞能够吞噬并消化上百个相邻的细胞,并最后形成所谓的大孢囊结构(macrocyst)。大孢囊是有性结合的产物,它个体大,有 3 层壁,大多为异宗结合,也有同宗结合,也能够消化周围的变形虫细胞,最内层的成分为纤维素,内含一个大核和几个小核。虽然已经观察到大孢囊形成过程中存在细胞互食现象,但是关于其具体的细胞和分子生物学机制研究的并不多,很大程度上是由于其较为多样和复杂的结构。

细胞互食现象在低等的阿米巴原虫中出现提示细胞叠套结构的形成是一种进化上较早出现的保守的生物学现象,同时也为人们研究细胞互食的机制和生物学功能提供了另一种细胞模型。

二、线虫生殖系统发育中的细胞叠套结构

线虫是应用最为广泛的模式生物之一,其发育过程中每个细胞的产生和转归都研究得很清楚。其中,雄性线虫性腺发育的过程中连接细胞(linker cell)的死亡是一种由细胞叠套结构参与的过程。

连接细胞是在线虫发育的幼虫第二期(L2)产生,位于线虫身体的中间区域,随后先向前侧迁移然后转向背侧,最后到达机体后侧的泄殖腔位置死亡。在连接细胞迁移的过程中,雄性的性腺尾随其后到达泄殖腔的位置,而连接细胞此时位于性腺和泄殖腔之间,必须被及时地清除才能确保性腺与泄殖腔顺利联通,以及随后生殖细胞的排放。而研究显示,与 entosis 相似,连接细胞的死亡是一种非凋亡的死亡方式,突变目前已知的所有介导凋亡的基因都不影响连接细胞的死亡,而与此同时被相邻的细胞(U.lp 或 U.rp 上皮细胞)吞噬总是与细胞死亡紧密相伴,但是有趣的是介导凋亡细胞吞噬的经典吞噬信号似乎并不参与对连接细胞的吞噬,将介导线虫中介导凋亡细胞清除的两条关键信号通路(CEDl/CED6/CED7;CED2/CED5/CED10/CED12)封闭后,连接细胞仍然能够有效死亡,并被 U.lp 或 U.rp 上皮细胞吞噬清除。提示这

是一种非经典的吞噬过程,透射电镜分析的结果也支持这一观点。刚被吞噬的连接细胞与正常细胞并没有明显区别,提示这是一种活细胞吞噬过程,属于典型细胞叠套结构。目前,关于这种叠套结构的形成机制还不清楚,但对于吞噬后连接细胞的死亡取得了很多新的认识:首先,发育相关的基因 lin-29 和 let-7 调控连接细胞的死亡以及随后性腺与泄殖腔的联通;其次,连接细胞的死亡方式与神经元的退行性变性在形态上十分相似,而且都受到 polyQ 蛋白 PQN-41 的调节,为解析神经退行性疾病的发病机制、鉴定新的预防和治疗靶点提供良好的模型。这些认识对于研究哺乳动物细胞中细胞叠套介导的细胞死亡和生物学过程具有很好的借鉴意义,相应的基因是否也参与 entosis 过程中内化细胞的死亡有待进一步深入的研究。

第六节　细胞叠套结构的理论模式

　　细胞叠套结构从发现至今已经历了一百多年,直到最近才受到了更为广泛的重视,但发展非常迅速,已产生了众多具有里程碑性质的成果。细胞叠套结构现象不但为生命科学打开了一个新窗口,而且犹如一个万花筒,展示出其高度的多样性,并涉及生物学的各个层面。从目前的研究看,细胞叠套结构与机体的发育、自稳和疾病发生转归有密切的联系,有可能像 apoptosis 和 autophage 这些生命的基本过程一样渗透在生命的整个过程。近年在低等生物中研究和发现的一系列细胞叠套结构现象、机制和意义进一步说明细胞叠套结构不是一种随机发生的偶然现象,在生命进化中可能占有更为重要的地位。为了更好地进行细胞叠套结构的研究,探索其在生命过程中的确切作用,我们率先在国际上提出了细胞叠套结构的互做模式,在此也提出来供同仁们研判。

　　一、细胞叠套结构的"进化工具论"

　　研究发现,细胞叠套结构不但出现在哺乳动物,也普遍存在于低等动物,甚至单细胞生物,而且过程和命运非常多元化。我们的研究还发现,这一现象可以跨种系发生,即人的细胞可以钻入其他种系的细胞中,反之亦然,提示细胞叠套结构的形成具有进化而来的,非常保守的机制。在机体遭受到危险信号时(抗自身抗原的内源性和输入性 nalve T 细胞,in-cell infection 等),系统会利用细胞叠套结构的细胞胞内死亡机制这一工具清除这些危险信号,达到系统自稳的作用。在肿瘤免疫过程中,瘤细胞可以清晰地区分进入细胞的性质,分别用不同的细胞死亡机制获得不同的效应,使其得以逃逸免疫清除,并继续恶化。在线虫等低等生物中的研究更是表明细胞叠套结构是其发育过程不可缺失的一个工具和过程。提出"细胞叠套结构的进化工具论"有助于我们从生命进化和个体进化的整体观上审视这一现象,发现新的机制,探索新的理论和实用技术。

　　二、细胞叠套结构互做的细胞选择模式(selection model)和细胞压力模式(stress model)

　　第一个模式中,细胞通过进入相应靶细胞被选择清除或改头换面获得新的生物学特征后逸出,再发挥新的功能。Narve T 细胞在胸腺保育细胞中的正负选择以及在成人肝脏细胞中的清除都是这一模式的代表。细胞叠套结构中逸出靶细胞的效应细胞及其生物学特征和功能的变化可能具有更为潜在的研究价值,如何建立新的方法用于高效捕获这些细胞是一个挑战,但具有很大的学术价值。

第二个模式中,效应细胞钻入靶细胞,通过细胞内的相互作用改变靶细胞的生物学特征,导致靶细胞的表观表现发生变化,例如表面抗原共刺激/共抑制分子的表达变化,从而诱导产生一个变化的微环境(niche),并继而产生扩展至全身的生理、病理反应。免疫细胞钻入组织细胞导致其产生异倍体,并继而产生新的生物效应可以视为这一模式的一个例子。我们的研究表明,在肝炎的全过程中,细胞叠套结构结果呈现规律性的变化,提示细胞叠套结构在其发生发展和转归中扮演重要角色。我们设想,某种条件下钻入肝上皮细胞的免疫细胞可能导致上皮细胞的免疫共抑制分子的上调,从而通过产生免疫抑制的微环境,进而诱导全身对乙型肝炎病毒的免疫耐受,最终表现为乙型肝炎病毒的无症状携带者;相反,入侵的免疫细胞导致被钻肝上皮免疫共刺激分子的过度上调,从而迅速诱导一个强烈的免疫炎症反应,表现为临床上的急性重型肝炎。提出,并不断修正理论模式,有助于对细胞叠套结构现象及其生物学意义进行更为系统理性的研究。

第十章　人类白细胞分化抗原的研究进展

自从第二版《免疫学前沿进展》有关"CD 分子及其研究进展"介绍以来，约有 3 年。本章就以下三方面介绍 2010 年以来人类白细胞分化抗原（human leukocyte differentiation antigen，HLDA）研究的某些进展。一是从生物信息学和宏观的角度了解人类 HLDA 及其 CD 编号命名的现状，有助于读者对 HLDA 和 CD 编号命名整个趋势的了解；二是介绍 2010 年召开的第九届国际人类白细胞分化抗原专题会（HLDA9）的概况和 2014 年 12 月即将召开 HLDA10 会议的主题；三是根据免疫学相关重要杂志的报道，归纳近年有关 HLDA 重要分子结构和功能的研究进展，主要包括新的免疫细胞亚群表型的研究进展，以及共刺激分子和共抑制分子的研究进展。

第一节　细胞表面免疫组和 CD 编号

2011 年 Engel 研究小组根据多个生物信息学网站相关资料，结合 HLDA 和 CD 编号命名的现状，提出了"人类细胞表面免疫组"（human cell-surface immunome）的概念，期望对 HLDA 和 CD 命名今后的发展有一个宏观的认识，同时也为反向免疫学的研究提供有价值的资料。

编码人类蛋白质的基因有 21400 多个，其中编码细胞胞膜蛋白的基因有 5500 多个，约占总基因数的 26%。da Cunha 等通过生物信息学分析，已经得知人的细胞膜蛋白有 3702 种。Diaz-Romos 等采用官方的 HUGO 基因符号和蛋白质命名，结合膜分子胞膜外区结构域的分类，进一步列出了主要表达于免疫细胞和淋巴样组织的膜分子有 1050 个。

不难看出，全面阐明新的免疫相关分子的结构和功能的研究仍然任重而道远，同时为免疫学研究的广度和深度提供了很大的空间，在研究人类免疫相关疾病的发病机制，提出诊断和治疗新的靶点和策略展示出巨大的潜力。

根据 Human Protein Reference Database（HPRD），BioGPS，GeneCards，SOURCE 等网站相关资料和 HLDA9 鉴定的新的 CD 分子，Diaz-Romos 等归纳了 54 个家族或超家族（每个家族或超家族成员不少于 3 个）。其余 10% 基因编码的家族的成员小于 3 个或尚无确定的分类。

表 10-1 列举了 12 个家族或超家族的成员数及其所占现知免疫细胞膜分子 1050 总数的百分比，已命名 CD 编号的分子数及其占该家族成员总数的百分数。

从表 10-1 可以看出，在所列的 12 种家族/超家族中共命名的 CD 分子有 292 个，约占现有命名 CD 分子 363 个的 80%。其中除 G 蛋白偶联受体（GPCR）超家族和钙黏蛋白家族外，其余 10 个家族/超家族 CD 命名的分子占相应家族/超家族成员的百分比从 45%～80% 不等，从一个侧面反映了这些膜分子参与了重要的免疫功能。

表 10-1　12 种家族/超家族的成员数及其命名的 CD 分子

家族/超家族	已知成员数及其占已知 HLDA 的百分率(%)	已命名 CD 分子数及其占该家族/超家族的百分率(%)
免疫球蛋白超家族	195(19%)	134(69%)
G 蛋白偶联受体超家族	147(14%)	22(15%)
C 型凝集素家族	49(4.7%)	23(47%)
细胞因子受体家族	44(4.2%)	28(63.6%)
肿瘤坏死因子受体超家族	26(2.5%)	21(80.8%)
整合素家族	23(2.2%)	17(74%)
四次跨膜家族	20(1.9%)	9(45%)
肿瘤坏死因子超家族	17(1.6%)	11(64.7%)
钙黏蛋白家族	13(1.2%)	3(23%)
Toll 样受体家族	12(1.1%)	9(75%)
唾黏蛋白家族	12(1.1%)	9(75%)
富含亮氨酸重复序列(LRR)家族	11(1%)	5(45.4%)

在不同家族/超家族中命名 CD 分子的百分率有较大的差别,有的仅占较小的比率,有的仅少数重要分子尚无 CD 编号,主要有以下几方面的原因:①在该家族/超家族中,多数成员可能更多地涉及免疫学以外的领域。例如 G 蛋白偶联受体(GPCR)超家族有 147 个成员,而命名 CD 编号的只有 22 个,仅占该家族的 15%,所命名 CD 编号的分子都是趋化因子受体家族。而 GPCR 家族其他成员大多为神经递质和激素的受体,主要与神经内分泌研究的领域相关。②有些早期 HLDA 分子已经沿用多年,已成习惯。如 Fc8R I 一直未命名 CD 编号,尽管其他绝大多数不同类 Ig Fc 段受体均已命名 CD 编号。③有些重要的 HLDA 由于至今尚没有制备出质量满意的 mAb,一直未能命名 CD 编号,这种情况往往以预留号的形式表示,如 TLR 家族中的 TLR5(预留 CD285)、TLR7(CD287)、TLR8(CD288)和 TLR11(CD291),以及趋化因子受体家族中 CCR4(预留 CD194)等便是如此。

第二节　第九届国际人类白细胞分化抗原专题会议(HLDA9)简介

第九届国际人类白细胞分化抗原专题会(9th International Conference on Human Leukocyte DifferentiationAntigens,HLDA9)于 2010 年 3 月 11～13 日在西班牙巴塞罗那召开。HLDA 执行委员、巴塞罗那大学细胞生物学系免疫学研究室 Engel 教授担任大会主席。会前鉴定了 269 个递交申请新的 CD 编号的抗体。

与以往历届会议有所不同,此次 HLDA9 是以 B 细胞/B 细胞来源的白血病和肿瘤相关的表面标志为主,同时兼顾其他各组的白细胞分化抗原,并对与免疫功能相关的胞内免疫分子给予更多的关注。HLDA9 共命名了 19 个新的 CD 编号:其中 IgSF 10 个,TNFRSF 3 个,细胞因子受体 3 个,其他 3 个。其他还有 11 个分子(Fc8R Ⅰ A、CXCR7、CLEC4A、CLEC7A、LSECtin、TNFRSF25、TNFSF18、AMICA、TSLPR、IL-1RAP 和 B7-H4),由于尚缺乏相应 cDNA 转染的细胞系来鉴定所提交的抗体,因此暂不予 CD 命名。HLDA9 还对某些与免疫相关重要胞内分子作了较系统鉴定,如 Foxpl、Foxp2、Foxp3、BLK、Bc12、Bc16、GCET1、PRDM-1、LSP1、XBPls 和 BCL11A。

第 10 届国际人类白细胞抗原专题会(HLDA10)于 2014 年 12 月在澳大利亚召开,此次会议主题是树突状细胞(DC)的表面标志,包括与 DC 发育分化和亚群相关的白细胞分化抗原,以及在肿瘤等某些疾病状态下与临床相关 DC 的表面标志。

在近几年批准进入市场的治疗性单克隆抗体中,治疗炎症性疾病是一个重要方面。IL-1、IL-6 和 TNF-α 单克隆抗体在临床应用中取得较好的疗效。最近进入市场的有针对 TNF-α 基因工程抗体(certoli-zumab),为一种由大肠杆菌表达的人源化 Fab-PEG,用于治疗 RA 和 Crohn 病。阻断 IL-1β 生物学活性的治疗性抗体和其他制剂有三种:①IL-1β 中和活性的人抗体 Canakinumab(CAM),在治疗一种遗传性炎症性疾病 Cryopyrin 相关周期性综合征(Cryopyrin-associated periodic syndrome,CAPS)中获得较满意的效果。②IL-1 受体拮抗剂(IL-1 receptor antagonist,IL-lRa)Anakinra,用于治疗 RA 等炎症性疾病。③IL-1R Ⅰ 和 IL-1R 辅助蛋白与人 IgG 的融合蛋白 Rilonacept,治疗 CAPS。此外,针对 IL-6R 的人源化抗体(IgGl)RoActernra(Chugai 公司)和 Tocilizumab(Roche 公司),通过阻断 IL-6 与 IL-6R 结合,治疗 RA 和 Castleman 病。除了治疗炎症性疾病外,近年来有多个单克隆抗体制剂用于治疗恶性或转移性肿瘤,占 2010 年以来 FDA 批准治疗性抗体总数的 2/3。如用于治疗化疗失败的胃癌、胃食管连接处腺癌患者的 VEGFR2 单抗(Ramuclrumab,Lilly 公司),用于治疗 HER2 阳性的转移性乳腺癌的 HER-2 单抗(Pertuzumab,Genentech 公司),针对抑制性受体 CTLA-4 的单抗(lpilimumab,Bristol-Myers Squibb 公司)治疗晚期恶性黑素瘤,用于预防实体瘤骨转移的 RANKL 单抗(Denosumab,Amgen 公司)。

第三节　人类白细胞分化抗原结构和功能研究的新进展

一、新的免疫细胞亚群表型的研究进展

当前免疫学研究的一个重要进展是发现多个免疫细胞群和亚群,这对于阐明免疫应答的本质和推动临床免疫学研究发展起了重要作用。一般而言,鉴定一个新的免疫细胞功能亚群需要以下四方面的依据。①表面标志。表型是鉴定新的免疫细胞亚群的重要标志,通过表面标志的系统鉴定,在体内外可追踪该亚群比例的变化,还可用来纯化该功能亚群细胞。在表面标志中,有些膜分子本身与相应免疫细胞亚群的功能有关,如发挥抑制功能的分子(如 CD25、CTLA-4)、参与淋巴细胞再循环的分子(如 CCR7、CD62L 等)、参与组织定居的分子(趋化因

子受体)等。②胞内或分泌细胞因子和杀伤介质。细胞因子和杀伤介质是免疫细胞亚群发挥免疫调节功能和效应功能的重要介质。有作者根据 Th1、Th2 和 Th17 细胞分泌细胞因子的格局(profile),把其他免疫细胞亚群产生相似的一套细胞因子称之为"特征"(signature)细胞因子,并分别称为Ⅰ型(IFN-γ)、Ⅱ型(IL-4、IL-5、IL-9、IL-13)和Ⅲ型(IL-17、IL-22)细胞因子。固有淋巴样细胞(ILC)分为 ILC1、ILC2 和 ILC3 时细胞因子便是分组的重要依据之一。这种概念已被多数学者广泛接受。此外,分泌 TGF-β 和 IL-10 分别是 Foxp3$^+$ Treg 和 Trl 细胞的重要特征。③转录因子,尤其是调控前体细胞选择性向某一谱系分化的转录因子,不仅是研究相应免疫细胞亚群分化发育的关键,也是鉴定新的细胞亚群必不可少的依据。④功能研究。通过体内和体外的模型,明确新发现免疫细胞的功能,例如抑制 T 细胞增殖功能,杀伤功能,以及免疫调节功能等。本节介绍的免疫细胞亚群新进展中以表型为主要内容,有关新功能亚群发育分化相关的转录因子,以及信号转导等内容参见本书其他相关章节。

(一)Foxp3$^+$ Treg 的新分类和表面标记

最近在讨论 Foxp3$^+$ Treg 的可塑性和稳定性时,Sakaguchi S 认为,Foxp3 转录因子的稳定表达对于 Treg 的发育和抑制活性的维持至关重要,同时还与 CD25 和 CTLA-4 高水平表达密切相关。而 CD25 和 CTLA-4 与 Treg 发挥抑制作用功能密切相关。CD25 结合或消耗 IL-2,可能是 Treg 抑制 T 细胞的机制之一;CTLA-4 通过下调 APC 细胞上 CD80/CD86,对 T 细胞适应性应答产生抑制作用。Treg 细胞具有高亲和力识别自身抗原的 TCR,这种特性成为 nTreg 在胸腺中发育的一个重要原因。目前 Foxp3$^+$ Treg 可分为胸腺中发育的 nTreg 和外周中诱导的 iTreg,对不同 Treg 亚群的表型尚未标准化。2014 年 Liston A 等根据 Treg 存在部位、表型和功能将 FoxD3$^+$ Treg 分为中央 Treg、效应 Treg 和组织定居 Treg 三个亚群。

中央 Treg 和效应 Treg 又属循环 Treg。Foxp3 表达对于维持循环 Treg 的抑制功能至关重要,并调控 Treg 细胞稳定表达"特征"基因,如编码 IL-2RA、CTLA-4、GITR/TNFRSF18 和 ICOS 的基因。Treg 细胞本身具有多种调节网络或反馈环(feedback loops),以稳定 Foxp3 以及 GATA3、RUNX1 和 STAT3 等转录因子的表达,使 Treg 处于稳定的功能状态。目前对于中央 Treg 和效应 Treg 之间是否会发生相互转换还不清楚。

1.中央 Treg

中央 Treg(central Treg)的某些表型类似常规 CD4$^+$ 初始 T 细胞。实际上中央 Treg 曾经接触过抗原并非真正"静息",并具有一定水平的免疫抑制功能。中央 Treg 占外周和淋巴器官中 Treg 细胞中绝大部分,除了 CD4$^+$ Foxp3$^+$ 特征性标志外,其表型为 CCR7＋ CD62Lhi CD45 RAhi CD25low CD4410low CD103-,赋予中央 Treg 可在外周淋巴组织中进行淋巴细胞再循环。人类中央 Treg 表型为 Foxp3 Lo"CD45RAhiCD25 low。

2.效应 Treg

效应 Treg(effector Treg)又称活化的 Treg。效应 Treg 新近曾接触抗原,并接受过共刺激分子 CD28 和 IL-2 等细胞因子的刺激,只占外周 Foxp3$^+$ Treg 细胞的少部分,其表型类似活化/效应 T 细胞,即 CCR7 LowCD62LLowCD44hi KLRGl＋ICOShiCD103$^+$。效应 Treg 的这种表型使其在免疫应答时可被募集到局部。人类效应 Treg 表型为 Foxp311i CD45 RAL0w CD25hi。

3.组织定居 Treg

组织定居 Treg(tissue resident Treg)又称极化(polarized)Treg。不同组织器官具有不同的组织定居 Treg,以适应局部的免疫调节的微环境和抑制作用的发挥,由效应 Treg 分化为组织定居 Treg 的机制还不完全清楚。当效应 Treg 极化为组织定居 Treg 时,某些表型发生相应的变化。例如 CCR4 是效应 Treg 迁徙到皮肤和肺脏的关键趋化因子受体。CCR4-/-小鼠 Treg 可定居在脾脏和肠系膜淋巴结并维持自身稳定功能,但由于效应 Treg 不能迁徙到皮肤和肺脏,可导致严重的皮炎和肺炎。近年来已发现越来越多的组织定居 Treg,例如皮肤、肺脏、肝脏、小肠、脂肪组织和胎盘,不同组织定居 Treg 亚群细胞的归巢分子、转录因子、免疫调节机制以及 TCR 识别的抗原谱(如针对脂肪组织、胃肠道组织或共生的微生物)有所差别。目前以胃肠道定居 Treg 和脂肪组织定居 Treg 研究相对较多。

(1)胃肠道 Treg 细胞:在胃肠道黏膜中定居大量的 Treg 细胞,对于维持局部自身稳定至关重要。在人类已知有 17 种梭状芽孢杆菌(Clostridial strains)存在于微生态丛(microbiota)中,与诱导 Treg 归巢到胃肠道并促进其增殖密切相关。梭状芽孢杆菌株通过分解植物来源的纤维,产生短链脂肪酸(short-chain fatty acid,SCFA),而胃肠道 Treg 高表达 SCFA 受体。实验表明,SCFA 有助于恢复无菌或抗生素处理小鼠结肠中 Treg 细胞的数量。

(2)脂肪组织 Treg:内脏脂肪组织(visceral adipose tissue,VAT)中含有大量 Treg,这些 Treg 分泌 IL-10,高水平表达 CCR1、CCR2 和 CXCR4,以及转录因子 GATA3 和调节脂肪细胞的过氧化物酶体增殖蛋白激活性受体 γ(peroxisome proliferation-activated receptor-γ,PPAPγ)。VAT Treg 表达的 CD36 是脂蛋白和长链脂肪酸受体。由遗传或环境造成的肥胖小鼠 VAT Treg 细胞数量很少。VAT Treg 数量变化与脂肪组织炎症和代谢密切相关。

(二)Trl 细胞和新的调节性 T 细胞的表型

1.CD4$^+$CD49b＋LAG-3(CD223)＋CD22611i 是 Trl 的表型

CD4$^+$1 型调节性 T 细胞(Tr1)在外周被诱导,在促进和维持免疫耐受中发挥重要作用。Trl 细胞最初在严重联合免疫缺陷(SCID)患者 HLA 不匹配胎肝造血干细胞(HSCT)移植后长期存在混合嵌合体中被发现的。随后发现 Trl 在移植和自身免疫病中可诱导免疫耐受。Trl 发挥免疫抑制作用的主要机制是分泌高水平 IL-10,以及分泌粒酶 B 杀伤髓样细胞来源的 APC。Trl 一直缺乏特异性的表面标志,Foxp3 在 Trl 活化后可一过性低水平表达。虽然 Trl 表达 ICOS 和 PD-1,分泌少量 IL-2 和一定量的 IFN-γ,但仍不易与 CD4$^+$T 细胞其他的亚群相区分。Gagliani N 等用人 Trl 细胞克隆基因表达谱等方法,鉴定了在人和小鼠 Trl 细胞表面标志为 CD4$^+$ CD49b＋ LAG-3(CD223)＋,并高表达 CD226。作者认为 Trl 细胞 CD49 b＋LAG-3$^+$ 表型为检测和纯化 Trl 亚群,诱导或恢复免疫耐受来治疗免疫相关疾病提供了重要的生物标志。

2.CD55 共刺激分子诱导 Trl

2013 年,Spendlove I 研究组报道了一种胞膜外区结构为补体调控蛋白(CCP)结构域的共刺激分子 CD55。人 CD55 作为共刺激分子与 CD97 相互作用,促进初始 CD4$^+$T 细胞中 Trl 的活化、扩增和发挥免疫抑制功能。CD55 或 CD28 共刺激作用均可诱导 T 细胞的活化和扩增,但 CD55 共刺激作用可产生 2 个分泌 IL-10 的亚群。大多数 IL-10 是由一个数量很小的

Trl 亚群所产生,其表型为 CD49b＋LAG-3$^+$ CD226$^+$ IL-lOhi IFN-γ-IL-4-,这个亚群不能由 CD28 共刺激分子再刺激诱导,但 CD55 仍可刺激 Trl 的增殖,并保持 IL-10K 的表型;其余超过 95％的 Trl 具有 Th1 样 IFN-γ＋表型,但与 CD28 共刺激分子诱导的 Th1 细胞不同,这群由 CD55 刺激诱导 Th1,表现出很大的可塑性,当 CD55 或 CD28 再次刺激时均可表达 IL-10。

3.CD4$^+$CD521i 调节性 T 细胞

最近,Bandala-Sanchez E 等发现,人和小鼠抗原活化 T 细胞通过高表达 CD52 抑制其他 T 细胞。CD4$^+$CD52hiT 细胞不同于 CD4$^+$CD25$^+$Foxp3$^+$ Treg,其发挥免疫抑制作用是通过磷脂酶 C(PLC)切割 GPI 连接的 CD52,释放 sCD52,结合到 T 细胞表达的抑制性受体 Siglecl0,Siglecl0 胞质区通过募集磷酸酶抑制 TCR 相关激酶 Lck 和 ZAP70 的磷酸化,从而降低 T 细胞活化水平。CD4$^+$CD5211i 数量下降与人 I 型糖尿病发生有关。但目前 CD52 内源性的配体还不清楚。

(三)固有淋巴样细胞的分化及其表型的研究进展

1.固有淋巴样细胞的基本概念

固有淋巴样细胞(innate lymphoid cell,ILC)是近年来鉴定的一类淋巴细胞。ILC 在保护上皮屏障抗感染、维持组织器官稳定中发挥重要作用。从基因组角度划分,凡不进行免疫球蛋白重链或轻链 V、D、J 基因重排,或 TCRαβ 或 γδ 链 V、D、J 基因重排的淋巴细胞都归人 ILC。换句话说,除了 T 细胞(αβT 细胞、γδT 细胞和 NKT 细胞)、B 细胞(Bl 和 B2 亚群)外,其余淋巴细胞均属于 ILC。

2.固有淋巴样细胞的分组及其表型

根据表型、分泌细胞因子以及分化相关的转录因子的不同,ILC 可分为 ILC1、ILC2 和 ILC3 三组。最初把 NK 细胞和 LTi 作为 ILC1 和 ILC3 的原型细胞,2014 年 Bendelac A 和 Diefenbach A 两个研究组采用小鼠模型,发现了三组 ILC 的共同前体(ChILP 或 ILCP),表达关键转录因子 Id2(inhibitor of DNA binding 2),或一过性高表达 PLZF 转录因子,其表型为 Lin-IL-7Ra＋CD25$^+$α437＋,在体内和体外,ChILP 可分化为 ILC1、ILC2 或 ILC3,但不能分化为 T 细胞、B 细胞、NK 细胞和 LTi。同 Th1、Th2 和 Th17 分化所需关键转录因子类似,T-bet、GATA-3 和 ROR γt 是分别决定从 ChILP 分化为 ILC1、ILC2 和 ILC3 的转录因子。尽管一般认为 NK 和 LTi 是 ILC1 和 ILC3 的原型细胞,从新近有关小鼠 ILC 发育分化和转录因子研究资料表明,NK 细胞和 LTi 并非来源于 ILCP。

3.淋巴样组织诱导细胞(lymphoid tissue inducer cell，LTi)

1986 年 Spencer 等最早报道在人胎儿回肠末端肠道相关淋巴样组织中有一群 CD4$^+$CD3$^+$ 淋巴细胞。除了 LTi 表型外,成人 LTi 的表型特征还有 CD4-/Low、CD45$^+$、CD69＋、CD132＋ ,LTα＋、LTβ＋、RANKL＋、RANK＋。

LTi 命名来自于该群细胞是机体淋巴结(LN)、派尔集合淋巴结(PP)和分散的淋巴样滤泡(isolatedlymphoid follicle, ILF)发育形成之必需。LTi 在胎盘早期形成隐性小结 (cryptopache,CP)。LTi 表达 α4β7 同 HEV 表达 MAdCAM 相互作用,使循环的 LTi 迁徙至 LN 的原基(anlage),LTi 表面膜型 LTβ 同 LN 和 PP 原基中间质细胞表面 LTβR 相互作用,参与 LN 和 PP 的发育,并诱导间质细胞表达 VCAM-1 和 ICAM-1,这两种黏附分子对于随后 T

细胞、B 细胞、单核细胞从外周循环迁移至 LN 和 PP 原基发挥重要作用。成人 LTi 对于 CD4$^+$ 记忆 T 细胞的维持,以及 CD4 依赖高亲和力抗体应答仍然有重要调节作用。

二、共刺激分子和共抑制分子的研究进展

自从 20 世纪 80 年代,CD28 分子被鉴定为一种共刺激剂,可放大 TCR 的信号并诱导 T 细胞增殖和 IL-2 的产生,开启了免疫学中共刺激分子和共抑制分子的一个重要研究内容,也成为人类白细胞分化抗原研究领域中一个重要的组成部分。尽管 B 细胞等其他细胞也有共刺激/抑制现象,但目前这方面研究主要集中于 T 细胞活化、分化、功能、记忆等方面的研究。在基础研究方面,共刺激/抑制作用成为 T 细胞活化双信号学说、外周免疫耐受和肿瘤免疫逃逸等重要理论的基础;在临床研究方面,不仅阐述了免疫相关疾病的发病机制,而且成为当前生物治疗重要的靶点。近年来有关共刺激分子和共抑制分子研究在广度和深度上都有很大的拓展,在转化医学中也异军突起,前景广阔。新近,Chen L 和 Flies DB 撰文,详尽介绍了 T 细胞共刺激作用和共抑制作用的分子机制。

(一)参与 T 细胞共刺激作用或共抑制作用的膜分子种类

目前已知,参与 T 细胞共刺激作用或共抑制作用的膜分子数量有近百种。根据胞膜外区结构域可分为三类:①数量最多是免疫球蛋白超家族(IgSF)成员。这可能因为 IgSF 是人类胞膜分子中数量最多的一个超家族;另外,在生物进化过程中,IgSF 主要功能是识别其他膜分子或介质,有"识别结构域"之称。IgSF 中可进一步分为 CD28 、B7、CD226.TIM、CD2/SLAM 和 LAIR 等不同家族,每个家族相互作用分子具有一定规律性,如 B7 家族主要与 CD28 家族成员相互作用,但有 2 个例外:如 BTLA 可识别 TNFRSF 成员 HVEM,B7-H6 可同 NKp30 (NCR3)相互作用。②肿瘤坏死因子受体超家族(TNFRSF),TNFRSF 也可分 V 型、L 型和 S 型等几个不同家族。TNFRSF 中,胞膜外区有 1 个至数个富含半胱氨酸结构域(CRD),TNFSF 中胞膜外区一般有 1 个 TNF 同源结构域(THD)。③值得注意的是,补体调控蛋白(CCP)家族中的某些成员也成为新的共刺激分子。例如 CD55(DAF)作为共刺激分子通过与 CD97 相互作用,诱导 Tr1 的分化,刺激 CD4$^+$ CD49b+LAG3$^+$ CD22611i Tr1 产生大量的 IL-10,介导 Tr1 亚群的免疫抑制功能。另一个 CCP 家族成员是 CD46(MCP)。在 IL-2 存在条件下,CD4$^+$ T 细胞 TCR 和 MCP 结合相应配体后,诱导产生 IL-10,可抑制"旁立"(by-stander)T 细胞的活化。

以往共刺激分子的概念往往包括了参与 TCR 信号的共正相调控作用(co-stimulation)和共负相调控作用(co-inhibition)的两类分子。笔者认为,除非有的膜分子在不同条件下分别发挥共刺激作用或共抑制作用,在一般情况下,用共刺激分子或共抑制分子来描述一个功能分子较为妥当。

(二)共刺激分子和共抑制分子的作用特点

1.配体、受体和互为配受体

在研究共刺激/共抑制分子时,一般把接受配体刺激后,介导信号转导,并参与 TCR 介导的信号通路网络,调节 T 细胞功能的膜分子称为受体。在现有的条件下,同一对分子在不同细胞上分别互换配体或受体的角色,称为互为配受体(counter-receptor),由此产生的信号是双向的共信号转导(bidirectional co-signalling)。最初,互为配受体作用方式主要见于

TNFSF-TNFRSF 相互作用中,近年来,在 IgSF 共刺激/抑制分子研究中发现了越来越多的互为配受体的分子。其中不乏在不同细胞相互作用时,同一个分子分别发挥共刺激作用或共抑制作用。APC(DC)细胞上 B7-1 和 B7-2 被 T 细胞上 CTLA-4 作用后,可产生吲哚胺-2,3 双加氧酶(indoleamine 2,3-dioxygenase ,IDO),IDO 以反式作用方式耗竭色氨酸,从而抑制 T 细胞的功能。

2.共刺激/抑制分子多界面和竞争性相互作用

在共刺激分子或共抑制分子相互作用中,存在着多界面(multiple interface)和竞争性结合(competitiwe binding)的现象。CD28 和 CTLA-4 除了通过其胞膜外区 MYPPPY 基序同 CD80 和 CD86 作用外,还有另一个位点被 B7-H2 分子所识别。CD275/B7-H2(ICOSL)已知是诱导性共刺激分子(ICOS)的配体,结合到 ICOS 分子上的基序是与 MYPPPY 基序结构相似的 FDPPPF。CD28 和 CTLA-4 和 ICOS 结合到 B7-H2 是相同的位点,但结合的亲和力有所不同,ICOS 结合 B7-H2 的亲和力要明显高于 CD28 或 CTLA-4 与 B7-H2 结合的亲和力。

PD-1 可结合 B7-Hl(PD-L1)和 B7-DC(PD-L2)两种配体。最近发现,B7-Hl(PD-L1)可与 CD80/B7-1 相互作用,但 B7-Hl 同 PD-1 和 B7—1 作用的位点有所不同。

HVEM 分子通过不同的分子界面产生截然相反的免疫调节作用。HVEM 胞膜外区有 4 个 CRD,其中 CRD2 和 CRD3 参与组成 HVEM 三聚体,同 TNFSF 中相应配体 Light(配体)结合,向 T 细胞转递共刺激信号;当 HVEM CRD1 和 CRD2 以单体形式结合 BTLA 和 CD160 时,向 T 细胞传递抑制性信号。现在已知参加 HVEM 网络作用的分子至少有 14 种,足见参与不同分子界面的复杂性。

(三)共刺激分子和共抑制分子与 T 细胞亚群

目前共刺激/抑制作用的研究主要集中在 T 细胞。T 细胞应答过程中不同阶段以及 T 细胞不同亚群所参与的共刺激分子、共抑制分子以及信号的转导都有所不同。

1.共刺激/共抑制分子与初始 T 细胞的 primlng

初始 T 细胞 primlng 指常规的初始 T 细胞从"静息"(quiescent)状态到活化状态的过程。CD28 可能是初始 T 细胞主要的共刺激分子,CD28 是免疫突触中中央超分子活化复合物(cS-MAC)中的重要分子。在双信号学说中,CD80/B7-1 组成性表达于 APC,CD86/B7-2 组成性但低水平表达于 APC,当 APC 活化后 CD80/CD86 表达明显上调,是 APC 提供第二信号的分子基础。T 细胞活化后 CTLA-4 被诱导表达的同时,CD28 通过内化而下降,是免疫应答自身稳定的重要分子基础。在缺乏 CD28 分子时其他共刺激分子有一定的代偿作用,例如在缺乏 TCR 和 CD28 信号时,CD2 可通过 ZAP-70 发挥类似 TCR-CD3 的信号转导。CD27 组成性表达于初始 T 细胞,并可促进 T 细胞增殖。

2.共刺激/抑制分子与 CD4$^+$ Th 细胞的分化

SLAM 家族分子促进活化 CD4$^+$ T 细胞向产生 IL-4 和抑制 IFN-γ 产生方向极化。TIM1 和 TIM4 促进 Th2 应答,这种作用是通过 TIM1 表达在 Th2 细胞促进 Th2 分化和 IL-4 产生。此外,TIM4 还可能通过不结合 TIM1 的机制选择性抑制 Th1 和 Th17。ICOS 最初被认为是优先促进 Th2 的增殖和分化的共刺激分子。现认为 ICOS 通过直接接触方式可促进 Th1、Th2、Th17、Tfh、Treg 等多个 CD4-l-T 细胞亚群的扩增和功能。CD27 和 HVEM 促进 Th1 细胞分化,而 CD30 和 DR3 优先促进 Th2 相关细胞因子的分泌。OX40 促进 CD4$^+$ T 细胞分泌 IL-9。

3.共刺激/抑制分子与 Treg 分化和功能

共刺激分子和共抑制分子对 CD4$^+$CD25$^+$Foxp3$^+$ Treg 的发育和功能都很重要。CD28 共刺激作用对于胸腺中 Treg 的产生以及在 Treg 外周中的维持都是必需的。ICOS 促进 Treg 的增殖、存活和维持。HVEM、GITR 和 CD30 促进 Treg 的抑制活性,而 4-1BB、OX40 和 DR3 降低 Treg 的抑制活性,但促进其扩增。Treg 表达 CTLA-4、HVEM、LAG-3 和 PD-1,通过 Treg-常规 T 细胞直接作用方式负相调节常规 T 细胞。例如 Treg 表达的 HVEM 作为配体,同常规 T 细胞上 BTLA 相互作用抑制常规 T 细胞。Treg 上 CTLA-4 与 APC 上的 CD80/CD86 相互作用,一方面可能通过内化机制下调 CD80/CD86 分子,降低其作为共刺激分子与 CD28 分子结合,另一方面诱导 APC 产生 IDO,而 IDO 活化 Treg。此外,Treg 上 CTLA-4 结合常规 T 细胞 B7-1 传递抑制信号。PD-1 结合常规 T 细胞 B7-H1 可促进其向 Treg 分化。

4.共刺激/抑制分子与效应 T 细胞

TNFRSF 在调节效应 T 细胞功能中发挥重要作用。CD27、OX40、DR3 介导的共刺激作用对于 CD4$^+$ 和 CD8$^+$ 效应 T 细胞的增殖和存活均有促进作用,而 4-1BB 和 GITR 优先促进 CD8$^+$ 效应 T 细胞的扩增和存活。APC 表达 HVEM 同效应 T 细胞和 Treg 细胞上共抑制受体 BTLA 和 CD160(在活化和效应 T 细胞上表达上调)作用,抑制 T 细胞的效应功能。此外,表达于效应 T 细胞的 CTLA-4、PD-1、LAG-3 和 TIM3 等共抑制受体可降低 CD4$^+$ 和 CD8$^+$ 效应 T 细胞的应答水平。

5.共刺激/抑制分子与记忆 T 细胞

CD28 在记忆 T 细胞存活中发挥作用,也参与 CD4$^+$ 和 CD8$^+$ 记忆 T 细胞对病毒感染的再次应答。ICOS 与记忆 T 细胞的再活化有关。TNFRSF 在记忆 T 细胞应答中发挥关键作用,如 4-1BB、OX40 和 CD27 可单独或协同增强记忆 T 细胞的应答。

6.共刺激/抑制分子与 T 细胞的耗竭和免疫耐受

机体在慢性病毒感染或肿瘤状态下,T 细胞对抗原刺激应答水平降低称为耗竭(exhaustion)。与耗竭 T 细胞相关的共抑制分子有 PD1 、TIM3、CTLA-4 、BTLA、CD160、LAG3 和 2B4 等。在现有的情况下,共刺激信号可逆转已发生的 T 细胞耗竭,如具有激动作用的 4-1BBmAb 联合 IL-7 可恢复丢失功能 CD8$^+$ 的活性。CTLA-4 和 PD-1 对于分别维持中央和外周免疫耐受发挥重要作用。这两种分子同耗竭 T 细胞的发生和维持也密切相关。目前绝大多数 T 细胞耗竭的研究集中于 CD8$^+$ T 细胞,而经典的 T 细胞无能的研究则主要集中于 CD4$^+$ T 细胞。

(四)几种重要的共刺激/共抑制分子

1.TIGIT(T cell Ig and ITIM domain)

TIGIT 属于免疫球蛋白超家族成员,主要表达于 T 细胞及 NK 细胞等淋巴细胞表面。TIGIT 可通过结合 DC 细胞上 CD155,抑制 DC 细胞分泌 IL-12,同时促进其分泌 IL-10,从而抑制 T 细胞应答。交联 TIGIT 可直接抑制 T 细胞的活化和增殖。Treg 细胞高表达 TIGIT,并且发挥免疫抑制功能。大部分 TIGIT+Treg 是 nTreg,但 iTreg 中 TIGIT 的阳性百分率要明显高于其在 nTreg 中的阳性百分率。TIGIT＋Treg 呈现活化表型并增殖活跃，其表型特征与促炎 T 细胞中的 Th1 和 Th17 十分相似，表达 CCR2、CCR5、CCR6、CXCR3 和 CXCR6，但不表达 CCR3(Th2)或 CXCR5(Tfh)。转录因子研究显示，TIGIT＋Treg 表达 Tbx21、Rora、Rorc、Irf4、Ahr，而不表达 Gata3 和 Bcl-6；另外，TIGIT＋Treg 高表达 Prdml，与其分泌高水平 IL-10 密切相关。在功能上，TIGIT＋ Treg 特异性抑制 Th1 和 Th17，而对 Th2 应答不具有抑制作用。TIGIT 是 NK 细胞抑制性受体，但其配体并非 MHC-Ⅰ类分子，而是与活化型受体 CD226 识别同样的配体 CD155 和 CD112。正常情况下，虽然 CD226 和 TIGIT 均能与 CD155 或 CD112 结合，但 TIGIT 与相应配体结合的亲和力更高，比 CD226 占更主导的位置，因此，保护正常细胞免于 NK 细胞的杀伤，维持免疫耐受。

2.CD96(T cell-activated increased late expression，TACTILE)

CD96 是免疫球蛋白家族成员，与 CD226、TIGIT 类似，识别 nectin 或 nectin-like 家族成员。研究表明，CD96 可与 CD226 竞争结合 CD155，CD96 与 CD155 结合后可抑制 NK 细胞分泌 INF-yoCD226 和 CD96 对于 NK 细胞的调控在抗肿瘤免疫中很可能成为新的靶点。CD226⁺ 小鼠比野生型小鼠在接种黑素瘤后更多发生肺转移，而免疫缺陷鼠在利用 CD96-/-NK 细胞重建后，则比用野生型小鼠 NK 细胞重建更少发生肿瘤转移。而这种宿主保护性应答可能主要来源于去除了 CD96 对 NK 细胞分泌 IFN-1 的抑制。因此，CD96 可能是 NK 细胞的肿瘤治疗潜在的靶分子，从而促进 NK 细胞抗肿瘤活性。

3.SLAM 家族(signaling lymphocytic activation molecule，SLAM)

SLAM 属于免疫球蛋白家族成员，表达于大多数造血细胞表面，作为共刺激分子参与 T 细胞活化的同源识别。CD4⁺ T 细胞表达 SLAM(slamfl)、Ly9(slamf3)、CD84(slamf5)和 Ly108(slamf6，Ly108 小鼠，NTB-A 人)，当 Tfh 细胞活化时，这些受体表达水平明显升高，与胞内 SAP 蛋白结合后，通过调节 T 细胞－B 细胞相互作用，促进细胞因子产生和增强 TCR 信号强度等参与生发中心形成，以及长寿命浆细胞和记忆 B 细胞的产生。在此过程中，B 细胞亦上调 SLAM、Ly9、CD84 和 Ly108 分子的表达，通过嗜同型结合，参与生发中心应答。

4.TIM 家族(T cell/transmembrane immunoglobulinand mucin，TIM)

TIM 是免疫球蛋白家族成员中非常独特的一类，分子结构包括 IgV 结构域和 mucln 结构域，既可以传递活化性信号，又可以传递抑制性信号。其 IgV 结构域高度特异性识别凋亡细胞表面磷脂酰丝氨酸。TIM-1 表达在 Th2 细胞上，作为共刺激分子介导 T 细胞活化，参与哮喘和过敏反应的发生。TIM-3 则主要表达在 DC 细胞上，参与凋亡细胞的清除和抗原提呈。TIM-4 则主要表达在抗原提呈细胞上，参与凋亡细胞清除，维持免疫耐受。因此，TIM 家族识别凋亡细胞后是促进免疫细胞活化还是诱导免疫耐受，取决于其表达在不同的细胞上。

5.CD46

CD46 亦称膜辅蛋白(membrane cofactor protein，MCP)，属于Ⅰ型跨膜糖蛋白，表达于所有有核细胞。最初发现，它与补体片段 C3 b/C4b 结合，促进其被丝氨酸蛋白酶水解，从而保护自身细胞免受补体攻击。另外，它还是多种病原体受体，如疱疹病毒、腺病毒及致病性奈瑟菌脓性链球菌等，通过调控自噬，参与病原体的早期清除。研究表明，CD46 是 T 细胞辅助受体，参与 Trl 细胞分化。在多发性硬化、哮喘或类风湿关节炎患者体内都存在 T 细胞 CD46 调节通路的缺陷。值得注意的是,CD46 可被基质金属蛋白酶或早老素 γ 分泌酶复合物酶切,产生可溶型 CD46,并且参与机体对坏死和凋亡细胞的清除。另外,如前所述,CD46 参与 T 细胞 IL-10 的产生,抑制旁立 T 细胞的活化。

(五)以 T 细胞共刺激/共抑制分子为靶点的免疫治疗

以 T 细胞共刺激/抑制分子为靶点的免疫治疗已取得重大进展,并显示出广阔的应用前景。有关这方面的生物制剂主要包括具有中和活性的治疗性抗体、Fc 融合蛋白以及抗原嵌合受体。

1.以共刺激/抑制分子为靶点的治疗性抗体和融合蛋白

在 Science 杂志评选出 2013 年度十大科技进展中,肿瘤的免疫治疗荣登榜首。其中以 CTLA-4 为靶点的单克隆抗体制剂已获得美国 FDA 批准,PD-1 单抗已进入临床试验第Ⅲ期,用于转移性黑素瘤等恶性肿瘤治疗。所谓“抑制抑制性分子”治疗肿瘤的策略得到前所未有的重视。此外,针对 CD28 的嵌合性抗体(simulect)治疗器官移植排斥反应已通过 FDA 和 EMEA 的批准。已批准用于临床的融合蛋白有:针对 CD58 分子的 LFA-3-Fc 治疗银屑病,以及 CD152/CTLA-4--Fc 融合蛋白治疗类风湿性关节炎。上述成功先例极大地推动了以共刺激/抑制分子为靶向治疗,目前进入临床前或临床不同试验阶段生物治疗制剂相关靶分子有 4-1BB、OX40、GITR、TIM3、B7-H4 和 B7-H3 等。

2.嵌合抗原受体

嵌合抗原受体(chimeric antigen receptor,CAR)在肿瘤免疫治疗中显示出良好的应用前景。CAR 是一种跨膜分子,其设计的基本原理是:嵌合分子胞膜外区可识别肿瘤抗原,胞质区含有共刺激分子结构域,通过共刺激信号活化 T 细胞,增强对肿瘤的杀伤力。目前有的第三代 CAR 的胞膜外区采用高亲和力特异性识别肿瘤相关抗原的单链抗体,胞质区包括 CD28、4-1BB 和 CD3 链胞内结构域,通过 CD3＜链介导 TCR 的第一信号,CD28 和 4-1BB 介导共刺激信号和抗凋亡作用,明显促进 T 细胞的存活和杀伤功能,在肿瘤免疫治疗中显示出良好的应用前景。

第十一章　趋化因子及其受体研究进展

第一节　趋化因子及其受体简介

一、趋化因子

趋化性细胞因子（chemokine，chemoattractant cytokine，CK）是长度为 8～12kDa，具有使细胞分化、迁移和运输功能的多肽。趋化因子蛋白在生物进化上显得十分保守，不同物种从哺乳动物到鱼类具有高度的氨基酸序列同源性（20%～70%同源）。首个趋化因子，即 CXCL8/IL-8 于 1987 年被发现。之后，特别是进入 20 世纪末期，大量的趋化因子如雨后春笋般的被发现，逐渐形成了多达 5 个亚家族至少 50 多种趋化因子的大家族。预期将有更多的趋化因子被发现，更有甚者随着研究的逐步深入，已知或未知的趋化因子的功能会被研究者及临床工作者所深入了解，并在转化医学中起着重要的作用。

（一）趋化因子的分类及命名

趋化因子是一类具有趋化特性的细胞因子蛋白样物质，能够激活趋化因子受体，目前已经发现 50 多种，依据分子中 4 个保守的半胱氨酸（cysteine，Cys）的位置不同它们被分成了 4 个家族，即 CXC、CX3C、CC、C。绝大多数趋化因子含 4 个保守的半胱氨酸，且形成两个内部二硫键。分别用 CXCLn、CCLn、XCLn 和 CX3CLn 表示为 CXC 、CC、C 和 CX3C 趋化因子的配体（L 为其配体 ligand，n 为一个表示顺序的数字）。迄今发现的趋化因子有：CXCL1-16、CCL1-28、XCL1-2 和 CX3CLI（C 为半胱氨酸，X 为任意氨基酸）。另外，趋化因子的基因命名为 SCYn（small secreted cytokine gene），四类趋化因子分别对应的基因为 SCYBn：CXC；SCY-An：CC；SCYCn：C；SCYDn：CX3 C 。

1.CC 趋化因子

趋化因子家族中最大的亚类是 CC 趋化因子，此类趋化因子前两个半胱氨酸相邻排列。该亚类趋化因子包括 28 个成员，分别为 CCL1～CCL28，其基因用 SCYa（small secreted cytokine a）来表示，编码这个亚类成员的基因大部分定位于 17q11.2，氨基酸水平上的同源性在 25%～70%。CC 类趋化因子主要对单核细胞/巨噬细胞、淋巴细胞、嗜酸性粒细胞、嗜碱性粒细胞有较强的趋化活性。而其他不同的染色体定位点则激活不同的细胞。

2.CXC 趋化因子

在趋化因子家族中，CXC 趋化因子为第二大类，此类趋化因子前两个半胱氨酸残基之间含有一个其他氨基酸残基。此类趋化因子共有 16 种，分别记作 CXC1～CXC16，其基因用 SCYb 来表示。编码这个亚类成员的基因大部分定位在 4q12～q13 或 4q21.21，基因定位于 4q12～q13 的主要作用于中性粒细胞，定位于 4q21.21 的主要作用于淋巴细胞。氨基酸序列

同源性为 $25\%\sim90\%$。

在 CXC 趋化因子中,多种趋化因子均在 N 端和第一个半胱氨酸之间含有一类共同的氨基酸基序:ELR,即谷氨酸(glutamate)-亮氨酸(leucine)-精氨酸(arglnine)。根据是否存在 ELR 序列,CXC 类趋化因子分为 ELR-CXC 类趋化因子和 non-ELR-CXC 类趋化因子。ELR-CXC 类趋化因子是有效的血管生长因子,如 CX-C8/11-8、CXCL6/GCP-2、CXCLl/Groα 等,这些趋化因子直接作用于内皮细胞促进血管生成,从而介导肿瘤的生长和转移。而 non-ELR-CXC 类趋化因子则是抑制血管生长的因子,能抑制 ELR-CXC 诱导的内皮细胞趋化,包括 CX-CIA/PF-4、CXCL10/IP-10、CXC L9/M 等。CXC 类趋化因子是抑制血管形成还是促进血管形成取决于 ELR 基序是否存在。ELR-CXC 趋化因子一般与 CXCR2 结合,很少和 CXCR1 结合,non-ELR-CXC 趋化因子则与 CXCR3、CXCR4 和 CXCR5 结合。

3.C 趋化因子

C 趋化因子,其 N 端只含两个半胱氨酸,即为通常的 4 个保守半胱氨酸中的第 2、第 4 个的位置。此类趋化因子中只有两个成员即 XCLl/lymphotactin、XCL2/SCM-1β,其受体均为 XCR1。其基因用 SCYc 来表示,染色体定位于 1q23。C 趋化因子主要作用于成熟 T 淋巴细胞,尤其是 CD8$^+$ T 细胞。

4.CX3C 趋化因子

CX3C 趋化因子,又作 CXXXC 趋化因子,其 N 端前两个半胱氨酸之间含有 3 个其他氨基酸残基。此亚类中的成员只有 CX3 CLl/fractalkine,是目前 CX3 C 类趋化因子唯一的成员。其基因用 SCYd 来表示,染色体定位于 16q130fractalkine,是由 373 个氨基酸组成的大分子蛋白,含有多个结构域。在结构上 fractalkine 与其他趋化因子不同,它分为膜结合型和分泌型两种形式。膜结合型 fractalkine 由 4 个部分构成,分别是前 76 个氨基酸构成的趋化因子区域、与细胞膜相连的黏蛋白样茎状结构、跨膜域以及 37 个氨基酸组成的胞内域。炎症因子如肿瘤坏死因子(TNF-α)、白细胞介素(IL-1)、干扰素(IFNγ)等可以诱导内皮细胞表达膜结合型 fractlkine;分泌型 fractalkine 的分子量为 95kD,推测可能是在膜基部通过 TNF-α 转换酶(tumor necrosis factor-a converting enzyme,TACE,也称 metallopeptidasedomain 17,ADAM17)和 ADAM10(a disintegrin and metalloprotease,A 解整合素样金属蛋白酶 10)水解生成。这种水溶性的 fractalkine 结构上只含有趋化蛋白功能区和一部分黏蛋白样结构区,对单核细胞、NK 细胞和 T 细胞有较强趋化活性。

5.组成性趋化因子

根据趋化因子的表达方式和在免疫系统中的作用,趋化因子又分为组成性(constitutive)趋化因子和诱导性(inducible)趋化因子。组成性趋化因子主要参与胚胎发育、维持稳定的淋巴细胞交通,趋化淋巴细胞进入特异性的淋巴和非淋巴器官。该类趋化因子主要高表达于胸、淋巴结、脾脏,此外在皮肤、小肠、黏膜细胞中也有表达,与组织特异性淋巴细胞归巢有关;主要趋化初始 T 细胞、胸腺细胞、记忆细胞。

6.诱导性趋化因子

诱导性趋化因子在炎症刺激后可特异性表达,发挥趋化免疫细胞的作用,该类包括趋化中性粒细胞的 CXC 趋化因子的 ELR 亚类和可趋化嗜酸性粒细胞、单核细胞和淋巴细胞的 CC

趋化因子,如 CCL5 等。诱导性趋化因子可由炎性细胞因子、细菌毒素或其他破坏内环境稳态的病理条件诱发不同类型的细胞表达。组成性趋化因子绝大部分与其受体一一对应,一种趋化因子专一性结合一种趋化因子受体;反之也然,趋化因子受体也只结合相应的一种趋化因子。而诱导性趋化因子的受体则呈现共享性或多员性(redundancy),即一种趋化因子受体可结合多种诱导性趋化因子。

(二)趋化因子的结构

趋化因子的序列相差较大,三维空间结构却存在显著的同源性,不同的趋化因子有相似的空间结构,它们都是单链蛋白,拥有相同的单体蛋白折叠结构,该结构由 3 个 β 片层、1 个 C 末端 α 螺旋和 1 个柔性 N 端结构域组成,且其中的柔性 N 端区域通常被认为是活化趋化因子受体是必需的。通过对 11-8/CXCL8、PF-4/CXCIA、MIP-1β/CCIA、RANTES/CCL5 进行 X 线晶体衍射和对其溶液中的结构研究表明,CXC 和 CC 类趋化因子单体都有相似的三维结构,每个趋化因子的 C 末端的 α 螺旋均被三股反平行的 β 片层所包绕。典型的趋化因子是由多肽前体加工而来,多肽前体中包括大约 20 个氨基酸残基的信号肽,成熟的趋化因子被细胞分泌时信号肽被切除。趋化因子的单体是生理状态下存在的主要形式,且大量的研究表明有功能的趋化因子配体是单体,尤其对 CXC 及 CC 类趋化因子来说,N 末端是和相应受体高亲和力结合的部位,而 C 末端 α 螺旋中带有大量电荷的区域则是与肝素或 GAG(glycosaminoglycan,糖胺聚糖)低亲和力结合的位点,被称为 GAG 结合区。

在趋化因子结构中拥有 4 个保守的半胱氨酸残基,从 N 端算起,大多数情况下第 1、第 3个半胱氨酸之间和第 2、第 4 个半胱氨酸之间各形成 1 个二硫键,这对趋化因子空间结构的形成至关重要。但也有 2 个例外:淋巴细胞趋化素(XCLl/lymphotactin)只有 2 个半胱氨酸,形成 1 个二硫键;次级淋巴组织趋化因子(CCL21/SLC)则拥有 6 个半胱氨酸,形成 3 个二硫键。

(三)趋化因子的基本功能

趋化因子的功能主要是趋化各种细胞,它们直接参与白细胞特别是吞噬细胞和淋巴细胞的游走和活化,在炎症反应中起核心作用。在炎症发生的过程中,趋化因子通过趋化作用招募各种白细胞至炎症部位,其中包括两个步骤:首先是白细胞在血管内皮细胞表面的初始性滚动转换成稳定性结合,并穿越血管内皮细胞;然后,这些白细胞向着感染部位迁移,迁移的方向一般是顺趋化因子浓度梯度。而这一浓度梯度,又是由胞外基质(ECM)和内皮细胞表面能结合趋化因子的黏蛋白含量所决定的。白细胞一旦穿越内皮细胞和基底膜进入组织,它们就沿着基质所结合的递增性趋化因子浓度向炎症部位游走,细胞沿着趋化因子浓度增加的信号向分泌趋化因子处迁移。

趋化因子还可通过上调整合素的表达,从而活化白细胞;另外它还可促进细胞脱颗粒和生物活性物质释放。例如,CCL2/MCP-1 可趋化嗜酸性粒细胞并刺激其释放组胺;CXCL8/IL-8可使中性粒细胞外形改变,促进其脱颗粒,激活中性粒细胞并使其产生呼吸爆发(respiratory burst)、释放超氧化物和溶酶体酶。有些趋化因子在发育中起作用,它们能刺激新血管形成,提供具体的关键信号而促进血细胞成熟。趋化因子还具有其他多效性功能,在肿瘤生长的调节,免疫系统、循环系统和神经系统的发育等方面都起到重要作用。

二、趋化因子受体

趋化因子能够将细胞表面具有特异性受体的细胞聚集在一起,参与多种生理和病理过程,如细胞生长、发育、分化、凋亡,组织损伤,肿瘤的生长和转移,而细胞表面的这种特异性受体就称之为趋化因子受体(chemokine receptor,CKR)。1991 年人们发现了第一个趋化因子受体 CXCR1(11-8 Rα)和 CXCR2(IL-8Rβ),随后新的趋化因子不断被发现,趋化因子受体家族也随之壮大。

趋化因子受体广泛表达于中性粒细胞、巨噬细胞等骨髓来源的各种白细胞亚群,亦可表达于上皮细胞、血管内皮细胞、平滑肌细胞等结构细胞,并引起此类细胞的脱颗粒(信号分子的释放)。同时,还对淋巴细胞归巢、T 淋巴细胞激活、血细胞生成成熟及趋化反应有重要作用。某些趋化因子受体也是 HIV 等病毒进入细胞的辅助受体。

趋化因子与其受体之间的特异性结合具有交叉性,即一种趋化因子特异地与一种受体结合,如 CXCR4 是 CXCL12/SDF-1 的唯一受体,而 CXCL12/SDF-1 同时也是 CXCR4 的唯一配体;一种趋化因子也可以与几种受体结合,如 CCL5/RANTES 不仅能与 CCR5 结合,还能与 CCR1、CCR3 结合;一种趋化因子受体也可有几个高亲和配体如 CXCR2 不仅能与 CXCL8/IL-8 结合,还能与 CXCLl/GROα、CXCL2/GR0β、CXCL3/GROγ 等多种趋化因子结合。这种趋化因子及其受体的交叉性结合使得一种趋化因子可以趋化表达不同趋化因子受体的免疫细胞定向迁移,而一种免疫细胞也可以被多种趋化因子所招募。

(一)趋化因子受体的命名及分类

目前,共有 20 多种趋化因子受体被分离鉴定和克隆,其分类方法有两种。根据与配体结合的特征与来源分为:CCR 趋化因子受体、CXCR 趋化因子受体、XCR 趋化因子受体、CX3CR 趋化因子受体。根据趋化因子受体特异性不同分为:特异性受体、共用受体、诱饵性受体(decoy receptor)及病毒受体。已发现的诱饵性受体有 3 种,即 CCX-CKR(chemocentryxche-mokine receptor,ChemoCentrx 趋化因子受体)、D6. DARc/ Duffy(duff antigen receptor,DARc,红细胞趋化因子受体/微小间日疟原虫受体)。诱饵性受体虽能识别和结合特定的趋化因子,但并不引起任何细胞信号转导和细胞反应,是不下传信号的趋化因子结合蛋白(non-signaling chemokine binding protein),因而可能主要对趋化因子发挥清除作用。

(二)趋化因子受体的结构

趋化因子受体是一种 7 次跨膜的 G 蛋白耦联受体,它的 N 端位于细胞膜外侧,C 端位于细胞膜内侧,有 3 个细胞外环和 3 个细胞内环。其中有一个细胞内环耦联有异源三聚体的 G 蛋白,来介导配体与受体的结合,从而启动后续的反应。通常在分子内部形成的二硫键位于 N 端与第 2 次跨膜外环之间及第 1 次与第 3 次跨膜外环之间。与趋化因子一样,不同趋化因子受体的氨基酸序列也有 20%～85% 的同源性,特别是在跨膜区和胞浆内,且三级结构非常相似。

(三)趋化因子与受体结合的信号转导

趋化因子与其受体结合后,其刺激信号通过与其偶联的 G 蛋白传入细胞内,从而激活靶细胞的运动、黏附与去黏附,细胞骨架重排、吞噬异物、释放各种水解酶、抗微生物以及激活 NADPH 氧化酶产生超氧化物效应等生物学效应。趋化因子受体介导的信号转导对于细胞生理、病理功能具有重要意义,任何异常都将对机体产生不利影响,如慢性肉芽肿、中性粒细胞黏附缺陷等疾病都与趋化因子受体功能异常有关。

当趋化因子作用于相应受体后,后者通过与之偶联的 G 蛋白进行信号转导,导致特征性的胞内钙离子的流动及沿趋化因子浓度梯度的细胞迁移。趋化因子和趋化因子受体结合后细胞的一般变化如下:趋化因子与其受体结合后引起受体分子构象的改变,激活偶联的 G 蛋白形成 Gα-ATP 复合物并与 βγ 亚单位分离,通过 Ras/MAPK 途径、N-甲酰多肽激活的 Ser/Thr 蛋白激酶途径和磷脂酰肌醇 3-激酶(PI3K)途径等,分别激活一系列激酶包括磷脂酶(PLC)、PI3K 以及酪氨酸激酶,产生三磷酸肌醇(IP3),促使胞外 Ca^{2+} 内流和细胞储存 Ca^{2+} 释放,致胞质内 Ca^{2+} 浓度增高,从而激活淋巴细胞内的肌凝蛋白 I 、II ,与肌动蛋白结合,导致肌动蛋白丝聚合、收缩,在多种细胞因子、黏附分子和酶等协同作用下,细胞定向迁移、聚集。

第二节　趋化因子及其受体研究进展

趋化因子通过与其相应的趋化因子受体结合才能启动下游信号通路,本节我们将趋化因子与其受体结合论述其研究进展。

一、趋化因子及受体与自然杀伤细胞的生物学作用

自然杀伤(NK)细胞可识别和杀伤恶性转化的细胞以及微生物感染的细胞,它们通过分泌多种细胞因子和趋化因子发挥免疫调节活性,还与树突细胞相互作用,形成先天免疫和适应性免疫应答反应。此外,NK 细胞已被成功地用于治疗急性髓细胞白血病和其他血液系统恶性肿瘤。免疫系统对肿瘤的监视起着核心作用,能够识别和破坏肿瘤细胞。

NK 细胞也具有免疫调节功能,因为它们分泌的细胞因子如 IFN-γ,有利于 T 辅助细胞 1(Th1 细胞)的发育;其分泌的趋化因子如 CCL3/MIP-1α 和 CCIA/MIP-1β 能够招募不同炎症细胞至炎症部位。研究发现鼠巨细胞病毒(MCMV)感染可导致 NK 细胞在感染的小鼠肝和脾积累,使 CCL3/MIP-1α 释放,从而促使炎症加重和降低感染此病毒敏感性。有趣的是,感染鼠巨细胞病毒后,小鼠 NK 细胞分泌 XCL1/淋巴细胞趋化因子、CCL3/MIP-1α,CCIA/MIP-1β 和 CCL5/RANTES。

人类 NK 细胞在外周血细胞中占有比例小于 1%,但占外周血淋巴细胞的 10%~15%。人 NK 细胞分为 CD56bright CD16dimNK 和 CD56diinCD16brightNK 亚群。这些 NK 细胞亚群有不同的表型和不同的功能;前者偏向于免疫调节作用,而后者则偏向于溶细胞作用。CD56dim CD16bright NK 细胞占血液中 NK 细胞的 80%~90%;而 CD56bright CD16 出 m NK 细胞只占血液中 NK 细胞的 10%~20%。CD56dim CD16brighlitNK 细胞对靶细胞(如肿瘤细胞和未成熟树突状细胞)有高细胞毒性,但分泌细胞因子的水平低于 CD56dimCD16brigntNK 细胞。此外,CD56diCD16brightNK 细胞阳性表达 CD94/NKG2+、杀伤 Ig 样受体(KIR+)、自然细胞毒性(NC)+和穿孔素+,而 CD56brigbCD16dNK 细胞则是 CD94/NKG2+、KIRIow 或 NClow 和穿孔素。IL-2 可激活 NK 细胞,上调 CD56 分子在其表面的表达。更重要和关键的是活化的 NK 细胞能杀死和摧毁恶性转化细胞。

在一般生理状态下,CD56diCD16brightNK 细胞归巢在外周淋巴结,因为它们表达趋化因子受体 CCR7,并应答于 CCL19/MIP-3 和 CCL21/SLC 趋化因子。它们也随 CXCR3/CXCL10 或 CXCR4/CXCL12 轴分布在腺体组织和脱膜子宫。另一方面,两个 NK 细胞亚群都会迁移到炎症部位,在发炎的肺脏和肝脏中分布有 CD56dm CD16brightNK 细胞。在病毒感染以及在寄生虫感染部位,CCR5/CCL5 轴在 NK 细胞募集中起着重要的作用。

目前尚不清楚这个阶段的 NK 细胞运输是如何控制的。骨髓(BM)是 NK 细胞发育的最重要器官。趋化因子在 NK 细胞定位于骨髓和离开归巢器官中发挥作用。IFN-γ/CXCR3/CXCL9 轴对 NK 细胞从贮藏器官的募集十分重要,如骨髓进入血液循环。

子宫 NK 细胞存在于蜕膜的血管内和血管周围区域,并在妊娠早期大量存在于母体子宫的黏膜组织。NK 细胞是从血液循环募集到子宫,但这种募集不是依赖于 CCR2 或 CCR5 的,这表明其他趋化因子受体可能参与了这一过程。

CD56dCD16bright NK 细胞也会迁移到自身免疫性炎症的部位,如通过 CCR5/CCL3/CCIA/CCL5 轴迁移到类风湿关节炎病人的炎性滑膜液中。这种募集可能与这些细胞表面上的 CCR5 表达有关,从而导致它们向炎症关节部位高浓度的 CCL3/MIP-1α、CCIA/MIP-1β 以及 CCL5/RANTES 聚集。此外,ChemR23 可能在 CD56dmCD16bright NK 细胞向类风湿关节炎患者的滑液和口腔扁平苔藓患者的炎症组织中募集起到一定的作用,因为这些部位大量产生 ChemR23 配体 chemrin。

CD56 dimCD16bright NK 细胞借助 CX3 CRl/CX3 CL1 轴分布到炎性的大脑组织中。在 CX3 CR1 缺陷小鼠,NK 细胞募集到自身免疫性脑脊髓炎(EAE)模型动物的中枢神经系统(CNS)时神经发生损伤并使病情加重。IL-15 下调 CD56brightCD16dim NK 细胞中 CX3CR1 的表达,这可能会影响其分布到炎症部位。IL-15 还下调 CD56dimCD16bright NK 细胞中 ChemR23 的表达,阻止它们迁移到 chemrin 积聚的炎症反应部位。这些结果表明,IL-15 是一种促使 NK 细胞成熟的细胞因子,在自身免疫反应中也可以抑制 NK 细胞分布到组织。

另一方面,CD56dimCD16brightNK 细胞借助 CXCRl/CXCL8 轴堆积在患有原发性胆汁病患者的肝脏中。NK 细胞可通过 CXCRl/CXCL8 轴募集到炎症肝脏部位。这些结果表明,NK 细胞可能有助于这种自身免疫性疾病的发病机制研究。此外,CCR1 对 NK 细胞转运到刀豆蛋白 A 诱导的肝炎模型的炎症性肝脏十分重要。虽然这不是一种自身免疫性疾病,然而结果一致表明,由于这些细胞的溶细胞活性和它们分泌多种炎症细胞因子和趋化因子,NK 细胞(特别是 CD56dim CD16bright)迁移到发炎的肝脏并加剧了肝脏组织的损伤。

除了释放炎性细胞因子和趋化因子,GVH 病的特征是通过免疫细胞渗入到疾病感染部位而增强抗原提呈细胞的活性。然而,在移植物抗宿主病(GvH)中有利于 NK 细胞堆积的趋向因子类型是未知的。此外,趋化因子激活 NK 细胞使其变成具有高度细胞毒性的细胞,如大家所知的杀伤肿瘤细胞的趋化因子活化杀伤细胞(CHAK)。

总之,无论趋化因子以自分泌或旁分泌的方式分泌都调节 NK 细胞的多种生物学功能。根据不同组织和趋化因子的分泌,NK 细胞可能改善某些疾病,如它们具有对抗肿瘤或病毒感染细胞的作用,对治疗白血病和其他血液系统恶性肿瘤有治疗潜力,以及减少 GvH 疾病的发病。相反,它们可以通过直接的细胞毒性或释放多种炎性细胞因子和趋化因子破坏自身组织,参与自身免疫性疾病如类风湿关节炎、原发性胆汁性肝硬化的发生。

二、趋化因子及受体与心境障碍、精神分裂症和认知功能障碍

过往的研究中,精神疾病的免疫标记物主要集中于促炎细胞因子上,而包括趋化因子在内的其他免疫蛋白在精神疾病研究中相对被忽视。最近的研究表明,趋化因子与精神障碍等许多生物学过程有潜在的相关性,包括神经调节剂的影响,神经递质样作用,以及直接/间接调节神经(细胞)的形成,趋化因子与抑郁症、双向征、精神分裂症、轻度认知障碍,以及阿尔茨海默病均有关联。

精神疾病是全球高发性疾病。世界卫生组织(WHO)预测到 2030 年抑郁症将成为全球性疾病。趋化因子在神经生理学和病理学中的相关性越来越受到瞩目。趋化因子在基础神经科学中的作用不仅仅作为免疫因子,其对神经的作用可能包括:调节迁移、神经干/祖细胞的增殖和分化、轴突出芽和伸长率的调节、调节中央激活状态和外周免疫细胞的渗透、BBB 通透性、神经内分泌功能的调节控制、突触传统的神经递质系统,以及可能的直接调节神经递质样作用,这些功能的缺失可能为神经发育和精神疾病的病理生理基础。趋化因子和趋化因子受体广泛表达在整个中枢神经系统的许多细胞类型,以响应不同的免疫应答,环境风险(例如运动)或神经元激活。例如:CXCL8 的受体(CXCR1 和 CXCR2)表达于神经元、星形胶质细胞、小胶质细胞、少突胶质细胞、BBB 内皮细胞、NSC/NPC 等,同时 CXCL8 在神经胶质细胞质中表现出诱导神经干/祖细胞(NSC/NPC)趋化性或者调节 NSC/NPC 迁移的能力。CCL2 及其受体(CCR2)同样广泛表达于星形胶质细胞、小胶质细胞、神经元和 NSC/NPC 细胞中,其在免疫应答中上调于促炎细胞因子和其他炎性细胞因子。类似于 CXCL8,体外研究表明,CCL2 可直接诱导 NSC/NPC 细胞的迁移和分化,血脑屏障中内皮细胞诱导 NSC/NPC 增殖和分化是由 CCL2 介导。

一项对老年抑郁症的前瞻性研究表明,血清中 CXCL8(IL-8)水平与老年抑郁症正相关,这个发现在尸体解剖中得到验证:从老年抑郁症患者前额的布罗德曼 10 区域 RNA 芯片分析结果表明,使用抗抑郁药物可以下调 CXCL8 含量。最新的研究表明,在老年性抑郁症患者中 251t/A SNP(单核苷酸多态性)CX-CL8 基因(rs4073)与抑郁症的发病显著相关。但是在非老年性抑郁症患者中 CXCL8 与抑郁症的联系是模糊的。van Zuiden 研究表明:体外有丝分裂原或 LPS 刺激产生的 CCL2 的外周血单核细胞(PBMC)与抑郁症呈正相关。CCL2 在抑郁症患者血清中含量升高,同时在文拉法辛治疗成功的抑郁症患者血清中 CCL2 含量减少,表明 CCL2 与抑郁症有很大的关联性。其他与抑郁症相关的趋化因子包括 CCL3、CCL11 和 CXCIA 等。

精神分裂症是一组病因未明的重性精神病,多在青壮年缓慢或亚急性起病,有高度的致残特性。目前没有趋化因子与精神分裂的纵向研究,分类研究中由于在抑郁症方面的研究,对于精神分裂有关的趋化因子研究集中于 CXCL8 和 CCL2。CXCL8 在精神分裂症中的作用是模糊的,一些研究表明精神分裂症患者血清中 CXCL8 水平升高,而在另外一些文献中未发现 CXCL8 与精神分裂症有显著关系。还有研究表明怀孕中期孕妇血清 CXCL8 浓度与后代精神分裂症谱系障碍显著相关。与此相反,大部分的文献认为慢性精神分裂症患者血清中 CCL2 表达是增强的。同时最近的研究在一个亚美尼亚样本中发现 G 等位基因明显与精神分裂症

相关,虽然有一些数据表明精神分裂症与 CCI2 有关,但是将 CCL2 作为精神分裂症的一种生物标记仍需要大样本和长时间的观察。

此外在双相情感障碍、自杀行为、阿尔茨海默病等精神类疾病上,CXCL8 和 CCL2 等趋化因子也表现出一定的作用,但由于不同的精神疾病分类测试方法以及不同样本之间的差异性,趋化因子在精神疾病中表现并不是一致的,这也从侧面说明趋化因子在精神疾病中多功能协调的作用,其机制需进一步的深入研究。

三、趋化因子及受体与蛋白尿性肾脏疾病

蛋白尿常见于肾小球疾病,蛋白尿促进慢性肾损伤的产生和进展。肾小管上皮细胞重吸收过量的白蛋白,会触发多个病理生理反应,如纤维化介质和炎症趋化因子的表达。因此趋化因子无论是在炎症浸润的富集和在一些与蛋白质超负荷的病理过程都有重要的关联。最近的研究表明,特定的趋化因子和它们的受体可以参与细胞内信号通路蛋白进而诱导肾功能损害。抑制趋化因子诱导的生物学活性是治疗蛋白尿的有效策略。中和抗体、靶向趋化因子和趋化因子受体的小分子化合物已被证明能防止炎症和实验模型蛋白质超载引起的肾损害。这些化合物中有些目前已经在人体临床试验中进行测试。

在健康成人,尿蛋白排泄量低于 150mg/d。蛋白排泄率较高,可能与包括足细胞的损伤在内的肾小球毛细血管壁损伤有关,从而导致肾小球通透性增加异常,白蛋白、转铁蛋白和免疫球蛋白等大分子蛋白滤出。蛋白尿的产生还包括其他原因,导致小分子量蛋白在重吸收或滤过的过程中逸出,然而,多数情况下是由于肾小球缺陷引起。同时蛋白尿与慢性肾脏疾病(CKD)的进展有关。过量的蛋白质进入肾小球滤液不仅引起肾小管的损伤刺激,同时是肾损伤的指标。大量的研究表明趋化因子可以导致白细胞募集,而尿蛋白和白细胞浸润又可以导致肾小管分泌趋化因子。在开始阶段,由肾脏固有细胞释放趋化因子选择性地吸收循环中的白细胞,在扩增阶段,浸润的白细胞可释放促炎和促纤维化因子,加剧肾损害。深入了解趋化因子与白细胞募集之间的关系可为肾功能障碍等疾病的治疗提供新的策略。

以前的研究中从蛋白尿肾病患者和实验模型活检突出蛋白尿和炎症趋化因子之间的关系,包括 MCP-1(CCL2)和 RANTES(CCL5)引起 T 淋巴细胞和巨噬细胞在肾间质积累和肾损伤。间质性浸润位于蛋白质重吸收最活跃的肾小管部位,此外白细胞汇集于间质性浸润区,并引起前面两种趋化因子在肾小管上皮细胞的释放。趋化因子分泌反应蛋白。此定向分泌可以解释蛋白尿的初级阶段肾小管间质白细胞浸润,在这种促炎环境下,浸润细胞可以是炎症局部趋化因子的来源,放大肾小管间质炎症反应,促进肾损害。在培养的肾小管细胞中提高白蛋白浓度引起 CCL2 的释放可以刺激 T 淋巴细胞和单核细胞共同升高。一些细胞因子(如 IL-1 和 TNF-α)和黏附分子如 ICAM-1 已被确定为肾小管细胞蛋白的过载刺激后趋化因子产生的放大剂。额外因素介导的单核细胞的募集在肾脏疾病的晚期阶段,而 CCL2 连同其同源受体 CCR2 参与在早期阶段。CCL2,CCL5 或 IP-10(CXCL10)迅速表达并通过肾小管细胞释放促炎细胞因子,如 IL-6 和 ROS,从而放大蛋白尿相关的炎症反应。

ELR+ CXC 趋化因子的作用受到其细胞表面受体 CXCR1 和 CXCR2 直接影响。ELR+ CXC 趋化因子参与白细胞的迁移和激活,并在一些炎性疾病中发挥关键作用。IL-8(CXCL8)、上皮中性粒细胞激活蛋白(CXCL5)、粒细胞趋化肽-2(CXCL6)、中性粒细胞激活蛋

白(CXCL7)及黑色素瘤生长刺激的活动(CXCL1,CXCL2和CXCL3)属于该 ELR＋ CXC 亚家族。CXCL8/IL-8 对于中性粒细胞有较强的趋化活性,并且与肾小球疾病中的中性粒细胞浸润有关。体外研究表明,白蛋白通过诱导 NF-KB 激活,增加肾小管 CXCL8/IL-8 表达和分泌。从非增殖性肾小球疾病和严重蛋白尿患者肾活组织检查表明肾小管的 CX-CL8/IL-8 表达升高。在人近端肾小管上皮细胞白蛋白可增加 CX3 CL1/趋化因子的表达。CX3 CL1/趋化因子结合到 CX3CR1 受体促进单核细胞黏附和迁移,并通过内皮细胞导致白细胞外渗。CX3CL1/趋化因子基因在实验性蛋白尿小鼠肾小管细胞中表达上调。此外,在进行性肾脏疾病和间质性炎症患者的肾小管细胞中 CX3 CL1/趋化因子也增加。

蛋白尿激活一些转录因子和细胞内信号通路,导致基因表达。接触的近端小管细胞白蛋白和其他血浆蛋白激活转录因子如 NF-KB、信号转录转导因子(STAT)、激活蛋白-1(AP-1),这些转录因子上调肾小管 CCL5 和 CCL2 等多种趋化因子的表达。另一方面,分泌的趋化因子可通过自分泌方式刺激近端肾小管上皮细胞表达细胞特异性趋化因子受体,趋化因子的分泌可能有助于长期存在活化的肾小管间质炎症的分子途径,包括 G 蛋白偶联型受体、蛋白激酶 C、细胞内 Ca^{2+} 释放和转录因子,从而诱导过高的趋化因子、炎性分泌物细胞因子和黏附分子。

趋化因子受体可以通过炎性细胞相互作用促使肾脏疾病的严重程度发展已被广泛证实。因此,肾小球疾病患者间质 T 细胞表达 CXCR3 和 CCR5 受体与患者的蛋白尿和肾功能相关。在进展至终末期肾脏疾病的患者的活检中膜性肾病患者 CCl2 的表达,间质性 CCR2-阳性细胞的数目显著增高。在新月体肾炎中,肾脏固有细胞和炎症细胞 CCL2 表达刺激肾小球及间质中巨噬细胞 CCR2 的表达。趋化因子受体的激活可能在肾小球疾病中导致足细胞损伤和蛋白尿。因此,体外培养的人足细胞表达 CCR4、CCR8、CCR9、CCR10、CXCR1、CXCR3、CXCR4和 CXCR5。此外,氧自由基,伴随着 CXCR1、CXCR3 和 CXCR5 的激活释放可能促进膜性肾病足细胞损伤和蛋白尿的发展。此外,最近的研究表明 CCR2 在高血糖中的重要作用。在 2型糖尿病模型中,小分子 CCR2 拮抗剂 R05234444 可阻断配体结合,导致较高的总足细胞的数量,减少蛋白尿和肾小球硬化,改善肾小球滤过率。同样,CCR2 拮抗剂 RS504393 改善由脂肪组织调节的胰岛素阻力,显著降低尿白蛋白排泄和肾小球系膜扩张,抑制促纤维化和促炎细胞因子合成。

如前所述,趋化因子可以直接募集血液中白细胞到血管外组织,以对抗感染,刺激愈合。然而,白细胞不受控制招募可导致组织损伤。因此,抑制趋化因子的生物活性可能是许多炎性疾病的一个适当的治疗策略。在几种蛋白尿模型中,作为趋化因子和趋化因子受体抑制剂的中和抗体和小分子有机物已被用以防止炎症和肾功能损害。例如:抗 CCL2 抗体可以减少大鼠肾炎蛋白尿和肾小球巨噬细胞聚集。在阿霉素肾炎模型中,靶向抑制 CCL2 和 CCL5 可以减少炎性浸润。

四、趋化因子及受体与多发性硬化症

多发性硬化症(MS)是一种以脱髓鞘,轴突损伤,神经退化为特征的自身免疫性疾病。疾病发生的主要过程是自身免疫 T 细胞和巨噬细胞从血液迁移到中枢神经系统造成血脑屏障的破坏。不同的辅助性 T 细胞亚群表达不同的趋化因子受体,在多发性硬化症的发病机制中

发挥不同的功能。最近公布的结果显示多发性硬化症患者的血液和脑脊液中的趋化因子和趋化因子受体的含量增加。

MS 的发病机制尚不完全清楚。作为一种多因素疾病,MS 是由病毒感染,环境因素,遗传倾向和自身免疫性炎症组合引起的。此外,最近的数据表明,自身免疫性炎症对 MS 的发展有着越来越重要的作用。虽然在 MS 脱髓鞘组织中涉及体液和细胞免疫应答,但细胞免疫应答在 MS 的发展过程中被认为是更重要的。中枢神经系统疾病的发病机制与其他炎性疾病不同,血脑屏障(BBB)和血脑脊液屏障(BCB)为脑脊液和血液输送到中枢神经系统的过程中提供了解剖学屏障,以防止一些物质的自由交换。在某些情况下,如病毒感染或炎性刺激后,淋巴细胞(其中大多是髓鞘特异的 T 细胞)在周边被激活后可通过 BBB 迁移到脑和脊髓。然后在中枢神经系统中,这些致病细胞被活化并释放出大量的炎性细胞因子,其能特异性地与它们的受体相互作用,并导致轴突损伤和脱髓鞘。此外,越来越多的数据表明,趋化因子和趋化因子受体参与了巨噬细胞和 T 淋巴细胞向中枢神经系统募集的过程,是 MS 发病机制中最关键的部分。虽然病原性细胞向中枢神经系统实质迁移的机制还不清楚,可以确定的是该过程沿着趋化因子浓度增加的信号向分泌趋化因子处的迁移。

在 1989 年,CD4$^+$ T 细胞被分为两个亚群 Th1 和 Th2。相关的动物和人类的研究显示,Th1 和 Th2 细胞及其相关细胞因子参与了 MS 和脑脊髓炎的发展。Th1 和 Th2 细胞可以通过分泌不同的细胞因子相互交叉抑制,MS 等疾病的进展可能取决于 Th1/Th2 的失衡。在 MS 和 EAE 的活跃期,病灶中发现较高水平的 Th1 细胞,此外,在 MS 和脑脊髓炎患者的血清中 Th1 细胞的水平也显著增加。

在过去 10 年中,关于 Th1 和 Th2 细胞相关的趋化因子的表达及其与 MS 等疾病的关系做了很多研究。研究显示,Th1 细胞主要表达 CCR5、CXCR3 和 CXCR6,而 Th2 细胞主要表达 CCR3、CCR4、CCR8 和 CRTh2(前列腺素 D2 受体)。多发性硬化症患者脑脊髓炎中 Th1 细胞表达 CXCR3 和 CCR5 的水平增加。T 细胞迁移进入脑和脊髓一个潜在的因素是趋化因子和趋化因子受体间的相互作用。星形胶质细胞表达的 CXCL10 作为 CXCR3 的配体,可以在 MS 的活动性病变区检出。与此同时,也检测到 CCR5,CCL3,CCIA 和 CCL5 趋化因子配体。CXCL10、CCL3 和 CCL5 的水平可反映 Th1 细胞反应。脑脊液中这些趋化因子表达的变化反映了 Th1 细胞的渗透。有人研究了 Th1/Th2 相关趋化因子受体在 MS 患者中的表达,发现 CD4$^+$ CXCR3$^+$/CD4$^+$ CCR4$^+$ 的比值可代表 Th1/Th2 平衡,高活性的 MS 患者中的此比值高于缓解组,表明 MS 的发病机制有从 Th2 细胞向 Th1 细胞的一个转变过程。

Th17 细胞可以分泌 IL-17,调节炎症趋化因子的表达及反应。TGF-p 和 IL-6 在初始 CD4$^+$ T 细胞向 Th17 细胞分化过程中起促进作用。近年来,有越来越多的证据支持 Th17 细胞在自身免疫中枢神经系统炎症中的重要作用,例如 MS 和类风湿关节炎(RA)。

Th17 细胞的发现开辟了自身免疫研究的新领域。研究报道,复发·缓解型多发性硬化症(RRMS)患者与缓解型患者相比,脑脊液中 Th17 细胞的数量明显增加。这一结果表明,Th17 细胞促进 MS 的发展。以前 MS 被认为是 Th1 细胞相关疾病,然而,一些新的数据显示 MS 是由 Th1/Th17 共同介导的疾病。普遍认为趋化因子和趋化因子受体通常表达在病原细胞,因为淋巴细胞需要迁移进入中枢神经系统。一些研究表明,人群中 Th17 细胞高表达 CCR4$^+$

CCR6[+],CCR2＋ CCR5-和 CCR6[+]。Yamazaki 等人最近发现,CCR6 的表达受到 TGF-β、RORγt 和 RORα 调控。Th17 细胞也表达 CCR6 的配体 CCL20,由 TGF-β 和 IL-6 协同诱导,并且需要 STAT3 、RORγt 和 IL-21 参与。在脑脊髓炎模型中,随着疾病的进展,CCR6 和 CCL20 的表达增加。CCR6 敲除的 EAE 小鼠的中枢神经系统中浸润 T 细胞的数量显著下降,这表明 CCR6 的缺乏使得自身反应性 Th17 细胞不能迁移进入中枢神经系统。Th17 细胞通过产生 CCL20 促进 Th17 细胞和调节性 T 细胞在体内以 CCR6 依赖性的方式迁移。

TH17-1 细胞及相关趋化因子/趋化因子受体也参与 MS。TH17-1 细胞作为一种新的 T 细胞亚群可以同时表达细胞因子 IFN-γ 和 IL-17。人类的记忆 CD4[+] 淋巴细胞可分化为 Th17-1 细胞。有研究表示,树突状细胞(DC)是人 Th17-1 细胞的最有效的诱导剂,诱导能力随着凋亡肿瘤细胞和一些炎性细胞因子如 IL-6、IL-1 和 TNF 的增加而增强。在复发性 MS 病人的血液和脑组织中,淋巴细胞倾向于分化为 Th17-1 细胞。在炎症活动中,TH17-1 细胞可以优先穿过人体血脑屏障并积聚在中枢神经系统。

Th17-1 细胞也能表达趋化因子受体,包括 CCR6、CCR2 和 CXCR3。有研究报道显示,CCR2＋CCR5[+] T 细胞参与 MS 的发展,而不参与其他非炎性神经疾病的发展。CCR2＋CCR5[+] T 细胞可产生大量的 IFN-γ 和少量的 IL-17,而 CCR2＋CCR5-T 细胞则产生大量的 IL-17 和少量 IFN-γ。在 MS 的复发期,脑脊液中 CCR2＋CCR5[+] Th17-1 细胞的含量增加,由于这些细胞具有产生基质金属蛋白酶 9 和骨桥蛋白的能力,CCR2＋CCR5[+] Th17-1 细胞比其他 T 细胞更容易侵入脑实质。

活化的 Th1 细胞和 Th17 细胞被认为是 MS 的罪魁祸首。Th1 细胞是分泌 IFN-γ 的 T 淋巴细胞,Th17 细胞是分泌 IL-17 的 T 淋巴细胞。而 Th17-1 细胞是一种新型的 T 细胞亚群,既分泌 IFN-γ 又分泌 IL-17。大量趋化因子和趋化因子受体负责 T 细胞在 MS 发展过程中的迁移。Th1 细胞可以表达 CXCR3 和 CCR5,这是趋化因子如 CCL3/4/5 和 CXCL9/10/11 的受体。Th17 细胞可以表达趋化因子受体,包括 CCR2/CCR4/CCR6、Th17-1 细胞表达 CCR2/CCR5/CCR6/CXCR3。这些趋化因子受体及其配体之间的相互作用可介导效应 T 细胞迁移进入中枢神经系统,然后效应 T 细胞可产生炎性产物和细胞因子破坏髓鞘和轴突。

实验表明,MS 患者的脑组织、血液和脑脊液中趋化因子及其受体的水平在疾病的不同阶段呈增加的趋势。表达于不同 Th 细胞亚群的趋化因子/趋化因子受体可吸引炎性细胞进入中枢神经系统,导致严重的神经系统功能障碍。因此,趋化因子可成为有效治疗 MS 的潜在靶标。在临床研究中,靶向针对趋化因子和趋化因子受体的一些药物通过调控免疫反应已经显示出较好的治疗效果。例如糖皮质激素药物甲泼尼龙(MP),由于其抗炎能力,在多发性硬化症患者的治疗中发挥核心作用。MP 还可抑制 T 细胞的活化,促进免疫细胞的凋亡,并抑制免疫细胞向中枢神经系统的迁移。

五、趋化因子及受体与创面愈合调控

正常的伤口愈合过程包含一系列重叠的阶段,所有这些都由各种因子调节,如趋化因子。因为这些调节分子在愈合的不同阶段发挥作用,它们的存在或功能的改变可能引起伤口愈合过程的失调,并最终导致伤口的慢性愈合或不愈合。趋化因子分子量较小,且它的两个二硫键可方便地进行修饰改性处理,另外,它们与 G-蛋白偶联受体(GPCR)相结合,非常适用于药理调制。趋化因子是多功能的,在很多情况下,它们的功能高度依赖于微环境。此外,每个特定的趋化因子可结合一些 G 蛋白偶联受体起激发功能。通过进一步研究,揭示趋化因子及其受体在局部范围内介入治疗的新途径。

趋化因子参与多种生物过程和疾病,但是其所涉及的复杂调节机制只是最近才被认识到。趋化因子的功能在炎症方面表现出非常严格的监管,随剂量和时间变化,它们的行为受到微环境的影响。趋化因子按功能分可分为两类,诱导性和组成性趋化因子,这取决于它们的表达概况和功能。组成性趋化因子组成和功能表达中的白细胞发展和运输淋巴结,而诱导性趋化因子表现出白细胞募集和其他炎症相关的事件诱导表达和功能。

正常皮肤的愈合阶段通过连续的皮肤伤口愈合的发生,随后炎症,再上皮化,肉芽组织形成和重塑。伤口发生后,血液凝固和血栓迅速生成,以防止血液流失,从而止血。

损伤出现后,出血立即发生,血小板和血浆纤维结合蛋白连同凝血酶一起释放。在组织中,凝血酶原被激活成凝血酶,然后裂解纤维蛋白原生成纤维蛋白,与血小板和血浆纤维结合蛋白形成凝块。如上所述,正常的伤口愈合需要连续刺激和多阶段分解,这反过来又取决于许多不同类型的细胞分子的存在和调控,其中有许多是趋化因子。在此过程中的任何方面,包括分子和细胞的种类,它们的持续时间、定位和(或)功能的任何改变,都将导致治疗状态的病变,例如不同类型的慢性伤口和过度愈合,如纤维化、瘢痕瘤、硬皮病和银屑病等。

炎症细胞将伤口处的微生物和细胞碎片清理后,必须终止从血管中继续迁出炎症细胞,伤口处的炎症细胞也需要去除,从而消除炎症。中性粒细胞和巨噬细胞的去除也是非常重要的,中性粒细胞因为它会生产损伤组织的蛋白酶和活性氧中间体,巨噬细胞会分泌炎症细胞因子和蛋白酶以及刺激 T 细胞活化,因此,如果不能除去这些细胞会导致严重的组织损伤和阻碍愈合过程,从而损害愈合修复。许多趋化因子已被证实参与了受损的伤口愈合过程。CXCL11 在真皮-表皮的相互作用和愈合组织的成熟过程中是非常重要的。当使用反义技术抑制这一趋化因子时,研究发现,生成的真皮是不成熟的,仍含有临时 ECM 分子。此外,再上皮化延迟与基底膜缺乏层粘连蛋白 V 和 IV 型胶原蛋白有关。研究表明,CXCL12 对微血管肉芽组织的生长非常重要,而且这种趋化因子的转录依赖于 HIF-1α 激活。此外,电离辐射产生的损伤后愈合不良也与 CXCL12 的减少有关。近期研究表明,缺失肿瘤坏死因子超家族成员 14(TNFSF14/LIGHT)基因会导致小鼠伤口受损。

研究发现年轻和老年烧伤小鼠第 1 天伤后 CCL2 表达会增加。研究表明,CXCL12 表达于烧伤血管处的毛囊和内皮细胞中,以及伤口中的嗜酸性粒细胞和单核细胞内,阻断 CXCL12 可减少炎症并促进愈合和完善再上皮化。此外,CXCL1 和 CXCR2 在人烧伤创面的愈合过程中被激发,特别是炎症、上皮形成和血管生成的过程中。

动脉硬化斑是动脉未愈合伤口的另一个例子。炎症是导致这一损害愈合的关键原因,趋化因子参与这个过程,许多趋化因子与动脉硬化病变有关联。损害的内皮细胞会导致趋化因子产生,如 CXCL8 和 CCL2,继而分别趋化中性粒细胞和巨噬细胞。

在一些趋化因子过多的伤口愈合,肌成纤维细胞不发生凋亡,其长期存在于伤口位置并不断产生过量细胞外基质,导致纤维化和异常瘢痕形成。事实上,瘢痕疙瘩和增生性瘢痕(HTS)就是在这样的情况下形成的。它们表现出减少纤维细胞/成肌纤维细胞的凋亡,在这些条件下,有缺陷的细胞凋亡可能有助于过度的瘢痕出现。

六、趋化因子受体拮抗剂的应用开发进展

趋化因子是由白细胞和基质细胞在体内稳态及感染时产生的低分子量蛋白质。趋化因子具有调控白细胞从外周循环迁移的能力,也有其他重要作用如引导单核细胞的生长、存活和分化。在一个正常的免疫反应,白细胞被传唤到损伤或感染的部位以保护身体免受疾病的伤害。在免疫反应中,趋化因子通过协调白细胞的定向迁移和活化发挥重要作用。然而,在某些情况下,免疫应答可以被不适当地激活并且损伤正常健康组织,导致自身免疫性疾病。趋化因子已被证明与多种自身炎性疾病,包括多发性硬化症、类风湿关节炎、动脉粥样硬化、哮喘、器官移植排斥反应等有联系。因此,基于趋化因子在这些疾病的病理生理中起重要作用,许多公司已开始药物研发,通过趋化因子受体拮抗剂治疗这些促炎性疾病。

然而,尽管学术团队和制药公司投入了大量的人力、物力和财力,却只有两个趋化因子受体拮抗剂被许可用于临床治疗:Pfizer 公司的 CCR5 抑制剂:Miraviroc 以及 Anormed 公司的 CXCR4 抑制剂:Plerixafor。这两种药都显示了非炎性的疗效:Miravlroc 可抑制 HIV-1 的入侵,Plerixafor 可调动干细胞。相比之下,趋化因子受体的药物对炎性疾病的疗效一直是个灰色领域,多个拮抗剂都未能治疗这一系列的疾病,包括多发性硬化症、类风湿关节炎、哮喘和牛皮癣。失败的原因可能是多种多样的,最近有研究质疑一些拮抗剂在体内未能达到足够的目标覆盖,有迹象显示在体内靶目标需要 90% 以上被阻断才能取得功效。

趋化因子受体 CCR3 表达于嗜酸性粒细胞、嗜碱性粒细胞和肥大细胞的表面,并被嗜酸性粒细胞趋化因子(Eotaxin)选择性激活,如 Eotaxin-l/CCLll,Eotaxin-2/CCL24 和 Eotaxin-3/CCL26。受体分布的模式中,白细胞和变应性疾病有关,CCR3 一直是药物开发的主要研究目标。嗜酸性粒细胞趋化因子可由多种细胞包括呼吸道上皮细胞和 Th2 淋巴细胞表达。

以 CCR3 为靶目标的受体拮抗剂进行过多种方式的尝试,包括小分子药物,单克隆抗体和反义寡核苷酸,其中一些已经进入临床实验。葛兰素史克公司(GSK)长期关注 CCR3 拮抗剂的发展。他们早期开发的一个化合物 SB-328437 最近被用来证明 CCR3 对老年性黄斑变性(AMD)有重要作用,是老年人失明的主要原因。BMS-639623 是百时美施贵宝公司在杜邦公司开发的化合物 DPC168 基础上,对其结构进行改造而研发的新化合物,其可以减少肺部嗜酸性粒细胞数量,减少过敏原,稳定肺组织肥大细胞膜,抑制过敏介质释放,并减少 CYD2D6 代谢酶的灭活作用,用于治疗哮喘疾病,现已进入 I 期临床试验。然而它未来的发展却不确定,据报道,由于在战略方向的改变,该公司一直在寻找一个合作伙伴接管这个化合物的研究。安斯泰来制药与东丽关于 CCR3 拮抗剂合作已有悠久的历史,以前报道了一系列强酰胺和尿素系列 CCR3 拮抗剂。一个初始的尿素类化合物经过进一步的优化导致了 compound27 的发现,其 IC50 为 4.9nM。然而,这种化合物在猕猴实验中显示出较差的生物药效率(1.7%)。最近对该化合物做了进一步优化得到的化合物 3 2 是一个有效的、选择性的 CCR3 拮抗剂。另外一种有效的 CCR3 拮抗剂 YM-344484 同时也是组胺 Hl 受体拮抗剂,具有和化合物 32 类似的核心结构。YM-344484 在小鼠哮喘模型中可显著减少嗜酸性粒细胞的迁移,抑制组胺引起的血管通透性增加。阿斯利康公司近期开发了一系列新型的 CCR3 和组胺 H1 双受体拮抗剂,例如 AZD3778 已进入 Ⅱ 期临床实验。由法玛西亚公司研发的 ASM8,可以抑制过敏性炎

性物质释放,抑制 p 链的白介素-3、白介素-5 和单核细胞,临床试验表明,其用于治疗轻度哮喘安全有效,患者耐受性良好。从开发结果分析,CCR3 拮抗剂在哮喘和一些过敏性疾病治疗领域应用较多,为这些疾病开创了新的治疗途径。

CCR4 是趋化因子 CCI22 和 CCL17 的趋化因子受体,主要表达于 Th2 细胞。CCR4 的一个关键作用是在正常生理状态下维持肺的免疫稳态。CCR4 也可以由单核细胞表达并在先天免疫中发挥作用。调节性 T 细胞可以表达 CCR4,并由 CCL17 和 CCL22 调控其迁移。对哮喘病人进行的一项研究表明,CCR4 可以抑制过敏性气道炎症的敏化作用。

最初,只在过敏性疾病中研究了 CCR4 作为药物靶标的作用,现在研究已经扩大到某些 T 细胞恶性肿瘤,包括成人 T 细胞白血病/淋巴瘤和皮肤 T 细胞淋巴瘤。此外,由于 CCR4 在调节性 T 细胞上表达,CCR4 拮抗剂可以用于增强癌症疫苗的效力。目前,CCR4 拮抗剂和 CCR4 阻断抗体成为研究的热点,一些药物已进展到人体临床试验,但是尚未成为注册药物。葛兰素史克公司研发的 GSK2239633,已进入 I 期临床试验,用于治疗过敏性哮喘研究,相关的临床试验还在继续进行。阿斯利康公司研发的 CCR4 受体拮抗剂与其他趋化因子受体拮抗剂不同,需要通过 CCR4 C 末端内进入胞内位点,以发挥其拮抗作用,可以有效治疗哮喘病。安斯泰来公司研发的一种 CCR4 拮抗剂化合物 8ic,已被证明在人肝微粒测定代谢稳定,在急性皮炎小鼠模型的耳肿胀成剂量依赖性减少。K327,喹唑啉的一种,也是一种强效的 CCR4 拮抗剂,可以抑制 CCL17 与 CCR4 的结合,在气道炎症小鼠模型中具有理想的口服生物药效率。以上报道都充分表明 CCR4 和其配体在哮喘和过敏性疾病的病理生理学中起重要作用,我们期待一个有效的 CCR4 拮抗剂可以在临床发挥大显身手。

鉴于 CCF13 和 CCR4 在哮喘和过敏性疾病中的作用,制药公司努力研发其强效抑制剂。已经公开了这两种趋化因子受体有 3 0 种结构不同的拮抗剂。这些化合物在临床试验中出现许多问题,包括缺乏疗效,毒性和药代动力学问题和药物代谢问题,因而目前只有极少数拮抗物的相关临床试验在继续进行。

七、趋化因子及其受体与 HIV

获得性免疫缺陷综合征(AIDS)简称艾滋病,是由人免疫缺陷病毒(HIV)通过性、血液及母婴传播而导致的一种传染病。据 2008 年全球艾滋病疫情报道,全球估计有 3300 万人感染 HIV,2007 年有 300 万新增病例以及 200 万患者死于艾滋病,自 1980 年因艾滋病累积死亡人数达到了 2400 万。

目前已知的 HIV 有 HIV-1 和 HIV-2 亚型,世界上绝大部分感染者以 HIV-1 型为主。HIV 病毒颗粒外包被类脂包膜,内有圆柱状核心,由 RNA 反转录酶、DNA 多聚酶和结构蛋白等组成。病毒的包膜是糖蛋白 gp120 及 gp41,可协助 HIV-1 进入宿主细胞。HIV-1 主要感染 $CD4^+$ T 淋巴细胞和单核/巨噬细胞,除此之外,B 淋巴细胞、树突细胞、朗汉斯细胞及神经组织中的胶质细胞等均可被感染。

自 1984 年发现 HIV-1 通过与 CD4 结合感染宿主细胞,随后研究发现仅有 CD4 分子并不能介导 HIV-1 的侵入,同时还需要一种或几种辅助受体。1996 年证实,趋化因子受体 CXCR4 和 CCR5 是 HIV-1 感染的辅助受体(coreceptor)。

早期研究发现 HIV-1 毒株的感染具有趋向性,部分 HIV-1 病毒只感染单核/巨噬细胞而不感染 T 淋巴细胞,因为被称为 M 噬性株;部分 HIV-1 只感染 T 淋巴细胞而不感染单核/巨噬细胞,被称为 T 噬性株;少数毒株可同时感染 T 淋巴细胞和单核/巨噬细胞,因此被称为双噬性株。现在认为与趋化因子受体 CCR5 和 CXCR4 结合的能力决定了 HIV-1 的趋向性。研究认为 CCR5 主要在单核/巨噬细胞表面表达,而单核/巨噬细胞噬性(M 噬性株)只利用 CCR5 作为其辅助受体,因此也被称为 R5 株;而 CXCR4 主要在 T 淋巴细胞表面表达,T 淋巴细胞噬性(T 噬性株)恰好利用 CXCR4 作为其辅助受体,因此也被称为 X4 株;而既能利用 CCR5,又能利用 CXCR4 侵入细胞的病毒株称为 R5/X4 株。利用何种趋化因子受体作为辅助受体决定了 HIV-1 病毒株的嗜性。HIV-1 能与多个趋化因子受体结合,CCR5 和 CXCR4 是已知的最重要的两种介导病毒进入宿主细胞的辅助受体。HIV-1 gp120 与何种辅助受体结合是随着 HIV-1 侵入靶细胞的不同阶段而有所变化的,当前普遍认为 90010 的 HIV-1 感染初期是以 CCR5 为辅助受体,病毒以 R5 株为主,随着感染程度的加深,HIV-1 由 R5 株转化为 R5/X4 株,而双嗜性的 HIV-1 是以 CXCR4 为主要辅助受体。因此,CCR5 抑制剂仅能阻止 R5 株的入侵,但对 X4 株无效,同理,CXCR4 抑制剂也一样。

2007 年,Lewin 的研究小组鉴定出一种新的 HIV 潜伏感染静息 $CD4^+$ T 细胞的机制,即 CCR7 配体,CCL19 及 CCL21 的表达使得受 HIV 感染的静息 $CD4^+$ T 细胞大幅度增加。特别需要指出的是,这是由于 CCL19/CCL21 介导的病毒 DNA 核转移及整合增强,对病毒的复制并无影响。最近,该研究小组进一步阐明了 CCL19/CCR7 相互作用的分子机制,该机制与 HIV gp120-CXCR4 相互作用触发 cotmn 和肌动蛋白的活化,并大大增强了病毒核转移及整合相类似。显然,CXCL19 通过其受体介导的信号可协同增强 gp120 通过 CXCR4 介导的 co-filini 活化。事实上,这似乎与体内实验数据相一致,HIV 感染患者体内 CCL19 及 CCL21 表达水平增强与病毒量、疾病进程以及患者的 HAART 报告相关联。这些结果为研究趋化因子控制 HIV 感染的作用指引了新方向,同时也带来了治疗 HIV 感染潜在的新疗法。传统地,趋化因子控制 HIV 感染主要是通过竞争结合趋化因子共受体尤其是 CCR5 来抑制病毒进入宿主。新的研究结果表明,趋化因子与其他多种受体如 CCR7、CXCR3、CCR6 间相互作用同样能影响 HIV 感染,这些趋化因子受体可能是协同增强或是竞争 HIV 介导的共受体信号途径。因此,有更多的表面受体和胞内信号分子可作为靶点纳入研究。尽管在 CCL19 介导的增强作用中 cofilin 被鉴定为关键的信号分子,但是趋化因子系统是一个整体,这很可能是多种机制影响 HIV 感染。Cameron 的研究同样也说明了可能存在的控制 HIV 感染的新方法,扩大了趋化因子控制 HIV 感染的研究范围。开始全面而系统的深入研究趋化因子信号网络与 HIV 感染之间的关系是迫切需要的,这将为进一步开发新型抗 HIV 抑制剂打下坚实的基础。

依据与 HIV 感染的关系,趋化因子可以分为"协同子""拮抗子""中性子"。用"协同子"处理靶细胞可以增强 HIV 的感染,"拮抗子"则可起到相反效应,而"中性子"对 HIV 感染无作用。目前抑制 HIV 感染主要通过:①一些靶向趋化因子受体抑制剂,包括抑制抗体、小分子拮抗剂、无功能的趋化因子受体(与其结合,但不活化病毒依赖的途径),或者是与其结合并转换 HIV 复制的抑制信号的趋化因子拮抗剂;②直接以胞内趋化因子信号分子,如肌动蛋白为目标的抑制剂;③趋化因子下游效应分子的抑制剂,主要是细胞支架的肌动蛋白,涉及 HIV 进入、转录及核迁移。

目前主要有 25 种药物经正式批准应用于临床治疗 HIV-1 感染。用抗逆转录病毒药物治疗，尤其是联合使用逆转录酶抑制剂和蛋白酶抑制剂的高活性抗逆转录病毒疗法（HAART）又称为"鸡尾酒疗法"已大幅度降低艾滋病的发病率和死亡率。然而，HAART 疗法却并不能根除患者体内的 HIV-1，并且长期使用 HAART 疗法可出现药物毒性和 HIV-1 耐药。

由于早期感染以 CCR5 为辅助受体，所以在艾滋病的发病中 CCR5 被认为是一个很重要的靶标。CCR5 拮抗剂主要分为两类，大分子拮抗剂和小分子拮抗剂。大分子拮抗剂为 CCR5 天然配体（RANTES 、MIP-1α、MIP-1β），一些氨基端经修饰的 RANTES 衍生物（AOP-RAN-TES.NNY-RANTES、PSC-RANTES），以及单克隆抗体 PR0-140。由于大分子 CCR5 抑制剂的口服生物利用度较低，药物代谢不足，以及相对昂贵的费用使得近几年来越来越多的研究着力开发小分子 CCR5 拮抗剂。

TAK-799 是日本 Takeda 制药公司开发的第一个小分子 CCR5 拮抗剂，可阻滞 HIV 膜融合阶段 gp120 与细胞膜上 CCR5 的结合，其作用位点在 CCR5 的胞外区附近，位于细胞外侧面跨膜 α 螺旋 1、2、3、7 形成的袋状结构内。该药物能有效抑制 RANTES 与表达 CCR5 的 CHO（中国仓鼠细胞）结合，IC50 值为 1.4nM。TAK-799 是一种选择性 CCR5 拮抗剂，除与 CCR2b 有微弱结合外，与 CCR1、CCR3、CCR4 及 CXCR4 等没有作用。它能有效抑制 R5 嗜性 HIV-1 在表达 CCR5 的细胞和外周血单个核细胞（PBMC）中的增殖，ECso 值分别为 1.2nM 和 3.7nM。但在临床研究中发现 TAK-799 口服生物利用度较差，制成注射剂后对皮下注射部位也有局部毒性，目前已终止对它的开发。但在 TK-799 的基础上，对其结构进行改造后得到了 TAK-652，研究显示其具有较强的抗 HIV-1 活性，IC90 值为 0.81nM，生物利用度也有所提高，大鼠、狗、猴经口服后吸收良好。此后 Tobira 公司对 TAK-652 进行深入开发，并更名为 TBR-652，目前处于 II 期临床研究中。新近，Tobira 公布了新药 TBR-652 的 II 期临床研究数据，结果显示这种新的抗 CCR5/CCR2 双拮抗剂具有很强的抗病毒活性和对 CCR2 抑制性，在治疗 HIV 方面安全性高，药物耐受性强。TBR-652 II 期试验表明，每日一次服用 TBR-652，10 个疗程后，感染者体内的 HIV 病毒载量有所下降。试验显示，MCP-1 随着药物浓度剂量呈依赖性变化，这为 TBR-652 药物对 CCR5 和 CCR2 的双拮抗性提供了依据，也暗示此化合物具有抗炎的潜力。另外，关于 TBR-652 在人体免疫和炎症治疗上的参数，以及对心血管和代谢影响的研究将在下一阶段的 IIb 临床试验中体现。

由日本 Ono 制药公司开发的新型螺环二酮哌啶类 CCR5 拮抗剂，E-913 是其主要成分，它能特异性阻断 MIP-1α 与 CCR5 的结合，IC50 值为 2nM；对 MIP-1α 介导的细胞 Ca^2+ 内流具有抑制作用，IC50 值为 20nM。E-913 能有效地抑制多种 R5 嗜性 HIV-1 的增殖，包括多重耐药性 HIV-1，IC50 值为 $0.03\sim0.06\mu M$。啮齿类动物体内实验表明，该药物耐酸，可以口服。基于这些数据，我们相信螺环二酮哌啶衍生物可进一步开发为治疗 HIV 感染的有效药物。有多种螺环二酮哌啶衍生物，如通过组合化学方法得到的代号为复合物 16，尽管复合物 16 显示了在体外有效的活性（结合测定 IC50＝61nM，抗 HIV 活性 IC50＝31nM），但是其药物代谢不足。复合物 17，其抑制 MIP-1α 与人 CCR5 结合的活性有所改进，但是在小鼠中的口服生物利用度还不到 1%。进一步开发的 aplaviroc（ONO-4128，GW-873140）能特异性阻断 MIP-1α 与 CCR5 的高亲和力的结合（Kd ＝3nM），有效地阻断 HIV-1gp120/CCR5 的结合，对多种 R5 嗜性的 HIV-1 都有高效的抑制作用,其中包括多重耐药 HIV-1 的感染。研究证明 aplaviroc 的抗 HIV-1 的活性比 E-913 高出 100 倍,并且也具有很好的口服生物利用度。为此,葛兰素史克和 Ono 制药公司共同对 aplaviroc 进入临床开发。临床试验结果显示,aplaviroc 能特异性快速广泛地与 CCR5 结合,同时也具有良好的耐药性。但是,由于该药物有明显的特异性肝毒性而使其终止于Ⅲ期临床试验。所引起特异性肝毒性呈剂量依赖性,有研究表明低毒或无毒的有效剂量范围内,免疫抑制剂西罗莫司可降低 CCR5 的密度以增强 aplaviroc 的抗病毒活性。

Sch 类化合物是 Schering-Plough 公司开发的哌啶类 CCR5 拮抗剂,其中 ancrlvlroc(SCH-C ,SCH-351125)是第一个进入临床研究的小分子 CCR5 拮抗剂。研究发现,ancrivlroc 可以有效地拮抗 RANTES 的诱导作用,但本身并不诱导钙离子释放。另外,它可抑制绝大多数的 R5 嗜性 HIV-1 在 PBMC 中增殖,药物代谢动力学性质好,在啮齿类动物和灵长类动物中口服利用度为 50%～60%,血清半衰期为 5～6h,具有良好前景。但是进入Ⅰ期临床试验后,发现高浓度时有延长心脏 QT 间期副作用,导致心血管及中枢神经系统毒性。对 ancriviroc 进行结构改造后得到一系列化合物,其中 AD-101(SCH-350581)和 AD-114(SCH-350634)都有很好的活性,最后得到了 vicriviroc(SCH-D ,SCH-417690),此药物已经进入Ⅲ临床研究。Vicriviroc 的抗病毒活性要比 ancriviroc 高近 10 倍,对 R5 嗜性 HIV-1 的各种亚型都具有广泛活性,EC_{so} 和 IC_{50} 值低于 10nM。vicriviroc 对 CCR5 受体的选择性较高,而对毒蕈碱 M1 和 M2 受体的选择性则较差。该药物不仅抑制 HIV 进入 U-80 细胞($IC_{50}=0.46nM$),而且对耐 en-fuvirtide、耐蛋白酶抑制剂、耐逆转录酶抑制剂以及多药耐药病毒株均有较高的抑制活性,EC_{so} 值为 8.7～32.9nM。体外与人肝微粒(HLM)共培养的研究表明,当 vicriviroc 剂量浓度达 $26.7\mu g/ml$ 时并不能有效抑制细胞色素 P450 1A2、2A6 、2D6 、2C19 的活性。临床试验表明,vicriviroc 具有很好的口服生物利用度,并且每日 1 次剂量的半衰期超过 24h,并无饮食限制及 HIV 亚型的限制。临床试验的研究结果显示 vicriviroc 与优化的背景疗法(OBT)联合使用可以使感染 R5 嗜性 HIV-1 患者体内产生滤过性病原体和免疫应答。Heredia 等研究表明,低剂量的雷帕霉素(rapamycin)可增强 vicriviroc 的抗病毒活性,减低蛋白毒性,有效控制新出现的抗 vicriviroc 变异。Incyte 等报道了化合物 28 和化合物 29 可以阻断 MIP-1β 与 CCR5 的结合,IC_{50} 值小于 $1\mu M$,并且 INCB-9471 和 INCB-15050 也已分别进入Ⅱ期和Ⅰ期临床试验研究,但由于战略因素需集中精力开发 INCB-9471,现已终止了 INCB-15050 的Ⅱ期临床试验研究。INCB-9471 对 R5 嗜性 HIV-1 的各种亚型都具有广泛活性,IC_{50} 值为 9nM。啮齿类和灵长动物的体内实验表明,该药物的口服药物代谢动力学性质很好,半衰期长,生物利用度非常好,可高达 95%,并且没有临床意义的化学、血液学或心电图变化。然而,由于商业原因,INCB-9471 也终止于Ⅱb 临床试验。

第三节 结语

在本章中,我们着重介绍了趋化因子及其受体在自然杀伤细胞的生物学作用、精神分裂症和认知功能障碍、蛋白尿性肾病、多发性硬化症、创面愈合调控、趋化因子受体拮抗剂的应用及HIV 的关联中的研究进展。趋化因子这个庞大的细胞因子家族,在许多重要疾病的发生发展中发挥着重要作用,虽然现在还有许多机制没有完全清楚,但是以趋化因子受体为靶点的治疗措施已经在逐步实施当中,也为疾病的治疗带来了新的曙光。趋化因子及其受体的研究也因之成为免疫学乃之生命科学研究中发展最快的分支之一。